REVELACIONES

PARA SANAR CON

MEDICINA

CHINA

La información contenida en este libro es preparada y publicada con carácter meramente informativo y para apoyar el bienestar físico y mental de toda persona en general. De ningún modo constituye un tratamiento médico ni sustituye las recomendaciones y cuidados de un profesional de la medicina.

Las sugerencias descritas en este libro deben seguirse después de consultar a un médico para asegurarse de que sean apropiadas para sus circunstancias individuales. No se garantiza en ningún sentido un resultado específico que una persona haya de obtener en su salud. Si tiene problemas de salud, consulte a su médico. La autora proporciona información o referencia de productos o servicios en materia de salud humana que puede permitir al lector buscar información adicional en relación con recomendaciones y avances en materia de salud y bienestar. Esto no significa que la autora ni el editor avalen, respalden o asuman responsabilidad por la seriedad o idoneidad de terceras personas, entidades, tratamientos o productos en el campo de la salud.

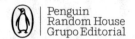

Título original: *Revelaciones para sanar con Medicina China*
Primera edición: noviembre, 2023

© 2023, Lina María Rubiano González
© 2023, Penguin Random House Grupo Editorial, S.A.S.
Carrera 7 # 75-51, piso 7, Bogotá
PBX: (571) 743-0700

Diseño de cubierta: Penguin Random House Grupo Editorial / Lorena Calderón Suárez

Siluetas humanas: © user19987712
Peces koi y nubes chinas: © Freepik

Recursos utilizados para la creación las imágenes interiores:
© Macrovector, © chatun9, © brgfx, © longquattro, © pikisuperstar, © gstudioimagen1,
© rawpixel.com, © grfxrf, © user19987712, © microone / Freepik.

Página 32: © Issarawat Tattong, Getty Images
Página 38: © SDI Productions, Getty Images
Página 46: © tharrison, Getty Images
Ilustraciones de las páginas 17, 18 y 19: © Adriana Rubiano

Impreso en Colombia – *Printed in Colombia*

ISBN: 978-628-7649-24-8

Compuesto en caracteres Alegreya y Map Roman

Impreso por Editorial Nomos, S.A.

DRA. LINA RUBIANO

REVELACIONES PARA SANAR CON MEDICINA CHINA

La sabiduría milenaria a tu alcance

Grijalbo

A ti, médico de médicos, que siempre me has amado y nunca me has abandonado.

CONTENIDO

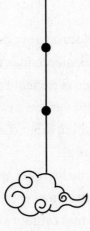

PRÓLOGO

Un saludo cálido para ti, amable y curioso lector, que inicias el desconocido y, al mismo tiempo, conocido camino de introducirte en la lectura de un nuevo libro. Leemos nuevos libros porque nos gusta aprender y reaprender, lo cual es una señal maravillosa de una mente sana. No importa si estás enfermo de alguna o muchas cosas. Si tu mente quiere aprender, tienes la salud más importante. Aquí encontrarás herramientas para atenuar, mejorar o sobrellevar de la mejor forma tus enfermedades o dolencias, incluso para evitar nuevas.

Este libro es un compendio de la Medicina Tradicional China (MTC) desarrollado en forma sistemática, amena y pedagógica, de tal forma que, con conocimientos médicos o no, puedas obtener elementos que te sirvan para comprender tus desequilibrios o enfermedades y tengas la posibilidad de tomar mejores decisiones de salud basadas en los antiguos y sanos consejos de este milenario arte curativo.

La humanidad está dando pasos hacia un futuro médico en el que cada vez se integran más elementos de la ciencia occidental con las visiones de las sabidurías ancestrales en las llamadas medicinas integrativas. Y el elemento más importante para que esta integración funcione es que el paciente aporte un papel activo en las conductas que tienen que ver con su salud. Para ello debe tener conocimientos que le permitan saber cómo operan su cuerpo físico, sus emociones y su mente.

Este libro te enseña cómo lograr el apropiado funcionamiento de los órganos, cómo se relacionan entre ellos y con el medio ambiente, así como las causas más comunes de las enfermedades. Con conocimientos se pueden tomar mejores decisiones y se corrigen algunos de los errores que, generalmente con buena intención, cometemos en contra de nuestra salud.

Esta lectura te ayuda a ser tu propio médico en el área del autocuidado preventivo, de tal forma que puedas ayudar a tu médico externo a proteger y mejorar tu salud. De antemano, te recuerdo que la mayoría de los médicos occidentales ignoran mucho de lo que vas a leer, pero tienen otros conocimientos muy valiosos y te corresponde a ti integrar aquello que te sea útil. Ten en cuenta que tratarse uno mismo no es una ciencia exacta y que ningún médico es omnisapiente y podemos equivocarnos.

La salud se construye paso a paso, con aciertos y errores, aprendiendo y desprendiendo. Tu conciencia, a través de las señales que emite tu cuerpo, te irá guiando, como siempre lo ha hecho en esta aventura que es la vida.

No soy de los que creen en una salud perfecta, pero sí en vivir con buenos propósitos, sirviendo y compartiendo. La doctora Lina Rubiano se centra en ayudarnos a reflexionar sobre cómo llevar a cabo esos propósitos. Es un libro que revela las facetas básicas del pensamiento de los antiguos médicos chinos, de los cuales tenemos mucho para aprender y reflexionar.

Para terminar, quiero dejar una frase preciosa de la autora:

"(...) debemos saber que hay dos noticias, una que nos gusta y otra que no. La primera es que es posible estar en el centro, la segunda es que vamos a salir del centro, así no nos guste, porque el movimiento constante del péndulo es un tránsito eterno en el devenir de la vida".

Elsa Lucía Arango E.*

---

* La doctora Arango es egresada de la Universidad Javeriana, especializada en medicinas alternativas. Es una de las profesionales más reconocidas en este ámbito de la salud. Es autora de varios best seller: *Experiencias con el cielo* (Grijalbo, 2015), *Mundos invisibles* (Grijalbo, 2016), *¿Cómo es el cielo?* (Beascoa, 2018) y *Legado de amor* (Grijalbo, 2020).

¿CÓMO LEER ESTE LIBRO?

Como la mente, cada uno tiene muchas voces. A veces somos el aprendiz; a veces, el que sabe y otras, la voz de quien interpreta y explica el mundo. En este libro encontrarás esas tres voces, esos tres personajes que te llevarán por los caminos del entendimiento.

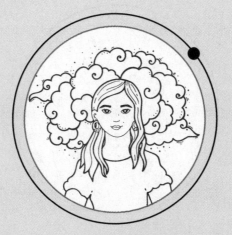

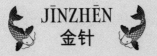

JĪNZHĒN
金针

Eres tú como paciente, pero no el paciente que recibe información pasivamente, sino aquel que pregunta porque quiere aprender. Es la voz del aprendiz. También seré yo, como aprendiz, que cuento historias propias y de pacientes para explicar con casos reales la Medicina China. Jīnzhēn significa "aguja de oro" y quiere encontrar la verdad o, más bien, La Verdad, que es difícil de entender porque siempre está oculta detrás de los velos del conocimiento, la mente y la evolución. Sin embargo, Jīnzhēn te representa a ti o a cualquiera que desee estar en la posición del estudiante, del escucha, de la apertura y en la capacidad de acceder al conocimiento y la sabiduría, que no se puede entender con la mente con que has sido educado. En este libro, Jīnzhēn se expresa en preguntas y nos cuenta historias explicativas. La voz de Jīnzhēn siempre aparecerá escrita en cursiva.

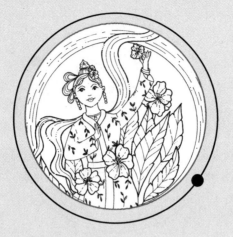

LǍOSHĪ
老师

Es la voz de la sabiduría. Esta voz también eres tú o podría ser la voz de la verdad inalterable, la voz del Espíritu Santo o la voz de los maestros que han impartido su sabiduría desde la Antigüedad. "Lǎo" 老 significa "viejo" y "shī" 师 significa "experto, ejemplo, modelo, maestro o profesor", lo que quiere decir que, si eres un Lǎoshī, eres un "viejo experto" en el arte de saber o conocer algo. La vejez en Asia y en China se ve como una etapa para venerar y, al contrario de la sociedad occidental y su aversión a envejecer, en los textos clásicos la vejez se ve como la edad de oro de la vida, pues llegar con sabiduría a una edad avanzada es loable y muy honorable. Lǎoshī se expresa a través de premisas concisas y cortas para responder preguntas que le hace Jīnzhēn o para que Yǒuyìsi explique un concepto. La voz de Lǎoshī siempre aparecerá en negrilla.

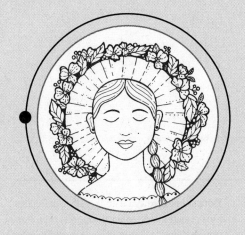

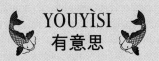

YǑUYÌSI
有意思

Esta palabra en chino fue una de las que más me llamó la atención. Significa "interesante, significativo, disfrutable o divertido". Se usa para casi todo en el chino hablado entre amigos o en clase. "Interesante" denota tu capacidad de recibir un concepto nuevo con neutralidad, sin juzgar lo que ocurre y entendiendo las palabras que están siendo explicadas. En este caso, Yǒuyìsi será esa voz que puede explicarte *todo*. Leerás esta voz como si fuera la mía, hablándole a tu conciencia que ya sabe y conoce perfectamente qué debe ocurrir para que tu mente despierte y solo empiece a recordar. Yǒuyìsi será el intérprete, el mediador entre el sabio Lǎoshī y el aprendiz Jīnzhēn, que hará que cada lección quede muy clara en tu sistema de conocimiento y de aprendizaje. Para ello usará textos, diagramas o tablas. Yǒuyìsi siempre se estará comunicando mediante letra convencional como esta, sin cursiva o negrilla.

* **Nota sobre el idioma:** en este libro utilizaremos el sistema de romanización Hanyu Pinyin, es decir, la forma como los occidentales podemos leer los caracteres chinos, tanto del chino mandarín simplificado como el chino tradicional. El sistema Hanyu Pinyin es el usado en la actualidad para el aprendizaje del idioma. Los diferentes tonos y fonemas contenidos en este libro irán de acuerdo con este sistema. La mayoría de los libros de Medicina China y otros textos en Occidente han sido traducidos utilizando el sistema Wade-Giles, que fue desarrollado en el siglo XIX y estuvo vigente hasta la aparición del Hanyu Pinyin, en 1958. Por ejemplo, "Pekín", la capital de la República Popular China se pronuncia y escribe "Pei-ching" según el sistema Wade-Giles, mientras que en el sistema Pinyin se pronuncia y escribe "Běijīng".

* **Nota adicional:** A lo largo del libro verás escrito en mayúscula el nombre de los órganos y de los elementos cuando los refiera según su connotación en Medicina China. Escritos en minúscula significa que hacen referencia a su connotación en medicina occidental.

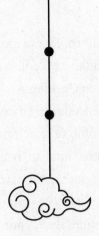

INTRODUCCIÓN

Otra forma de entender al ser humano

C uando me fui a estudiar a China creía saber todo sobre medicina. Ah, grandiosa soberbia, esa que tenemos todos, aunque algunos más que otros. Siempre tuve una mente y un cuerpo inquietos: fui deportista desde los siete años, tuve un gran espíritu competitivo y estuve orgullosa de mi titular de alero izquierdo de baloncesto. Soy zurda, lo que me hace muy habladora, sociable y con la empatía a flor de piel. Mi mente quería saberlo todo, como una enciclopedia, lo cual era imposible, aunque con el "dato curioso" llenaba todos los espacios vacíos que hacían la vida más interesante.

Sin entender bien cómo funcionaba el mundo y sus injusticias, había estudiado medicina. Occidental, por supuesto. La que hay que estudiar, la que escogí porque estaba segura de que si era médica podía comprender cualquier cosa en el universo, algo que me parecía improbable en otras profesiones. Aprendí una forma de entender al ser humano, aunque después supe que no era la única manera.

Llevaba a China una mente atiborrada de información, sin espacio para nada más, pues no tenía esa página en blanco con la que empezó la creación o este libro. En ese momento solo tenía una forma de comprender la realidad y era con la mente lógica aristotélica, nuestra forma de pensar en Occidente.

En la universidad me enseñaron anatomía y fisiología de los órganos, de los sistemas y cómo se relacionaban entre sí, pero jamás me dijeron que unos órganos "nutrían" o "controlaban" a otros y menos aún que unos órganos podían "agotar" a otros. Ahí fue cuando mi cabeza empezó a tener un corto circuito: tuve que desocupar mi mente de lo que creía que sabía y, por supuesto, abrirme al conocimiento de culturas milenarias que comprenden el cosmos de formas tan profundas que ni en palabras podríamos explicar su visión del universo.

Oriente y Occidente tienen formas diferentes de ver y comprender los fenómenos y eso, más que el idioma o la historia, es lo que nos separa de esa parte del mundo. La lógica aristotélica nos enseña un pensamiento uniforme en cualquier ámbito, por eso le damos mayor estatus al ingeniero o al abogado y menospreciamos al artista o al emprendedor. Pensamos igual y no nos damos cuenta. No vemos que entendemos el mundo solo por una visión sesgada.

Ahora bien, la forma de comprender el universo es común en los aborígenes de cualquier lugar del planeta. A pesar de las distancias geográficas, ellos tenían la capacidad de comprender el mundo de una forma tan similar que nos haría pensar que quizás la ciencia y la lógica modernas son las erradas. Es común en todas las culturas ancestrales la relación fundamental con la naturaleza, que es imprescindible para estar sanos; la enfermedad estaba relacionada con los factores climáticos, los hábitos de alimentación y el movimiento, e incluso las nociones del médico y el guía espiritual estaban muy relacionadas. De hecho, durante mucho tiempo, el gurú, el chamán o el sanador fueron la máxima autoridad y en algunas culturas eran la misma persona.

Entonces, ¿qué me motivó a escribir este libro? La certeza de que las personas deben ver su salud como un proceso activo, esto es, tener el conocimiento y la sabiduría para usarlo en su propio beneficio. También deben saber cuándo es necesario consultar. Muchas veces la enfermedad cobra una importancia tal que nos identificamos y nos convencemos de que somos *ella*. Y eso es lo que nos limita para sanar o cambiar. Por otro lado, tenemos una idea fantástica sobre figuras como el médico, el maestro y el líder espiritual, y por eso no dudamos en darles todo el poder, como si lo que necesitáramos como colectivo fuera tener un "padre" todopoderoso que nos protegiera, salvara o castigara. Es la razón por la que hemos entregado la responsabilidad de la salud y el bienestar propio a otras personas, representadas hoy en el médico o la médica.

La entrega de ese poder se hace más macabra cuando sumamos los "progresos" de la ciencia y de la industria farmacéutica. Las mismas que han dado origen a la creencia y fe ciega en pastillas y medicamentos que "curan" todos los males. Así como en la Antigüedad se pensaba que las enfermedades eran un castigo divino o una posesión maligna, ahora creemos que la pastilla mágica sí existe. Termina funcionando, sí, por efecto placebo y al mismo tiempo por la molécula, pero sobre todo por la fe que la mente le ha puesto.

Este libro quiere que tomes las riendas de tu salud y encuentres el camino de sanación que ofrece la Medicina Tradicional China. Por eso empezaremos por explicar la teoría básica (básica por ser la base, mas no porque sea sencilla). Una vez entendida la teoría básica, asociaremos los factores más importantes que influyen, afectan o mejoran la función de cada uno de los órganos. Haré un recorrido por las terapias utilizadas en la Medicina China. Encontrarás también una cantidad de historias que ilustran los conceptos que quiero entregarte, los síntomas de un órgano alterado, qué daña al órgano y qué lo nutre, así como las intrincadas conexiones que los antiguos médicos chinos habían descifrado hace más de dos mil años y hoy en día, cuando encontramos la explicación científica para dichas conexiones, nos maravillamos con esa verdad que siempre ha existido, pero que solo ahora comprendemos del todo.

Revelaciones para sanar con Medicina China está hecho para que entiendas la realidad desde un punto de vista que integre todo cuanto nos rodea, desde lo que hacemos, sentimos y pensamos hasta lo que comemos, cómo nos movemos y respiramos. Entenderás desde por qué las enfermedades del espíritu se convierten en enfermedades del cuerpo, y viceversa, hasta los preceptos que nos liberan del sufrimiento y nos hacen humanos. Con este libro sabrás cómo los elementos de la naturaleza (Agua, Madera, Fuego, Tierra y Metal) se relacionan con nosotros y con los órganos y nos dan vida.

Es importante referir que la medicina funcional, tan de moda hoy, fue creada en 1991 por el doctor Jeffrey Bland, quien se basó en la Medicina China y sistemas antiguos de medicina, para explicar a Occidente y al mundo científico, con medicina molecular y medicina integrativa, las disfunciones en fisiología, bioquímica, cognición y psicología. La asociación entre los diferentes sistemas biológicos del cuerpo y la medicina molecular es lo que conocemos hoy como medicina funcional. Esta, al igual que la Medicina China, se enfoca en encontrar el origen de las enfermedades.

En la Medicina China es clave encontrar el *origen* de la enfermedad. El diagnóstico del origen de la enfermedad se hace a través de la observación del color de la tez del rostro, además de una historia clínica con énfasis en el estilo de vida y la alimentación. El tratamiento incluye enseñar cuáles nutrientes reparan cada órgano, así como los sabores, colores y la naturaleza de los alimentos, según la condición del paciente y siempre buscando equilibrar el sistema nervioso, que en la Medicina China corresponde al Shen y al Gran Emperador, el Corazón. También estimulamos las actividades mente-cuerpo para movilizar adecuadamente el Qì y oxigenamos de forma eficiente el cuerpo mediante la respiración consciente. Hacemos uso de las hierbas chinas que están descritas desde hace más de 5.000 años en fórmulas clásicas. Por supuesto que, para lograr esta conjunción de Oriente y Occidente, también hay influencia de otras medicinas ancestrales, como la medicina tradicional de la India, llamada Ayurveda, que comparte conceptos con la Medicina China en cuanto a la forma de entender al ser humano, pero tiene unas grandes diferencias que no harán parte de este libro.

Encontrarás recuadros explicativos titulados "Revelaciones para sanar", que están pensados para darle respuestas a la mente occidental y racional de mis colegas o de los lectores más científicos. Cuando los leas, tu mente no será la misma porque allí se prenderá una luz de entendimiento que no se había iluminado antes, tal como me pasó a mí cuando empecé a estudiar.

Sin más preámbulo, te invito a este recorrido que desafiará tus paradigmas para entenderte a ti, a la salud y al mundo. Es probable que las reflexiones de este libro te dejen pensando por largo rato, ya que la información que he escogido compartir está dirigida a despertar la sabiduría que vive en ti sobre tu propia forma de sanar y repararte, para lo que venimos perfectamente diseñados. Recuerda que nuestro diseño original es y será estar sanos, siendo copia perfecta de la Divinidad y del Cielo, que todo lo hizo bien.

Mi mayor satisfacción será que tengas más preguntas que respuestas al terminar de leer. Quiero que quedes con la fascinación de todo lo que aún no sabemos y que siempre, valiéndonos de la gracia y la Divinidad, el Shen se apoye en la mente y el cuerpo que somos.

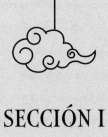

SECCIÓN I

Teoría básica (no simple) de la Medicina China

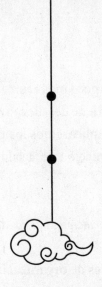

1. LO QUE DEBES SABER DE LA MEDICINA CHINA

JĪNZHĒN: *¿Qué es la Medicina China?*

LǍOSHĪ: La Medicina China es un sistema médico complejo.

YǑUYÌSI: La medicina occidental comprende el cuerpo humano desde la materia y su forma física, estudia los órganos vitales y los sistemas (nervioso, circulatorio, respiratorio, digestivo, musculoesquelético, anexos de piel y faneras) para conocer al detalle los procesos que ocurren todo el tiempo. Por otro lado, la Medicina China concibe el cuerpo como un TODO indivisible, así como parte de la naturaleza y la creación y no por encima de ella. Cada órgano cumple una función específica, todos están relacionados y pueden verse afectados o beneficiados al mismo tiempo por cambios del medio interno (emociones, estado de acidez o alcalinidad, factores climáticos internos o externos de calor, humedad, frío, sequedad o viento) o externo (clima, alimentos, agentes infecciosos, ambiente, metales pesados, contaminación ambiental y de radiación electromagnética).

Para comprender un poco más acerca de esta concepción *holística*[1] que la cultura china tiene del cuerpo con respecto a su interacción con el ambiente, explicaremos los principales fundamentos filosóficos para la construcción de la salud según los médicos chinos desde la Antigüedad.

JĪNZHĒN: *¿Cuáles son los principios básicos de la Medicina China?*

LǍOSHĪ: El Tao, los niveles de organización del confucionismo, la manifestación de la existencia en los cinco elementos y el Qì como sustancia fundamental.

YǑUYÌSI: La Medicina China es un sistema de diagnóstico y tratamiento de los pueblos tradicionales ancestrales asiáticos. Se recopiló en su gran mayoría en China. Se cree que *El clásico interno del emperador Huang* (Huangdi Neijing 黄帝内经), que data de más allá del 2.200 a. C., fue escrito a partir de la recopilación oral de esos conocimientos. Las agujas de acupuntura de metal se desarrollaron alrededor del 1.600 a. C. y sus antecedentes fueron las agujas de piedra, llamadas Bian, de hace más de 4.000 años.

La Medicina China se basa en la filosofía del Tao y en los conceptos confucionistas. "Tao" significa "Camino" en chino mandarín. Los sabios chinos vivían bajo los preceptos del Tao, considerados la forma correcta de seguir el Camino y la verdad. El texto clásico en el que se explica esta doctrina se llama Dào Dé Jing (Tao Te Ching, en sistema Wade-Giles), que data entre el siglo IV y VI. Históricamente se considera que la composición de este texto clásico y sagrado fue contemporánea de Confucio.

---

1   "Holos", en griego, significa totalidad.

Para los taoístas, el Tao o Camino es todo lo que hay, es la verdad de lo que no cambia y a la vez cambia, es la filosofía de la variabilidad del universo y a la vez la totalidad de todo lo que vemos, es la armonía de la naturaleza y sus procesos. La naturaleza, lo simple, la no acción (o wú wéi en chino) y la alquimia interior y exterior eran las máximas de esta filosofía. El Dào Dé Jing dice:

LǍOSHĪ: "El Tao que puede nombrarse no es el Tao eterno.
El nombre que puede nombrarse no es el nombre inmutable.
La no existencia es el principio del cielo y de la tierra.
La existencia es la madre de todo lo que hay" (del libro *Tao Te King*).

YǑUYÌSÌ: Otro pilar fundamental de la Medicina China es el confucionismo, que es una escuela de pensamiento que rigió el orden social en China desde el siglo IV a. C. Confucio (Kǒng Fūzǐ, «Maestro Kong», 551-479 a. C.) impartió ideas de moralidad, armonía social y familiar, bondad y humanidad, así como los deberes de un buen gobernante o emperador, quienes debían actuar de acuerdo con la ley del Cielo (Tian 天), pues los designios de este se manifestarían en ese gobernante. De no cumplirse con dicho mandato, el gobernante no podría regir a la sociedad. La Escuela de Pensamiento de Confucio enseñaba cómo debía funcionar la sociedad de una manera integrada para sacar lo mejor de los seres humanos. Trasladándolo a la Medicina China, en el cuerpo también hay jerarquías entre los órganos y sus funciones: hay órganos que les dan energía a otros, hay un órgano emperador y comandante y algunas cavidades (puntos de acupuntura) reciben sus nombres de las jerarquías de la escala social, religiosa y marcial.

Basada en estos fundamentos tan antiguos, la Medicina China parte del diagnóstico que se hace a través de un interrogatorio sobre síntomas[2] e historia de vida, que incluye una exhaustiva revisión por sistemas. Después de tener un diagnóstico presuntivo dado por el interrogatorio, o anamnesis, el médico confirma sus sospechas a través de la observación de la tez (color de la piel debajo del párpado inferior), el pulso (mediante la palpación de este se conoce el estado actual de doce órganos internos, entre sólidos y huecos o vísceras) y la lengua, que evidencia el estado de los órganos.

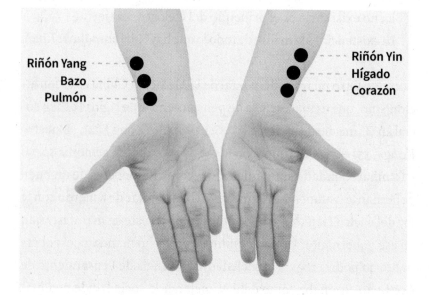

Riñón Yang
Bazo
Pulmón

Riñón Yin
Hígado
Corazón

▲ Palpación del pulso y localización órganos.

---

2   Síntoma: tanto en Medicina China como en medicina occidental, un síntoma es lo que el paciente refiere al médico. Ejemplo: la cefalea o el dolor de cabeza es algo que el médico no puede ver, por eso solo puede ser referido por el paciente al médico. No debe confundirse con "signo", que es un hallazgo que el médico identifica en el paciente. Sin embargo, algunos síntomas pueden ser signos. La unión de signos y síntomas constituye un "síndrome" tanto en Medicina China como en medicina occidental. En este libro hablaremos de síndromes más que de enfermedades porque las enfermedades en la Medicina China son vistas como desequilibrios reversibles una vez identificadas las causas.

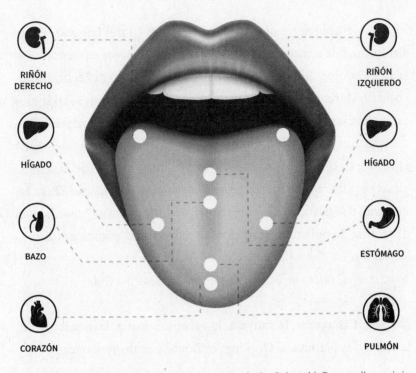

▲ Localización de órganos en la lengua. Fuente: Maciocia, G. (1995b). Tongue diagnosis in Chinese Medicine.

En la Medicina China el diagnóstico se expresa como un síndrome (unión de síntomas referidos por el paciente y signos encontrados por el médico chino tanto física como mentalmente). En esta práctica describimos deficiencias, excesos, ascensos, descensos, vacío y plenitud y estancamientos para cada uno de los órganos o las sustancias del organismo. Es impresionante hacer un diagnóstico mediante este método y es por eso que muchas personas se sorprenden cuando el médico puede saber tanta información del cuerpo con solo observar la cara y palpar el pulso.

Para nombrar el síndrome del paciente, expresamos el tipo de desequilibrio (estancamiento, exceso, deficiencia, vacío y plenitud), después la sustancia alterada y al final el órgano.

Un ejemplo sería el estancamiento del Qì del Hígado. Es un síndrome que se caracteriza por cefaleas, ojos rojos, cólicos menstruales, dolor debajo de las costillas en el lado derecho (hipocondrio derecho), dolores musculares o en tendones, coágulos en la menstruación, alteraciones digestivas, enojo, irritabilidad, frustración, indecisión, dolores que cambian de lugar de aparición, vértigo, mareo, náuseas, tez verdosa, cuerpo de la lengua violeta y pulso con mayor fuerza en la posición del Hígado (Guan izquierdo) o superficial a la palpación, predominante en "cuerda" (ver diagrama de pulso y descripción de pulsos en la página anterior).

Jīnzhēn: *¿Cuáles son los tratamientos en la Medicina China?*

Lǎoshī: **Las agujas, la sangría, la ventosaterapia, la moxibustión, la tuina, las plantas, el Qì Gong, el Taichi y la alimentación.**

Yǒuyìsi: La Medicina China es un sistema médico complejo en el que el tratamiento se decide según el diagnóstico. En algunos países encontramos solo acupuntura y masajes terapéuticos, pero en otros se usan las plantas y hierbas chinas que tienen uso medicinal, de la misma manera como entendemos los medicamentos convencionales en Occidente. Las terapias en la Medicina China se describen a continuación:

1. **Acupuntura:** es el uso terapéutico de agujas de acero inoxidable en las 361 cavidades[3] distribuidas en los doce canales ordinarios.

---

3   En este libro nos referiremos a los "puntos" como "cavidades" de acupuntura, ya que hice una revisión exhaustiva sobre cuál era el término de la traducción en chino de la palabra "xué" 穴, que significa cueva, cavidad u orificio. No se debe confundir con "xuè" 血, que significa sangre. En otros textos los encontrarás como "oquedades" o "acupuntos", pero el término más fiel a la traducción es "cavidad" y es el que usaremos en este libro.

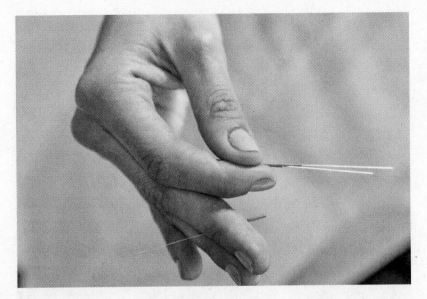

▲ Las agujas que se usan hoy son de acero inoxidable. Foto: Camilo Villabona.

Estos canales representan los órganos internos con sus vísceras y los órganos extra que tiene en consideración la Medicina China, todo en un mapa de canales y colaterales en la superficie corporal. La evolución de la acupuntura que conocemos hoy no debe ser ex plicada solo con "energía" o Qì. Esta práctica inició con el uso de sangrías en lugares específicos del cuerpo, donde se podían palpar estructuras vasculares que tuvieran alguna alteración. Lo que más se apreció fue el sistema circulatorio con sus pulsos en áreas importantes del cuerpo y, a su vez, la tensión o cambio de la resistencia de los tejidos. Las agujas iniciales eran piedras afiladas, llamadas Bian, las cuales se manipulaban sobre las áreas definidas. Después se empezaron a hacer agujas de hierro forjado en las dinastías Shang y Zhou, que evolucionaron hasta las que conocemos hoy.

2. Ventosaterapia: esta técnica usa recipientes para la succión de los tejidos y, por presión negativa con calor (ventosa caliente o húmeda) o con pistola para succión (ventosa fría o seca), aumenta la circula-

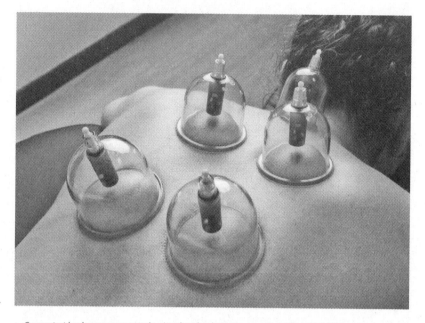

▲ Con esta técnica se aumenta la circulación de la Sangre. Foto: Camilo Villabona.

ción de la Sangre y por ende de Qì, actuando para eliminar toxinas atrapadas entre la fascia y los músculos. Es probable que hayas visto a algunos deportistas que exhiben moretones en la espalda. Se puede hacer uso de las ventosas de acuerdo con la necesidad de frío o calor. Las ventosas secas o frías son usadas con sangría, es decir, extrayendo sangre tóxica con lancetas o agujas hipodérmicas en distintas zonas del cuerpo. Antes de la acupuntura existió la sangría, una de las técnicas más efectivas de la Medicina China. En la actualidad la sangría debe hacerse con la adecuada asepsia y antisepsia, así como con la extracción de sangre justa para no causar daño en el paciente.

3. MOXIBUSTIÓN: es el uso de calor en las cavidades nombradas antes. Se puede usar para tratar el exceso de frío, el estancamiento de Qì, la deficiencia de Qì, la deficiencia de *yin* o *yang* o la deficiencia de Riñón. La moxibustión se aplica con la moxa, una varita hecha con

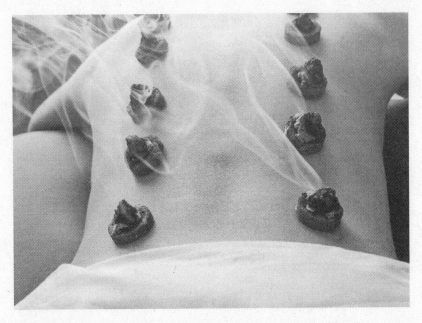

▲ La moxibustión genera un calor profundo en los tejidos. Foto: Camilo Villabona.

la planta artemisia, la cual se enciende (puede alcanzar los 300 grados centígrados) y se acerca a la piel con la finalidad de llevar calor profundo, a modo de onda infrarroja, a los tejidos, haciendo que la Sangre y el Qì se movilicen de la forma adecuada y se restaure el orden. Su olor es muy particular y es muy frecuente que en los centros de acupuntura circule este agradable aroma, que a veces es confundido con el olor del tabaco o el cannabis. La artemisia que usamos para la terapia no se fuma, como creen algunos, pero trae grandes beneficios.

4. TUINA: es el masaje chino terapéutico, cuyo objetivo es movilizar el Qì estancado por diferentes causas, mejorar los trastornos de *yang*, mejorar estados emocionales (como ansiedad y depresión) y aliviar dolores o alteraciones músculo esqueléticas. Se utilizan técnicas de agarrar, amasar, palmotear, pinzar la piel, golpetear y algunas escuelas han desarrollado técnicas modificadas, que son las que han llegado a Occidente. En su origen, tuina es una técnica manual y terapéutica.

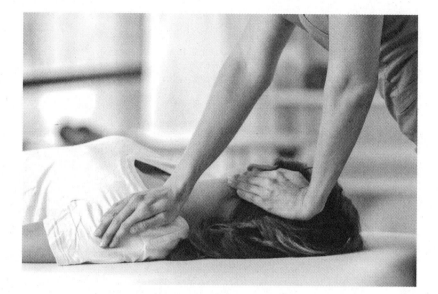

▲ Este tipo de masaje se hace con ropa y no se usan aceites. Foto: Getty Images.

5. HERBOLOGÍA CHINA: es el uso de plantas medicinales para restablecer el desequilibrio, los trastornos o las enfermedades, según el diagnóstico. Es muy usado en China y el resto de Asia, con acceso limitado en Occidente por la falta de difusión del conocimiento sobre sus usos y efectividad, así como por la imposibilidad de acceder a esas plantas, aunque hay excepciones. En países como Estados Unidos y Canadá se ha logrado introducir de forma legal el uso de este tipo de mezclas y plantas. Estas plantas actúan mediante su sabor y naturaleza y tienen en cuenta signos como el pulso, la tez, la lengua y la palpación del abdomen, además del patrón de la familia de plantas[4]. Este sistema de diagnóstico y tratamiento con plantas no tiene análogo con plantas del territorio americano

---

4 Las plantas o hierbas chinas, conocidas como materia médica china o farmacopea china, son un sistema completo, con fórmulas que se explican en un libro clásico de la literatura médica, del año 220 d.C, llamado *Shang Han Lun* (*El clásico del tratamiento de Enfermedades por frío*), escrito por Zhang Zhongjin, un prestigioso médico de la Dinastía Han, una de las más importantes de la historia china.

o europeo. En Occidente se han estudiado los efectos de las plantas que han existido desde la Antigüedad, basados en sus compuestos activos, a las que han denominado "adaptógenos". Sin embargo, lo correcto es llamarlas hierbas chinas.

6. QÌ GONG Y TAICHI: son técnicas cuerpo-mente que buscan un adecuado fluir del Qì, el cual debe mantenerse en movimiento para generar bienestar, cuidar la salud y aumentar la longevidad. Estas prácticas deben realizarse con frecuencia para que tengan efectividad y se conviertan en una forma de vida, pues se considera que previenen la enfermedad y promueven la salud.

7. ALIMENTACIÓN: ya lo dijo Hipócrates de Cos, el padre de la medicina occidental: "Que tu alimento sea tu medicina". Este es un concepto fundamental en la Medicina China, pues los colores y sabores tienen un efecto directo y específico en cada uno de los órganos internos, que a su vez tienen injerencia directa sobre las emociones y el psiquismo de cada órgano. Para la Medicina China, cada alimento tiene una acción en la curación o el restablecimiento de las funciones perdidas por causas internas o externas. En este libro encontrarás una guía completa sobre los alimentos que te servirá para iniciar el camino de la autosanación. Por ahora, te dejo esta poderosa frase: "Todo lo que pensamos afecta el cuerpo y todo lo que comemos afecta la mente".

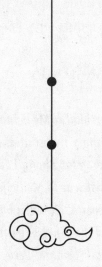

2. NO PUEDES ENTENDER LA MEDICINA CHINA CON TU MENTE OCCIDENTAL

La medicina occidental puede considerarse nueva con respecto a la Medicina China, la más antigua del mundo y que sigue aún vigente: más de 5.000 años de funcionamiento así lo confirman. La medicina occidental y las escuelas de medicina han sido muy estáticas en su forma de pensar al ser humano. Con tantas especialidades y subespecialidades es difícil entender que somos un todo y no la suma de las partes. Confío en que llegará a unificarse el conocimiento, o de pronto no, pero tú puedes escoger quién quieres que sea tu médico: uno que pueda verte como un ser integrado o uno que analice tus dolencias por separado y sin asociar unas con otras. Recuerda que los médicos diagnosticamos lo que conocemos y tratamos con lo que sabemos. Así que mientras más herramientas tenga un profesional, más posibilidades tendrá de ayudar a un paciente.

UNA HISTORIA CON ANALOGÍAS

JĪNZHĒN: *Llegué a la Universidad de Medicina Tradicional China de Tian-jin, becada por el consejo chino, para estudiar la maestría en Acupuntura, Moxibustión y Tuina. Mi profesor Zhong Lǎoshī, un hombre de unos 60 años, explicaba la Teoría Básica de la Medicina China con la sencillez característica de un sabio y experto. Hablaba buen inglés y "Chinglish" (así le decimos a la unión entre chino e inglés) frente a una decena de estudiantes de pensamiento occidental (Letonia, Perú, Colombia, Brasil, Ghana y Costa de Marfil).*

*"**El párkinson no está en el cerebro", dijo Zhong Lǎoshī. Mi mente occidental, formada en la escuela de medicina, hizo cortocircuito. En neurología, una de mis grandes pasiones, había aprendido que los ganglios basales y la sustancia nigra disminuyen su producción de dopamina, vital para controlar los movimientos anormales y hacer que los músculos agonistas y antagonistas mantengan su equilibrio, lo que explicaba los temblores de esa enfermedad. "Usted, profesor Zhong, ¿me está diciendo a mí, que he visto a muchos pacientes y he estudiado esta enfermedad con mis profesores en las aulas y en los hospitales, que el párkinson no está en el cerebro?", pensaba yo.*

Aquí está lo primero que te enseñará este libro: a DESAPRENDER. La vida y la juventud son flexibilidad y fluidez y lo que se estanca se aquieta y se hace inmóvil, se muere. Si queremos vivir, debemos saber que tenemos que desaprender y desafiar los propios paradigmas, cosa que hará que lo importante de verdad cobre sentido.

Mi dormitorio estaba ubicado en la sección para estudiantes internacionales en un viejo hotel llamado Tiang Zhong Bin Guan, donde también vivían varios de mis grandes amigos de los que aprendí muchos de los conceptos, el idioma y la adaptación que vendría después. Era una habitación de unos doce metros cuadrados, incluyendo el baño, con una cañería muy vieja y desagües nauseabundos que hacían el "desaprender" más retador.

Allí pasaba horas dándole vueltas al asunto y preguntándole a mi adoctrinado cerebro occidental y muy médico: "si el párkinson no está en el cerebro, entonces, ¿dónde está?". Un par de días más tarde llegamos a la explicación del rol del Hígado según la Medicina China. Hablamos de los factores climáticos y de cómo estos afectan a cada uno de los órganos. Ahora sí pensé: "¿Dónde me metí? Esto, en serio, no me lo va a creer ninguno de mis colegas". Respiré un poco más, sentada en la primera fila, y decidí darle una oportunidad a ese concepto.

Paciencia, más adelante explicaremos en detalle dónde está el párkinson y cómo es su tratamiento en la Medicina China. De paso, la paciencia es una cualidad de un Hígado en equilibrio. Ya lo comprenderás poco a poco y a su tiempo.

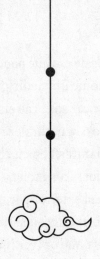

3. EL TAO: *YIN* Y *YANG*, DONDE LA FORMA DEFINE LA FUNCIÓN, Y VICEVERSA

JĪNZHĒN: *¿Qué es el Tao? ¿Qué lo conforma? ¿En dónde se manifiesta?*

LĂOSHĪ: El Tao es el Camino, se manifiesta en el *yin* y el *yang*, se expresa en los cinco elementos y en un organismo en equilibrio.

YŎUYÌSI: La explicación del universo según el Tao es que es una unidad que puede representar el todo o la nada y que tiene el potencial de crear o convertirse en cualquier posibilidad. En esa unidad surge la polaridad de dos extremos que son complementarios entre sí, donde el uno se incluye en el otro y el uno no existe sin el otro. Se representa con el símbolo Tao, el cual contiene esas polaridades llamadas el *yin* y el *yang*. El Tao que se puede explicar no es el Tao real, pues el Tao es el fluir con las formaciones tanto visibles como invisibles. A los occidentales nos cuesta trabajo entender este concepto, dado que lo único que existe es aquello que podemos ver, sentir, tocar, oler y percibir con la mente racional. Sin embargo, la realidad va mucho más allá de eso que podemos explicar con los sentidos, incluida la mente como un medio para entender el universo.

Los antiguos que practicaban el Tao entendían que el macrocosmos (lo externo a nosotros: la naturaleza, el cielo, el universo, los factores climáticos) se manifestaba en el microcosmos (el cuerpo y nuestro universo interior). Los taoístas le daban mucha importancia a relacionarse con el exterior para, de esta forma, cuidar el interior. Un buen ejemplo es este: en Astronomía, 七星 Qīxīng son las siete estrellas de la Osa Mayor (ver imagen de constelación) o, para ser más exactos, un asterismo (agrupación informal de estrellas en el firmamento), conocida también como el Gran Cucharón. La observación del Cielo y las 7 Estrellas se refleja en el cuerpo con las siete articulaciones.

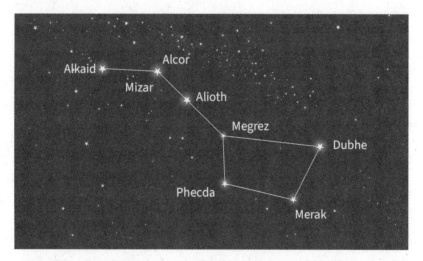

▲ Constelación de la Osa Mayor.

En el Taichi, un arte marcial que busca movilizar el Qì en el cuerpo, existe una postura llamada 7 Estrellas, que alinea las siete articulaciones del cuerpo y permite recoger el Qì para enfocarlo en un solo punto: un puño. En Kung Fu, un arte marcial practicado desde la Antigüedad para el combate, también existe esta forma de 7 Estrellas, la cual alinea las articulaciones del cuello (articulación atlanto-axoidea), hombros, codos, muñecas, caderas, rodillas y tobillos (ver capítulo 5 de la Sección II para la explicación del movimiento). Tenemos 7 Estrellas de articulaciones en el cuerpo que se alinean para focalizar el Qì en un solo punto, en principio en defensa y ataque, y desde el punto de vista de la salud están diseñadas para promover el correcto flujo del Qì. Para terminar de impresionarnos con las asociaciones entre el cielo y el cuerpo, en el canal del Intestino Delgado existen siete cavidades que se forman como esas 7 Estrellas de la bóveda celeste y se localizan en las escápulas. Estas cavidades se utilizan para tratar dolores del hombro, la cervical y las escapulares, así como dolores de columna torácica e incluso alteraciones digestivas relacionadas con el nervio Vago.

TRAYECTO EN ESCÁPULA DE INTESTINO DELGADO

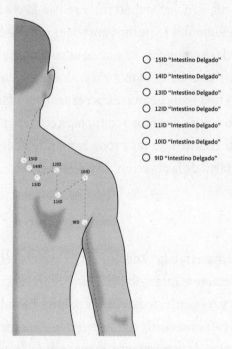

○ 15ID "Intestino Delgado"

○ 14ID "Intestino Delgado"

○ 13ID "Intestino Delgado"

○ 12ID "Intestino Delgado"

○ 11ID "Intestino Delgado"

○ 10ID "Intestino Delgado"

○ 9ID "Intestino Delgado"

▲ Fuente: Deadman, P., & Al-Khafaji, M. (1998). *A manual of acupuncture*.

Usar los conceptos e ideas de aquello que se ve lejano, como las estrellas, para tratar el cuerpo y beneficiarlo es una forma de aprovechar la sabiduría de la naturaleza. Por eso, el Tao que se nombra no es el Tao verdadero, porque si se nombra, deja de ser lo que es. A pesar de eso se manifiesta en las polaridades formadas en la creación del *yin* y el *yang*. Para comprender de manera sucinta al Tao, debemos entender dos conceptos.

EL *YIN*

El *yin* es la forma de lo material, el cuerpo, la materia, la Sangre, lo oscuro, la noche, la luna, lo femenino, lo macizo y lo formado. El *yin* se representa con la parte oscura de esta figura tan reconocida. Es la anatomía del cuerpo, los órganos sólidos, todo aquello que se puede palpar, tocar, sentir y oler. Los líquidos sagrados son *yin*: semen, menstruación, leche materna y saliva. El *yin* es lo tangible, eso que los occidentales logramos entender porque existe y podemos verlo. Es clave comprender este concepto porque, para lograr un equilibrio en la salud, cuidar la vida, alcanzar una vejez saludable y mantener una mente sana, es necesario que el *yin* sea lo suficientemente fuerte y armonioso como para contener el *yang*. El *yin* es la materia de todo lo que ves y todo lo manifestado en el universo, es la tierra fértil de la creación. El *yin* es la anatomía del cuerpo.

EL *YANG*

El *yang* es lo inmaterial, la función, el Qì, lo claro, el día, el sol, lo masculino, lo etéreo e intangible. El *yang* representa todo aquello que no puedes ver, sentir, tocar, oler o palpar. Es todo el potencial de la creación, la fuerza con la que ocurren los fenómenos en el universo, la capacidad de movimiento, lo masculino, lo que sostiene, lo

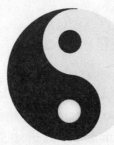

▲ Fuente: Classic of Poetry. (c. siglo XI a VII a.D) Confucio. Allen, J. R. (1996). *The Book of Songs*. Grove Press.

que da vida y la semilla que se planta. El *yang* es el aire que respiras, el movimiento de tus intestinos, la fuerza de la vida que mueve el Qì en tu cuerpo y en tu Sangre, lo masculino en ti (seas hombre o mujer) y todo lo que produce sostén y vitalidad en el universo. Es la semilla y su potencial de vida. El *yang* es la fisiología y, por ende, las funciones del cuerpo.

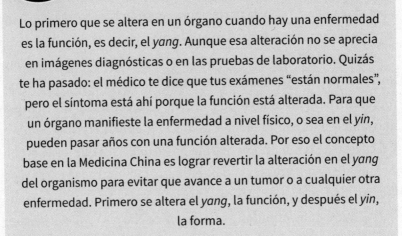

REVELACIÓN PARA SANAR

Lo primero que se altera en un órgano cuando hay una enfermedad es la función, es decir, el *yang*. Aunque esa alteración no se aprecia en imágenes diagnósticas o en las pruebas de laboratorio. Quizás te ha pasado: el médico te dice que tus exámenes "están normales", pero el síntoma está ahí porque la función está alterada. Para que un órgano manifieste la enfermedad a nivel físico, o sea en el *yin*, pueden pasar años con una función alterada. Por eso el concepto base en la Medicina China es lograr revertir la alteración en el *yang* del organismo para evitar que avance a un tumor o a cualquier otra enfermedad. Primero se altera el *yang*, la función, y después el *yin*, la forma.

YIN (FORMA) Y YANG (FUNCIÓN): ANATOMÍA VS. FISIOLOGÍA

La función define la forma. La arquitectura, las herramientas creadas por la humanidad, todas se han especializado para que a partir de la forma cumplan una función específica. Si aplicamos a nuestro cuerpo el concepto anterior, la forma de los órganos, vísceras, tejidos y células nos muestran que lo que primero ocurre es la necesidad de una función. Una vez definida esa función, la forma se especializa en cierto tipo de células, como microuniversos muy complejos que están explicados por la fisiología, siendo esta la función, y la anatomía como la forma.

Función y forma están una al servicio de la otra y viceversa, por eso, a los ojos de la Medicina China, son complementarias e interdependientes: al mejorar la función, la forma se modifica. La forma que tiene un órgano, independientemente de si está sano o enfermo, se define por su buen o mal funcionamiento. La forma es lo que se puede ver, sentir, tocar, oler y palpar, mientras que la función es lo que no se puede ver, sentir, tocar, oler o palpar, pero que está ocurriendo, aunque no lo podamos ver. Recuerda la imagen del *yin* y el *yang*, que se llama Tao: la parte negra representa la forma, el *yin*, y la parte blanca representa al *yang* o la función.

Si recuerdas la imagen, seguro te estás preguntando por qué hay un punto negro en lo blanco y un punto blanco en lo negro. Es una representación de cómo todo contiene a su contrario. El ejemplo más simple para comprender este concepto es el cuerpo del hombre y el cuerpo de la mujer. Por definición, lo que hace que los cuerpos de hombres y mujeres tengan diferencias tan marcadas entre sí es la capacidad de expresar los caracteres sexuales primarios y secundarios que están definidos por la genética XX y XY, que, a su vez, da la diferenciación de hormonas sexuales en hombres y mujeres.

La testosterona es la principal hormona masculina que mantiene la fuerza, la masa muscular, el desarrollo de testículos y los espermatozoides y que da los caracteres sexuales secundarios de cambios en la voz, el vello facial, vello corporal, entre otros. Las hormonas sexuales femeninas, los estrógenos y la progesterona, son las encargadas del desarrollo de las glándulas mamarias, el ciclo menstrual, la fertilidad y de los caracteres sexuales secundarios como la lozanía de la piel, el pelo terso, la belleza en general, la ausencia de vello facial y el crecimiento de pelo en otras partes del cuerpo. La mujer produce estrógenos y progesterona a partir de la testosterona y el hombre tiene un poco de hormonas femeninas porque también son importantes en su salud. Esta es una forma clara de entender el punto blanco en la parte negra y el punto negro en la parte blanca en la imagen del Tao: hay un poco de lo masculino en lo femenino y un poco de lo femenino en lo masculino, un poco de lo claro en lo oscuro y un poco de lo oscuro en lo claro. El equilibrio siempre está en interdependencia para mantener el balance.

JĪNZHĒN: *¿Cómo se entiende el balance y el equilibrio en la Medicina China?*

LĂOSHĪ: El equilibrio es el *yin* en el *yang* y el *yang* en el *yin*, es decir, una esfera interdependiente en constante movimiento. Cuando el *yin* y el *yang* están en desequilibrio, el *yin* aumenta y el *yang* disminuye, o lo contrario. Uno ocupa el espacio que le corresponde a su par, invadiéndolo, y así se crea la enfermedad.

La forma de ver el equilibrio desde la Medicina China es diferente al concepto de la balanza romana, en la que el peso hace que se mueva hacia abajo, mientras que lo más liviano se inclina hacia arriba. En el círculo donde se ven las figuras del *yin* y el *yang*, lo que tienes que imaginar es una esfera que puedes tomar con tus manos.

En equilibrio se entrelazan el uno en el otro de forma armoniosa, en movimiento constante y apacible. Y a su vez el *yin* contiene un pequeño *yang* (lo blanco en lo negro) y el *yang* contiene un pequeño *yin* (lo negro en lo blanco). Cuando hay desequilibrio, el movimiento se modifica y también el espacio que ocupa cada uno. Si hay un exceso en uno de los dos, su contrario se agota. Para restablecer el equilibrio debemos determinar si lo que hay es un exceso que consume al otro o si uno está disminuido, lo que hizo que el otro aumentara. De esa forma se podrá definir el tratamiento.

JĪNZHĒN: *¿Cuáles son los niveles de existencia para la Medicina China?*

LǍOSHĪ: **Existen tres niveles de existencia: el Celeste, el Humano y el Terrestre.**

YŎUYÌSI: Basados en el taoísmo, el primer nivel de existencia es el Cielo. Es el primero, que representa la Unidad, la Nada o el Vacío. Contrario a lo que pensamos en Occidente, donde el Cielo se asocia a un Dios, en el taoísmo el Cielo es el concepto de unidad o donde nada se ha discriminado entre sí. Es el potencial del todo, donde habita la nada, la unidad que no se puede separar, la totalidad del vacío y el estar entrelazados el uno en el otro. Este nivel de existencia sería lo más volátil o imperceptible, pero existe. Es la representación del macrocosmos, el cual cumple unas leyes que se mueven, son dinámicas y siguen la capacidad de actuar en inacción, cumpliendo los mandatos de la naturaleza que se rigen por el concepto wú wéi 无为. El wú wéi representa la inacción mediante la cual la armonía surge como resultado del no control. El concepto engloba la capacidad de la quietud, del esperar el movimiento, del cambio y del no querer ejercer una presión activa sobre ello. Wú wéi se repite en varias explicaciones de la cultura en China y está asociado al concepto de unidad que nos cuesta tanto trabajo comprender, pues concebimos la realidad disgregada y ejercemos control sobre ella, cuando en verdad lo que tenemos frente a nuestros ojos es unificado y no podemos ejercer control sobre ello.

El siguiente nivel, el Humano, hace posible el mundo en el que habitamos en este planeta. Este nivel sería la representación de ese Cielo, el macrocosmos, en una analogía perfecta del microcosmos que somos nosotros. Por lo tanto, las leyes del Cielo se cumplen en el hombre y la mujer. Los fenómenos naturales, los factores climáticos y los elementos de la naturaleza se manifiestan en el cuerpo humano y así es como se entiende la Medicina China.

La Tierra es donde el macro y el microcosmos tienen un escenario perfecto para desenvolverse. Es el lugar donde todo lo manifiesto cobra sentido. Del todo y la nada del Tao surge la polaridad de la Tierra, donde el *yin* y el *yang* representan la dualidad. De la dualidad se manifiestan los cinco Elementos y de los cinco Elementos se forman los 10.000 seres y formas del planeta que conocemos.

Esta trinidad Celeste, Humana y Terrestre se repite en varios conceptos de la Medicina China, ya sea en el patrón de tres, seis o nueve. En la manipulación de las agujas de acupuntura hacemos secuencias de 6 o 9, dependiendo de si se trabaja el lado *yin* o *yang* del cuerpo. Se usan en cavidades en el epigastrio, como los tres Graneros (RenMai 10, 12 y 13), los tres Jiaos (Triple Recalentador), los tres Tesoros (San Bao) y así sucesivamente, en una cadencia en tríada para la armonía de estos niveles de existencia.

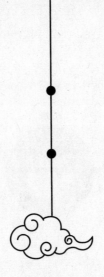

4. LOS CINCO ELEMENTOS EN LA MEDICINA CHINA: LA NATURALEZA Y SU INTERACCIÓN CON EL CUERPO

JĪNZHĒN: *¿Cómo se relacionan estos niveles de existencia con la naturaleza?*

LǍOSHĪ: Del uno sale el dos, del dos sale el tres, del tres sale el cinco, del cinco salen los diez mil seres.

YǑUYÌSI: Del Tao, la unidad, surgen dos polaridades: el *yin* y el *yang*. De allí, a su vez, surgen los tres niveles: Celeste, Humano y Terrestre. De los tres niveles surgen los cinco Elementos con una forma particular de relacionarse entre sí y una manera en la que unos se controlan a otros (Ciclo de Generación y Ciclo de Control). Con los cinco elementos se representa la creación. Los cinco elementos de la naturaleza se manifiestan en los órganos internos del cuerpo. Esa es la importancia de conocer estas relaciones.

LOS CINCO ELEMENTOS

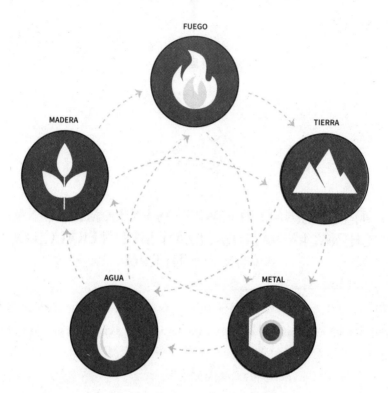

▲ Fuente: *The Yellow Emperor's classic of internal medicine*. (2015). Univ of California Press.

- **Agua:** donde se crea la vida. Vivimos en un planeta compuesto por tres cuartas partes de agua. El cuerpo humano contiene 65% de líquidos corporales. El Agua nutre la vida y nutre la Madera, que representa la naturaleza.

- **Madera:** representa toda la naturaleza que surge del agua y sobrevive en la presencia del agua. La naturaleza todo lo limpia y es la que mantiene vivo el planeta. La Madera es necesaria para producir el Fuego, pues es su sustrato, lo que enciende y mantiene la vida.

- **Fuego**: para producir Fuego es necesaria la Madera. El Fuego es la vida, así que mantenerlo encendido genera equilibrio al organismo. Es el Emperador de la vida por excelencia.

- **Tierra:** las cenizas producidas por el Fuego quemado por la Madera crean la Tierra. Aquí es donde se crean y producen los alimentos necesarios para la subsistencia. Sin la Tierra no existen los alimentos y, por ende, la vida.

- **Metal:** dentro de la Tierra se encuentran los minerales y los metales, que, al fundirse y volverse líquidos, inician de nuevo este ciclo de elementos que acabamos de revisar.

La relación anterior se denomina Ciclo de Generación, de Creación o Relación Madre-Hijo. La enfermedad se relaciona con la alteración en este armonioso ciclo.

Los elementos de la naturaleza se manifiestan en el cuerpo humano en parejas de órganos (conocidos como los órganos Zang Fu). Los órganos sólidos corresponden al *yin* de los elementos y los órganos huecos o vísceras corresponden al *yang* de los elementos. Observa la tabla que hay a continuación. Vas a encontrar muchas relaciones. Así tu mente se irá entrenando para las muchas asociaciones que veremos más adelante, de modo que puedas pensar diferente y ver tu salud desde una perspectiva distinta y quizás desconocida. En los puntos de fuga, o donde hay confusión, es donde comprendemos el panorama completo. Quizás solo has estado viendo un lado de la historia de tu enfermedad y vamos a explorar aristas diferentes.

ELEMENTO	ÓRGANO SÓLIDO	ÓRGANO HUECO O VÍSCERA	COLOR
Agua	Riñón	Vejiga	Negro
Madera	Hígado	Vesícula Biliar	Verde
Fuego	Corazón	Intestino Grueso	Rojo
Tierra	Bazo-Páncreas	Estómago	Amarillo
Metal	Pulmón	Colon o Intestino Grueso	Blanco

▲ Fuente: Maciocia, G. (2015). *The foundations of Chinese medicine: A Comprehensive Text*. Elsevier Health Sciences.

ELEMENTOS, ÓRGANOS Y VÍSCERAS

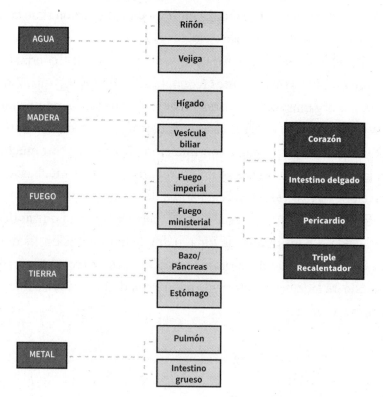

Sabor	Emoción o psiquismo	Factor climático que lo afecta
Salado	Miedo	Frío
Ácido	Enojo, frustración, indecisión	Viento
Amargo	Tristeza o conmoción	Calor o fuego
Dulce o insípido	Ansiedad o preocupación	Humedad
Picante	Nostalgia o melancolía	Sequedad

TERAPIAS EN LA MEDICINA CHINA Y CANALES DE ACUPUNTURA

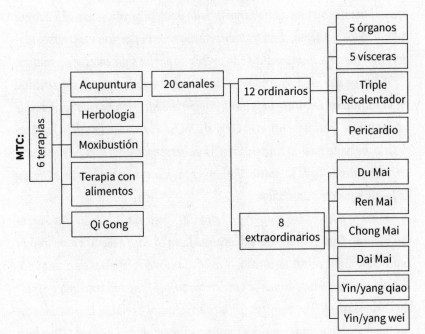

UNA HISTORIA DEL QÌ

Recuerdo una clase de acupuntura con el profesor Xu Li, a quien me referiré como Xu Li Lǎoshī. Se trataba de un respetado médico chino, miembro del Partido Comunista, campeón de artes marciales y hombre con una sencillez que evocaba paz y sabiduría. Podría describirse como el típico maestro que sabe más de lo que dice y conoce más de lo que comunica. Durante largas clases nos explicó las cavidades de acupuntura y antes de la clase práctica ya conocíamos más de la mitad de los 361 puntos.

"¿Quién quiere ser el paciente hoy?", preguntó el profesor Xu Li. De inmediato alcé la mano. Hacía unos años había recibido sesiones de acupuntura por una hernia discal con protrusión completa del núcleo pulposo en L5-S1 (se me salió un disco de la columna, o sea, lo que está entre vértebra y vértebra). Al comprimirse la raíz nerviosa, el dolor se irradiaba hacia la pierna derecha. En esa oportunidad acudí a urgencias y me hospitalizaron para realizar un procedimiento con una aguja larga guiada por tomografía, cuyo objetivo era calmar el dolor. Además, tuve tratamiento con doce analgésicos y neuromoduladores que me ayudaron a evitar el dolor crónico por las siguientes seis semanas.

El dolor que produce una hernia es como si te descargaran electricidad en la columna. Durante la rehabilitación me hicieron varias sesiones de acupuntura. Había sentido el Qì y el DeQì, o la sensación del Qì. Para decirlo mejor, tenía una clara referencia de las sensaciones del Qì en mi cuerpo, pero cuando llegó la puntura (momento en que se pone la aguja) de Xu Li Lǎoshī, fue otra sensación.

"Vamos a hacer el ejemplo con Feng Chi, Vesícula Biliar 20 o la Puerta del Viento". Esta es una cavidad localizada en la base del cráneo, en ambos lados de la línea central o media, como diríamos en términos de anatomía. Es una cavidad desde donde se pueden tratar muchas enfermedades o trastornos: de la audición, tinnitus (pitidos en los oídos), cefalea, trastornos oculares, movimientos anormales y tics en cualquier parte del cuerpo. También tiene alta efectividad en tics en la cara y párpados.

Me había estudiado las indicaciones de dicha cavidad. Xu Li Lǎoshī tomó una aguja y la introdujo en el Feng Chi de mi lado izquierdo. "¿En qué lugar sientes la aguja?", preguntó. Con gran asombro, dije que sentía la aguja en la región posterior de mi ojo izquierdo. A lo que respondió: "Yǒuyìsi" ("interesante" en chino). Después Xu Li Lǎoshī movió la aguja en otra dirección: "¿Y ahora?". La sentía en la coronilla con una intensidad tal que pensé que se iba a salir por Bai Hui (ver foto). La movió de nuevo: "¿Y ahora dónde se siente la aguja?". "Se siente adentro del oído medio", respondí.

Asombrada, me dije: "¿qué es esto tan impresionante?". No podía creer lo que acababa de pasar, sentía algo como del otro mundo. Una parte de mí quería explicaciones científicas, pero otra pensaba que esa era una ciencia milenaria increíble y fantástica.

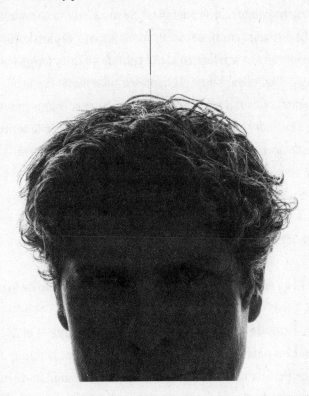

▲ La cavidad Bai Hui se traduce como "las 100 reuniones" y es el Du Mai 20. Foto: Camilo Villabona.

Los occidentales creemos, o al menos yo creía, que al ir a Oriente encontraría con facilidad todas las respuestas a mis preguntas. Y no funciona así. El modelo de aprendiz y maestro tiene una jerarquía tan sagrada que pocas veces a "cualquiera" le dicen lo que quiere saber. Con "cualquiera" no me refiero a que seas poca cosa, me refiero a que, para poder recibir el conocimiento y la sabiduría de un maestro, debes ganártelo. A decir verdad, no sabía si me lo había ganado o no, pero Xu Li Lǎoshī siempre se preocupaba por mi bienestar. Y cuando llegó mi peor momento en China, él me atendió junto con su esposa.

Antes del episodio de la acupuntura, recuerdo haberle preguntado a Xu Li Lǎoshī, que pocas explicaciones da, como la mayoría de los asiáticos: "¿Cómo se siente el Qì?". Él me respondió: "No te puedo decir". Mi mente caprichosa entendió esa respuesta como un desafío. "¿Se va a atrever a no contestarme?", me dije. La respuesta era sí, no tenía por qué hacerlo. Seguro lo que yo sentí casi como una ofensa se reflejó en algún gesto de mi cara. Luego vino la respuesta de él: "Tienes que sentir el Qì, por eso no te puedo explicar".

Mi mente occidental necesitaba vaciarse para poder aprender y mi ego necesitaba entender que no todo lo que había estudiado en la universidad, en la escuela de medicina, era lo único que existía en el universo.

LAS SUSTANCIAS VITALES EN LA MEDICINA CHINA

JĪNZHĒN: *¿Qué es el Qì?*

LǍOSHĪ: El Qì es la sustancia vital que diferencia lo vivo de lo no vivo.

YŎUYÌSI: Antes de continuar debes comprender qué es el Qì. Intentaré poner en palabras esa complejidad. El vacío, la nada, el todo. Una descripción del inicio de los tiempos, la capacidad de iniciarlo todo o destruirlo. Eso es el Qì. Un material inconmensurable en la creación, entendido por el taoísmo y la Medicina China. Se mueve, fluye, crea universos, los destruye, crea cuerpos que mueren y vuelven a nacer.

Es la sangre que se mueve, la neurona que conecta, la red que señaliza, la célula que se copia a sí misma, la uña que crece, el hueso que se repara, la membrana que cambia, el linfocito que se especializa. Es todo y al mismo tiempo nada. Esa es la lección que nos trae la dualidad de comprender el mundo en opuestos, eso que el taoísmo pone en conceptos tangibles del *yin* y el *yang*.

Esas realidades que creamos en la mente no son más que manifestaciones del Qì mismo. Una sustancia tan material como inmaterial, tan etérea como concreta, descrita tanto por Einstein como por los antiguos pensadores de Oriente. Una sustancia que está en todo, que se hace más densa para crear la tierra y más sutil para crear el aire y el cielo; una sustancia que hace que la Sangre (nótese la mayúscula para denotar la diferencia de este líquido vital del que hablaremos más adelante) se mueva. En los cadáveres hay sangre, pero no hay Qì. Esa es la diferencia fundamental entre la vida y la muerte, aunque la muerte sea parte del ciclo de la vida o del Ciclo de Generación, como lo entendemos en la Medicina China.

El Qì 气 es la sustancia material e inmaterial que se manifiesta en la tierra y en los seres humanos. En sus caracteres confluyen el ideograma de vapor 气 (muy *yang* por lo volátil) y de arroz 米 (muy *yin* por lo tangible). La combinación de ambos caracteres da como resultado 氣 (chino tradicional), donde "arroz" está debajo del ideograma de "vapor". En chino simplificado, Qì se expresa solo como "vapor" 气. Existen varios tipos de Qì y los principales son:

- Qì congénito: el que heredamos de los padres. Eso es lo que hoy conocemos como el ADN y se encuentra en el núcleo de las células. Allí está toda la información que recibimos de nuestros progenitores. Si los padres han gozado de buena salud o si la concepción ocurre cuando los padres son jóvenes, la probabilidad de buena salud de los hijos y de un Qì congénito de alta calidad será mayor.

- Qì puro de la naturaleza: es el que respiramos cada segundo. Es esa sustancia inmaterial que se encuentra tanto adentro como afuera de nosotros. A través de la respiración y el intercambio de oxígeno por dióxido de carbono, producimos el Qì puro de la naturaleza. Además de encontrarse en todos los tejidos del cuerpo, los poros de la piel son *una* unidad funcional controlada por el Pulmón, la cual se abre y se cierra de acuerdo con la fuerza y la vitalidad de ese órgano. La piel respira, al igual que el Pulmón. La piel, el pulmón y el intestino grueso corresponden al elemento Metal (sobre esto profundizaremos en el último capítulo).

- Qì puro de los cereales: el que producimos a partir de los alimentos que consumimos. Los cereales han sido la base de la alimentación y la subsistencia del país con la mayor densidad poblacional del planeta. En la Antigüedad se veneraba a la Tierra y al Cielo porque allí residía el poder tener cultivos y cosechas para alimentar a todos los habitantes de un imperio. Si una cosecha se dañaba por una sequía o una inundación, significaba la muerte y la hambruna para la población. Recolectar los cereales y guardar lo que sobrara ha sido uno de los grandes avances de las civilizaciones.

Una bella forma de comprender el Qì puro de los cereales es en el Templo del Cielo, en Beijing. Es un complejo de cosechas y viviendas con un templo en el centro, donde se agradece y se resguardan las cosechas que se pueden almacenar para después intercambiar alimentos con otras poblaciones y traer desarrollo económico.

Así como en China la soya y el arroz de una cosecha abundante son resguardados en un templo, nuestro cuerpo también tiene un templo donde se almacenan, guardan y atesoran los alimentos. Estos cultivos son una simbología que representa todos los alimentos que consumimos, los cuales son procesados en la mal llamada "boca del estómago", lo que corresponde anatómicamente al epigastrio. En esta zona tenemos tres cavidades ("puntos") de acupuntura, llamados los tres graneros: el granero inferior Xia Wan, el granero central Zhong Wan y el granero superior Shang Wan. Todos están ubicados en la línea media, en el canal del Ren Mai o Vaso Concepción. Estos puntos son fundamentales para tratar alteraciones gástricas, falta de apetito, gastritis e incluso ansiedad y depresión.

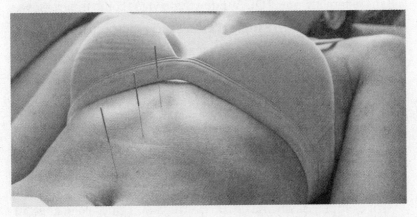

▲ En estas cavidades se tratan alteraciones gástricas, falta de apetito, ansiedad y depresión. Foto: Camilo Villabona.

JĪNZHĒN: *¿Qué es la Sangre?*

LǍOSHĪ: Es la sustancia sagrada que transporta al Qì. El Qì produce Sangre. Es el líquido esencial de la vida.

YǑUYÌSI: En la Medicina China, la Sangre 血 (Xuè) es una forma densa y material del Qì. Es en realidad su pareja: la Sangre transporta el Qì y el Qì produce la Sangre, por lo tanto, son interdependientes, como una dupla indivisible. La Sangre no es solo sangre, sino que tiene la capacidad de contener y albergar al fuego en sí mismo. El Fuego, como la Sangre, es la vida que se guarda en una región del cuerpo debajo del ombligo, llamada el Dan Tian, traducido como "el Canto del Cinabrio". En ese lugar del cuerpo se almacena la fuerza vital que se resguarda y se atesora. Tiene relación profunda con la vida, la fertilidad, el embarazo, el postparto, la lactancia, la virilidad, la vitalidad, la larga vida, la capacidad para tener una mente en calma, el Shen de todo lo que nos habita y la energía que nos mueve a ser todo lo que somos.

La única diferencia entre un cadáver y un cuerpo vivo es el Qì: la Sangre movida por el Qì. Aunque tanto vivos como muertos (pocas horas antes) tienen Sangre. La diferencia radica en que los vivos tenemos Qì en la Sangre, lo cual hace que se mueva, se transporte y recorra el cuerpo de una forma armónica en la salud y en desarmonía en la enfermedad. Mientras que en los cadáveres la sangre está detenida, sin movimiento, sin Qì, sin soplo, sin vida.

Muchas culturas ancestrales, prácticas religiosas y espirituales nos han hablado de la Sangre. Comprender este concepto es de vital importancia para tratar una gran cantidad de patologías.

Por ejemplo, la mayoría de las enfermedades ginecológicas están relacionadas con una deficiencia de Sangre, con un estancamiento de Sangre y con el calor en la Sangre (Sangre y agua tóxica), que provocan cólicos menstruales, endometriosis, miomatosis, sangrados intermenstruales, ciclos irregulares, síndrome de ovario poliquístico e infertilidad.

Según la Medicina China, varias enfermedades aparecen durante el postparto y la lactancia si la mujer no recupera ni repone de forma adecuada su Sangre. Es la razón por la que se deben tener cuidados especiales en la cuarentena postparto. Cuando no se tienen esos cuidados, la mujer puede desarrollar, meses o años después de haber dado a luz, una serie de síntomas como dolores articulares, lumbares o de rodilla, falta de vitalidad, anemia e incluso enfermedades autoinmunes que afectan la salud a largo plazo. En la medicina occidental estas condiciones nunca se han relacionado con el postparto. Donde no hay Sangre, no hay mente; donde no hay Sangre, no hay fuerza; donde no hay Sangre, no hay vitalidad. La Sangre es la fuente de la Vida.

JĪNZHĒN: *¿Qué es la Esencia?*

LǍOSHĪ: Es el elixir que constituye la vida. Los líquidos sagrados en la Medicina China se consideran Esencia y se deben atesorar. El semen, la menstruación, la leche materna y la saliva son los líquidos de la manifestación de la Esencia.

YǑUYÌSI: La Esencia Jing 经 se define como "destilación". Manifiesta lo más puro e inerte del ser humano. Existe la Esencia heredada o Cielo Anterior, que es lo que tenemos dado por nuestros padres. Existe también la Esencia del Cielo Posterior, la cual podemos producir con los órganos una vez nacemos. Existe la esencia del Riñón, que es la energía vital (todo lo que hacemos en el día a día es para producir Qì y mantenernos con vida).

JĪNZHĒN: *Entonces, ¿cuáles son los líquidos orgánicos en la Medicina China?*

LǍOSHĪ: Los líquidos orgánicos son aquellos que resultan después de haber sido usados por las diferentes partes del cuerpo. Algunos son claros y otros son turbios, unos descienden y otros ascienden. Son diferentes formas de agua tóxica.

Yŏuyìsı: Los líquidos orgánicos *Jin Ye* 津液 se componen de los siguientes:

- Fluidos (Jin 浸): son los líquidos claros, ligeros y transparentes. Circulan en el exterior o en la superficie del cuerpo (músculos y piel). Incluyen las lágrimas, la saliva y el líquido de las mucosas.

- Líquidos (Ye 液): son los líquidos turbios, densos y pesados que se producen en los órganos internos. Circulan con el Qì producido por el Bazo-Páncreas y el Estómago. Estos líquidos deben eliminarse eficazmente para asegurar la salud. En Occidente es normal tragarnos esas secreciones que se producen en la garganta, pero lo recomendable es expulsarlas. En China la cultura conoce la toxicidad de tragar estas secreciones y es la razón por la que los chinos escupen en la calle todo el tiempo. Mi profesor Zhong Lǎoshī decía que se deben expulsar, aunque no en la calle. Es mejor hacerlo en un pañuelo desechable.

Estos líquidos son importantes para comprender la naturaleza de por qué enfermamos. Más adelante hablaremos de la humedad: qué es, cómo se crea, qué órgano la produce y cómo podemos cuidar el elemento Tierra para optimizar nuestra salud.

REVELACIÓN PARA SANAR

Evitar y eliminar la humedad en el cuerpo es uno de los secretos de la salud y la longevidad.

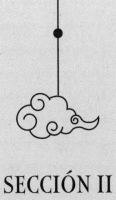

SECCIÓN II

Los Elementos de la Naturaleza
representados en los órganos internos.
Qué los daña, cuáles son sus síntomas de
alarma, qué los nutre y cómo cuidarlos

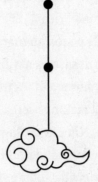

1. CUIDAR EL AGUA DEL CUERPO ES CUIDAR EL RIÑÓN

JĪNZHĒN: *¿Qué es el Agua?*

LĂOSHĪ: La vida inicia en el Agua, el Agua es la Esencia y la vitalidad, el Agua es un recurso preciado tanto en el cuerpo como en el planeta.

YŎUYÌSI: El Agua es el inicio de la vida. El cuerpo humano está compuesto de 65% de líquidos y una proporción similar le corresponde al planeta: tres cuartas partes son agua, solo agua.

La Luna comanda los movimientos del agua de los mares y las mareas. Las emociones son Agua, comandadas también por la luna llena. Así como la Luna eleva la marea en la Tierra, en los humanos hace que las emociones estén a flor de piel. De allí el término *lunático* para referirse a las crisis de los pacientes con enfermedades mentales. Es frecuente que dichas crisis ocurran con la luna llena.

Agua: las emociones que mueven el interior humano, los estados emocionales que se alteran al ritmo de los ciclos. Lo que se mueve es agua, agua que brota de pozos, manantiales, arroyos, ríos y mares. Agua en represas, en desastres naturales, en inundaciones, en estancamiento, en lama y humedad. Agua fría por naturaleza, agua que ha domesticado civilizaciones cerca de sus cuencas: Éufrates, Tigris, Ganges, Amarillo, Nilo, Rin, Magdalena, Cauca. Agua para vivir, para beber. El agua, la vitalidad. El líquido que cualquier ser vivo necesita. El tanque de vida. El tanque de fuerza. El agua que todo lo limpia, todo lo santifica, todo lo bendice y le da nombre. Somos agua.

REVELACIÓN PARA SANAR

Agua clara que corre es salud; agua turbia o agua sin coherencia es enfermedad.

JĪNZHĒN: *¿Por qué el primer elemento del Ciclo de Generación o de creación es el elemento Agua y cómo se manifiesta en el cuerpo?*

LĂOSHĪ: El Agua es el origen de todo lo imaginado de la vida conocida. El Agua es la fuente de la pureza y la vitalidad. El Riñón es ese manantial de donde brota la vida. El Agua transmuta, hace fluir, genera movimiento. El Agua es lo más profundo del cuerpo, lo más interno y, por lo tanto, también lo más preciado, un tesoro que emana lo más puro que producimos para así mantener la vida.

Yŏuyìsì: En la Medicina China, el Agua es el inicio de la vida, como lo es para la ciencia moderna. Pero el Agua es más que un líquido necesario para la vida. El Agua del planeta se origina en las profundidades de la Tierra, sale de un pozo, se convierte en un arroyo, después en manantial y finalmente en un río que desemboca en el mar. Un cuerpo de Agua pequeño, como un pozo, al final se convierte en un Mar donde existe un mundo oceánico completo, inmenso en su profundidad, con flora y fauna desconocidas. Ese pozo pequeño crece hasta la inmensidad del inconmensurable fondo marino, de ese mar de vida que es el Agua.

SIN AGUA NO HAY VIDA

Mientras lees estas líneas, el líquido cefalorraquídeo recorre tu médula espinal, además de todos los fluidos del cuerpo que se están creando para que nos mantengamos con vida. El órgano del cuerpo que gestiona el Agua es el Riñón. El cuerpo aloja esa energía vital del Agua en el Riñón, un órgano imprescindible para la salud tanto en la Medicina China como en la occidental. Cuando hay daño renal, empieza el deterioro del organismo y, si se agrava, puede terminar en diálisis.

Recordemos que, según la Medicina China, la función de los órganos se altera mucho antes de la aparición de los síntomas. Incluso puede haber exámenes médicos, como el de nitrógeno uréico sanguíneo (más conocido como Blood Ureic Nitrogen, BUN) o de creatinina, que no den cuenta de esa alteración. El Riñón puede tener años pidiendo ayuda sin que nadie lo note. Ni el médico. Porque si los exámenes son "normales" y no hay síntomas asociados al daño de ese órgano, parece que todo está bien. Es aquí donde empezamos a romper ese viejo paradigma de la salud que reza:

"estoy sano porque no siento nada extraño". ¿Alguna vez has dicho esa frase? ¿O conoces a alguien que la haya dicho? El cuerpo puede estar incubando una condición, una enfermedad y un desequilibrio mucho antes de que se manifiesten como enfermedad.

El Riñón es la energía vital y allí reside la vitalidad. Es el reservorio del Qì y la Esencia. Según la Medicina China, su buen funcionamiento está asociado con la vitalidad, la longevidad, la salud, la sexualidad, la virilidad, la libido, la fertilidad, la reproducción, la voluntad y la confianza. Un Riñón alterado produce miedo y, a su vez, esta emoción daña al Riñón. Desde niños deberíamos saber cómo cuidar los riñones, pero ni siquiera sabemos dónde están, cuántos tenemos, y mucho menos las funciones que cumplen.

Para entender la relación entre el Riñón y los órganos reproductores según la Medicina China, revisemos un poco de anatomía. Están localizados en la parte posterior del cuerpo, justo donde termina la espalda. Son del tamaño de los puños y la mayoría de las personas tenemos dos riñones (el izquierdo un poco más arriba que el derecho). Durante el desarrollo intrauterino, el riñón y el oído tienen el mismo origen en las capas embriológicas (ya entenderás la importancia de esta conexión).

El Riñón comparte el aporte de sangre con la circulación en las gónadas masculinas (testículos) y las femeninas (ovarios) tanto en sus ramas arteriales[5] (las arterias renal y gonadal son ramas de la aorta abdominal) como en sus afluentes venosos[6] (vena gonadal derecha, afluente de la vena cava inferior y la vena gonadal izquierda, afluente de la vena renal izquierda). Es increíble ver cómo funcio-

---

5   Arteria: estructura anatómica que lleva sangre oxigenada del corazón a los órganos y tejidos distantes del corazón. Las arterias tienen ramas, es decir, se ramifican.
6   Vena: estructura anatómica vascular que recoge sangre sin oxígeno de los órganos y los tejidos y la regresa al corazón. Las venas tienen afluentes, es decir, son afluentes de donde se recoge la sangre.

na esta conexión a través de este circuito circulatorio. El Riñón comanda los órganos reproductores masculinos y femeninos, dada su circulación y vascularización.

REVELACIÓN
PARA
SANAR

En la Medicina China, la sexualidad, la fertilidad, la salud reproductiva y la libido tienen que ver con el Riñón. Si agotas el Riñón, tu salud sexual y reproductiva se afectarán, así como la salud de los órganos genitourinarios tanto en hombres como en mujeres.

El origen embriológico también es fundamental para comprender por qué el Riñón es el manantial de vida. El agua de los ríos inicia en los pozos de donde brota el agua. Este pozo de la vida que surge en el riñón se abre en los oídos. El oído y el riñón comparten un origen embriológico común, es decir que, durante el desarrollo en el vientre materno, el cuerpo se forma a partir de unas células organizadas en capas que dan lugar a órganos y sistemas en un orden particular.

Para hacerlo simple, el oído y el riñón provienen de la capa del medio, llamada mesodermo. Si vas siguiendo esta explicación, estarás en lo correcto al deducir que todos los trastornos o enfermedades del oído, según la Medicina China, responden a una alteración del Riñón, y por eso, el tratamiento será nutrir y curar este órgano.

La vitalidad que produce el Riñón se distribuye por todo el cuerpo a través del Agua y el sistema nervioso. El Riñón controla el *Mar de las Médulas*, compuesto por el sistema nervioso y la médula ósea.

La médula ósea, encargada de producir sangre y glóbulos blancos, es estimulada por el Riñón, por lo tanto, el Riñón comanda la Sangre.

El *Mar de las Médulas*, que controla el sistema nervioso, tiene dos vías: la Glándula suprarrenal y el nervio Vago o Neumogástrico. Por ahora explicaré las acciones de las hormonas producidas por la Glándula suprarrenal (GS), llamada así por estar ubicada como un sombrero encima del Riñón. Pronto comprenderás que es la más poderosa de las glándulas. Debes cuidar de ella, sobre todo en estos tiempos cuando se venera el exceso de trabajo y se castiga cuidar el tiempo libre. En la GS reside la vida, pues es la glándula que persiste cuando no hay más recursos disponibles para la supervivencia. Sin la GS, la humanidad jamás habría sobrevivido o evolucionado.

En la GS se producen hormonas para la supervivencia con el mecanismo de lucha y huida. Siempre han existido solo estos dos mecanismos; sin embargo, hay otro mucho más interesante que está relacionado con el psicotrauma, vía nervio Vago, el cual te explicaré en el capítulo del Fuego. La GS se compone de dos partes: corteza y médula. La corteza es externa y tiene tres capas. La médula adrenal está en el interior de la glándula y produce adrenalina.

En la corteza suprarrenal se producen varias hormonas en cada una de sus tres capas.

1. Zona Glomerulosa: su capa externa produce mineralocorticoides con una hormona fundamental, llamada aldosterona, que regula la tensión arterial y el sodio en el cuerpo.

2. Zona Fasciculata: la capa que sigue produce glucocorticoides, específicamente el cortisol, la hormona del estrés, que en realidad es un antiinflamatorio natural. El cortisol es esencial para regular el metabolismo y mantener un nivel adecuado de glucosa en el cuerpo.

3. Zona Reticularis: la capa más interna de la corteza suprarrenal es la precursora de las hormonas sexuales, llamada dehidroepiandrosterona (DHEA). La DHEA es muy importante, ya que a partir de ella se producen, en la cascada bioquímica, tanto las hormonas sexuales masculinas y femeninas (testosterona, estrógenos y progesterona) como el cortisol.

GLÁNDULA SUPRARRENAL

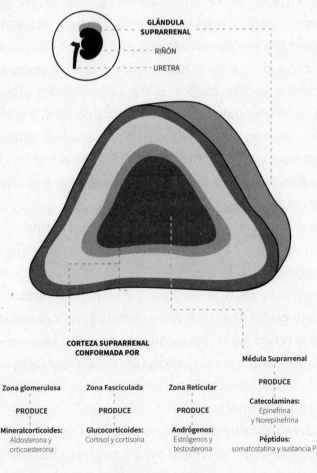

GLÁNDULA SUPRARRENAL
RIÑÓN
URETRA

CORTEZA SUPRARRENAL CONFORMADA POR

Zona glomerulosa	Zona Fasciculada	Zona Reticular	Médula Suprarrenal
PRODUCE	PRODUCE	PRODUCE	PRODUCE
Mineralcorticoides: Aldosterona y orticoesterona	**Glucocorticoides:** Cortisol y cortisona	**Andrógenos:** Estrógenos y testosterona	**Catecolaminas:** Epinefrina y Norepinefrina
			Péptidos: somatostatina y sustancia P

▲ Fuente: Team, C. (2023, March 2). Adrenal Gland - Hormones Australia. Hormones Australia. https://www.hormones-australia.org.au/the-endocrine-system/adrenal_gland/

El cortisol, que se produce a partir de la hormona DHEA, es necesario para la supervivencia. Cuando la DHEA disminuye, el cuerpo prioriza usar esa poca cantidad de DHEA para sobrevivir y producir cortisol en lugar de buenos niveles de hormonas sexuales. Esta es la razón fundamental por la cual el estrés produce infertilidad tanto en hombres como mujeres, ya que el estrógeno y la testosterona se producen a partir de la DHEA.

Cuando el cuerpo está sometido a estrés por largo tiempo, el cortisol, en fases iniciales se eleva para lograr sobrevivir, pero con el tiempo empieza a cambiar su patrón a lo largo del día y la noche y se llega a una fase de agotamiento o fatiga crónica, un síntoma de que el organismo está usando la reserva energética. La alteración del cortisol explica las aflicciones relacionadas con las hormonas sexuales: ausencia de menstruación, infertilidad, ciclos menstruales cortos, disminución en la producción de estrógenos o progesterona, disminución de testosterona en el hombre, baja libido, disfunción eréctil, fatiga crónica, pérdida de pelo (alopecia), entre otros síntomas.

Al secretar hormonas sexuales, así como las hormonas para la supervivencia, nos conectamos con la vida ya sea para sobrevivir o para reproducirnos. Las hormonas mencionadas se distribuyen por el torrente sanguíneo, lo que hace que exista comunicación entre órganos distantes. Por eso, la vida se generó a partir de mecanismos de supervivencia, lucha, huida, miedo o parálisis. Lo que se conoce como fatiga crónica, en la Medicina China lo llamamos deficiencia del Qì de Riñón. Esta condición se presenta con frecuencia y es de las más tratadas en la consulta.

El cuerpo está diseñado para encenderse, apagarse, luchar, sobrevivir, reaccionar, huir, relajarse, digerir, reproducirse o hacerse el muerto. Este último es un mecanismo biológico de supervivencia. Es posible que hayas visto a las suricatas, unos mamíferos que viven en los desiertos, las cuales, ante la presencia de un depredador, suprimen de manera consciente sus funciones fisiológicas de latido cardíaco y respiración para que el depredador piense que están muertas, pues el cazador quiere matar a la presa y no encontrarla muerta. Si una suricata se hace la muerta, su depredador no la cazará. Ese mecanismo, conocido como parálisis, ha sido estudiado hace poco en la terapia EMDR (Eye Movement Desensitization and Reprocessing) y en la terapia somática. Los traumas emocionales y psicológicos están directamente relacionados con este mecanismo de supervivencia, vinculado hoy en día con el nervio Vago y la Teoría Polivagal (ver capítulo del Fuego).

El Riñón, el Oído, la Glándula suprarrenal y el Sistema Reproductor van manifestando el eje de la vida. Si se agota el Agua, aparecen la fatiga, la falta de voluntad, el miedo, la deficiencia de cortisol y, en etapas avanzadas, la fatiga adrenal.

Es por esto que, en la Medicina China, cuando hay alteraciones en el Sistema Nervioso Central, es decir, en el cerebro y la médula espinal (esa extensión del cerebro que atraviesa la columna a través de los orificios de las vértebras), el órgano afectado es el Riñón y es a quien hay que tratar y cuidar. Para tratar y evitar enfermedades neurodegenerativas, como la demencia tipo alzhéimer o la enfermedad de Parkinson (también le corresponde al Hígado, ¿recuerdas la historia de "el párkinson no está en el cerebro"?), hay que conocer cómo cuidar el Riñón, como lo verás más adelante.

A la médula ósea, comandada también por el Riñón, le corresponde la producción de la Sangre y eso no es ajeno a la medicina occidental, ya que el Riñón es el encargado de producir una hormona llamada Eritropoyetina (EPO), la cual estimula la médula ósea para producir sangre. El Riñón detecta la disminución en la volemia (cantidad de sangre que debe circular en el cuerpo) y la compensa de una forma muy inmediata: produciendo más sangre mediante la secreción de EPO.

El Riñón es el encargado de definir cuál será nuestra expectativa de vida. Cuando el Riñón está sano tenemos vitalidad, salud, gozo, voluntad de vivir, longevidad y un envejecimiento saludable. El Riñón es un órgano que debería ser considerado un tesoro y se tiene que cuidar en esa medida.

La salud se aprecia a simple vista en el pelo y los dientes de las personas. Estos tejidos también hacen parte del Riñón. Un pelo brillante, denso y fuerte significa que el Riñón de esa persona está bien. Así es como las enfermedades que debilitan la energía vital afectan en primer lugar el pelo.

A cada órgano le corresponde una emoción que lo afecta negativamente si hay un exceso o si está presente por largo tiempo. Al Riñón lo afecta el miedo. Orinarse del miedo es frecuente en los niños. De adultos no nos orinamos, pero nos dan infecciones urinarias, cálculos renales, dispareunia (relaciones sexuales dolorosas), disfunción eréctil, eyaculación precoz o retardada, anorgasmia, alopecia e incluso alteraciones en los oídos y audición, como el vértigo o *tinnitus*.

En este cuadro encontramos un resumen de lo explicado antes.

ÓRGANOS Y TEJIDOS QUE CORRESPONDEN AL RIÑÓN Y AL AGUA

ELEMENTO	ÓRGANO ZANG	VÍSCERA FU	SENTIDO	TEJIDO DE LA PERIFERIA	ORIFICIOS
Agua	Riñón	Vejiga	Audición, Oído	Huesos, médula ósea, dientes, pelo	Oídos, ano, vagina, uretra

▲ Fuente: Maciocia, G. (2015). *The foundations of Chinese medicine: A Comprehensive Text*. Elsevier Health Sciences.

JĪNZHĒN: *¿Cuáles son los síntomas que muestran que el Agua está afectada?*

LǍOSHĪ: El Agua nutre los tejidos profundos del cuerpo, la estabilidad de la mente, la vitalidad, la longevidad.

YǑUYÌSI: Si has experimentado fatiga, falta de vitalidad, deseo de seguir durmiendo en la mañana, falta de energía para continuar el día a las 3:00 o 4:00 de la tarde, cansancio y al mismo tiempo dificultad para conciliar el sueño, insomnio, irritabilidad, significa que el Riñón ha estado afectado en algún momento de tu vida o posiblemente lo esté en la actualidad. Recuerda que al Riñón lo afectan las enfermedades debilitantes, por ejemplo, el Covid-19 tiene la capacidad de agotar la vitalidad del Riñón. Lo he visto todo este tiempo en mis pacientes que han tenido Covid, quienes refieren una serie de síntomas que hoy llamamos "Covid largo", convalecencias prolongadas e incluso complicaciones. Se trata de pacientes que tenían su Riñón drenado antes de contraer la enfermedad, por lo que, una vez se ha resuelto el cuadro agudo, la falta de energía se vuelve crónica. Recuperar esta vitalidad es de suma importancia. Cuando un órgano no ha podido almacenar o mantener una adecuada cantidad de Qì, empezará a disminuir su capacidad para responder a las enfermedades, a estados postinfecciosos e incluso tendrá dificultad para recuperarse de una enfermedad debilitante. A esto le conocemos como un órgano que se encuentra "drenado" de Qì.

Si quisieras entender de una forma un poco más occidental a qué organelo de la célula corresponde este Riñón del que te hablo, tendrías que acordarte de la mitocondria, una estructura fascinante y fundamental para la vida. El Covid-19 afecta los procesos energéticos y fisiológicos dentro de la mitocondria, como la fosforilación oxidativa, la cadena transportadora de electrones o la respiración celular. El Coronavirus produce una inflamación que bloquea estos mecanismos fundamentales para la energía física, que, a su vez, es la energía vital que alberga el Riñón. En los pacientes post-Covid, el tratamiento consiste en nutrir el Qì del Riñón para recuperar la vitalidad perdida.

JĪNZHĒN: *¿Cómo dañamos el Riñón?*

LǍOSHĪ: Los excesos de trabajo, de ejercicio y de actividad sexual acaban con la Esencia. La falta de hidratación y la deficiencia de sales lo desequilibran. La invasión del maligno patógeno y climático que sobrepasa la capacidad del Wei Qì y debilita la salud general se aloja en las capas más internas y profundas. Vivir en constante estado de alarma, real o aparente, drena el Riñón. El miedo agota al Riñón, así como la culpa, el remordimiento y la vergüenza corroen la pureza y la gracia divina. Con ello, la mente se vuelve inestable.

YǑUYÌSI: La forma más fácil de agotar el Riñón es vivir en contra de los ritmos de la naturaleza que determinan la vigilia y el descanso. El día está diseñado para tener actividad junto con el sol (así como para tomar los alimentos) y la noche está diseñada para repararnos y dormir. Por lo tanto, todo lo que altere este diseño natural provocará un desequilibrio.

Toda enfermedad empieza por un desequilibrio en alguna parte del cuerpo y cuando ocurre nos adaptamos para sobrevivir a la realidad hostil a la que se enfrenta. Los trabajos nocturnos tienen el grave problema de alterar estos ritmos. Los turnos de los trabajadores de la salud, los bomberos, los vigilantes, los conductores nocturnos y demás oficios que se desarrollan en esos horarios son una invención moderna para aumentar la productividad, pero están lejos de cuidar el equilibrio del cuerpo y su entorno. A veces estos trabajos tienen salarios altos porque ya se conoce cómo afectan la salud. Los humanos no somos como los felinos o las aves de rapiña, que son hiperactivos en la noche por su ciclo de liberación de cortisol y melatonina.

Es posible que estés pensando que el cuerpo se adapta. Sí y no. Se puede adaptar, pero no es sostenible en el tiempo, dado que el sistema endocrino (las glándulas que producen las hormonas para la comunicación entre órganos distantes entre sí) ha evolucionado hasta hace solamente 300.000 años. Es decir, desde el último desarrollo genético el cuerpo humano no ha vuelto a mostrar cambios significativos, más allá de unos cuantos alelos que nos predisponen a enfermedades y al cáncer. Por lo tanto, este cuerpo que evolucionó hasta el humano de hace 300.000 años sigue produciendo cortisol y melatonina a la misma hora y bajo los mismos estímulos.

No sé si te has preguntado por qué nos despertamos en la mañana y nos da sueño en la noche. La respuesta está en las hormonas que produce la glándula pineal o epífisis (la melatonina) y la glándula suprarrenal (el cortisol). La melatonina se produce en la noche, cuando cae el sol y cuando el núcleo supraquiasmático deja de ser estimulado por la luz del día, que es justo el primer estímulo que percibe el cerebro para activar la producción de cortisol.

Seguro has oído malos comentarios del cortisol, pero recuerda que siempre en el cuerpo todo funciona cuando está en equilibrio. Gracias al cortisol nos despertamos y tenemos energía en el día. Cuando el sol empieza a ocultarse, cae significativamente la producción de cortisol porque el cuerpo se está preparando para recogerse y descansar. Al mismo tiempo empieza a aumentar la melatonina en la glándula pineal.

Quizás todavía no entiendes la relación que existe entre ese ciclo y el Riñón. Según el conocimiento de los antiguos chinos sobre este órgano, sus funciones dependen de los ciclos de sueño y vigilia, lo cual estaba asociado con una mayor capacidad de reproducción sexual, buena salud y longevidad. La función del Riñón es controlar la Sangre en la médula ósea, pero también en la médula espinal y, por consiguiente, en el sistema nervioso central, el cual no solo se limita al sistema nervioso central y periférico, sino también a las terminales nerviosas en diferentes sistemas, como las glándulas.

Por eso es que el sistema endocrino debería denominarse "neuroendocrino", por la intrincada red que lleva información a cada una de las glándulas. En las glándulas existe una gran influencia del sistema nervioso autónomo, tanto simpático como parasimpático, que es esa porción del sistema nervioso que no controlamos y que ocurre de forma espontánea como respuesta al medio interno o externo. Por ejemplo, si se acerca un carro hacia nosotros, el cuerpo reacciona de manera inmediata y busca proteger la vida, pero también un pensamiento catastrófico puede generar una descarga de sustancias que aceleran el corazón. Estamos en contacto con él todo tiempo, desde lo que pensamos, sentimos e imaginamos hasta lo que nos pasa y la vida que llevamos.

La falta de descanso, el exceso de trabajo, la falta de sueño, el exceso de actividad sexual o la sexualidad sin sentido agotan la vitalidad del Riñón. Imagina que el Riñón es un tanque de energía.

He conocido personas de 40 o 50 años que llegan a la consulta preocupadas por la falta de energía. Cuando les pregunto por el sueño y el descanso a lo largo de la vida, me responden: "es que tengo que trabajar mucho", "mi trabajo es muy importante", "solo me inspiro de noche" o "tengo una entrega importante". Al sistema le tiene sin cuidado tu Riñón y, si además eres de las personas que se exigen muchísimo, lamento darte la mala noticia: lo estás haciendo a costa de tu energía vital. Si la agotas, será difícil que la puedas recuperar. Eso es lo que ocurre con la falta de sueño acumulada durante años. Por eso es fundamental que, después de leer este libro, entiendas que un bien intangible de la salud es cuidar el sueño y sus horarios.

Además, el exceso de trabajo mantiene la glándula suprarrenal completamente exprimida, en sentido figurado, así que hará lo que sea para mantenerte con vida. El trabajo debe nutrirte y debes amarlo. Que la llamada del jefe o la reunión con los compañeros no sea una tortura. La sociedad tiene pensionados de las corporaciones, pero con Riñones drenados. Y los efectos se ven en la salud que tienen cuando son adultos mayores. Lo más grave es cuando dejar de trabajar implica que sintamos que no servimos a la sociedad, pues estamos identificados con el hacer y no con el ser.

EXCESO DE ACTIVIDAD SEXUAL

Tanto en hombres como en mujeres el exceso de actividad sexual agota la Esencia. El deterioro de la salud en el hombre es más notorio porque se relaciona con la cantidad de eyaculaciones durante la vida. En mi consulta tuve un paciente que refirió actividad sexual intensa durante sus veinte, solo por la búsqueda del placer (entre cinco y diez coitos al día durante más de diez años). A sus 45 años sufría de insuficiencia renal grado 3 de 5. Cuando lo conocí, le advertí que, si no cuidaba de su Riñón, podría terminar en diálisis en pocos años. Además de los encuentros sexuales excesivos, no dormía mucho porque era percusionista de una banda, y tenía conciertos nocturnos, a eso se sumaban sus malos hábitos de alimentación. Sus oídos (recuerda que este es el órgano de los sentidos del Agua y el Riñón) estaban expuestos a altos decibeles durante los conciertos y los ensayos. A estas condiciones adversas se sumaba el miedo a perder a sus familiares, pues era el más pequeño de diez hermanos y con múltiples duelos sin elaborar. Este paciente tenía todos los elementos para desarrollar una insuficiencia renal. En la siguiente tabla podrás apreciar la recomendación, según la Medicina China, para los encuentros sexuales en el hombre de acuerdo con la salud y la edad.

Edad	Buena salud	Salud promedio
15	2 por día	1 por día
20	2 por día	1 por día
30	1 por día	Cada 2 días
40	Cada 3 días	Cada 4 días
50	Cada 5 días	Cada 10 días
60	Cada 10 días	Cada 20 días
70	Cada 30 días	Ninguno

▲ Fuente: Maciocia, G. (2015). *The foundations of Chinese medicine: A Comprehensive Text.* Elsevier Health Sciences.

La actividad sexual en la mujer es aún más especial, ya que la mujer es el cuenco que recibe la intención del acto sexual, ya sea unitivo o por placer. La mujer con enfermedad ginecológica debería resguardar la energía sexual para usarla en su sanación. La relación entre sexualidad, autoestima y la aparición de enfermedades ginecológicas es importante. Durante los tratamientos de pacientes con enfermedades ginecológicas siempre aconsejo primero sanar y evitar la actividad sexual para permitir la adecuada restauración del organismo.

En algunos casos, la mujer que está en una relación estable de pareja piensa que tener relaciones sexuales es casi mandatorio. He visto cómo muchas mujeres anteponen a su propio deseo la necesidad de satisfacer a su pareja. Esta actitud inconsciente lesiona la autoestima y nos lleva a perpetuar acciones que van en contra de nosotras mismas. En la mayoría de las culturas, incluida la china, a la mujer se le ha dado el papel de satisfacer los deseos masculinos. Hacernos conscientes de estas acciones contraproducentes nos ayuda a romper con este círculo deletéreo.

El hombre tiene menos Esencia y menos *yin* que la mujer, por lo tanto, necesita buscarlo en ellas. Esto quiere decir que la necesidad del hombre de "nutrirse" de la energía *yin* de la mujer es casi mandatoria. Esto explica, quizás, por qué existía (y existe) el concubinato en las culturas ancestrales, donde el hombre buscaba estar rodeado siempre de muchas mujeres jóvenes con quienes podía tener muchos encuentros que, además, eran permitidos por la sociedad de entonces. El hombre toma lo *yin* de la mujer y por eso necesita los encuentros sexuales: para nutrir su propio *yin*, que se manifiesta en semen. Sin embargo, cuando es en exceso, resulta contraproducente para él porque la eyaculación (Esencia) merma la salud de forma importante y trae debilidad para el Riñón a largo plazo.

BAJO CONSUMO DE AGUA Y SALES

Otro factor que daña al Riñón es la falta de hidratación y el bajo consumo de sales y minerales. Si somos 65% de agua, lo lógico sería que nos hidratáramos de forma adecuada, pero rara vez pasa. El cerebro, los músculos, el intestino y todos los tejidos necesitan tener un aporte adecuado de líquidos para funcionar bien. Para vivir necesitamos agua, glucosa y oxígeno. Más que nada agua. El agua trae equilibrio al organismo cuando se distribuyen los líquidos adentro y afuera de las células, de los vasos sanguíneos, en el líquido cefalorraquídeo y en la endolinfa del oído para mantener el equilibrio y dar ubicación espacial.

No consumir la cantidad adecuada de agua podría considerarse un acto de autodestrucción. Parece que son muchas las acciones para mantener la salud, pero es que somos un ecosistema muy sensible que debe lograr mantener el equilibrio a como dé lugar. Además del consumo de agua, es fundamental conocer la importancia del consumo de sales y minerales. Al Riñón lo nutre el sabor salado y es muy poderoso darnos cuenta de que en la Medicina China ya habían logrado descifrar lo que la fisiología moderna corrobora. El equilibrio de minerales y electrolitos en el organismo es fundamental tanto para cuidar el funcionamiento de excreción del riñón como para brindar el aporte perfecto a todos los tejidos. Para saber cuánta agua debemos consumir en el día se usa esta fórmula: 60 kilos (peso corporal) x 35 ml = 2.100 ml mínimo al día.

Hay que tener en cuenta otros factores, como las pérdidas adicionales o insensibles (actividad física, exposición al sol durante mucho tiempo, sudoración excesiva, alto consumo de café y té), que indican que se debe aumentar la ingesta de líquidos. Si trabajas en sitios con luz artificial, debes aumentar al menos el 10% el consumo base. Si bien el cálculo de consumo de líquidos en los hospitales es diferente, esta sencilla fórmula te dará una idea básica de lo mínimo por recibir.

En cuanto al consumo de sal es fundamental que entiendas que, si bien el sabor salado nutre al Riñón, no todas las sales son iguales. Aquí te explicaré los tipos de sales y sus perfiles de minerales adicionales.

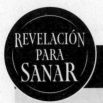

Un poquito de sabor nutre el órgano, pero el exceso lo daña.

Por años se ha dicho que una de las causas de la hipertensión es el consumo excesivo de sal. La limitación de un gramo de sal al día para pacientes hipertensos se ha extendido a muchas personas que se consideran muy saludables porque no consumen sal. La noticia es que el cuerpo no puede vivir sin sal, pero sí sin azúcar, aunque pensemos lo contrario.

La sal, o cloruro de sodio, tiene la capacidad de resaltar sabores en los alimentos. La sal de mesa refinada ha perdido sus minerales esenciales. Lamentablemente, los entes reguladores de alimentos solo avalan las sales refinadas porque esa es la norma. Sin embargo, estas sales, además de perder su perfil completo de minerales y electrolitos, los cuales les brindan equilibrio al organismo y sus tejidos, hacen que el flúor adicionado, en principio para la salud dental, compita con el yodo que necesita la glándula tiroides para funcionar. La sal que consumimos debe provenir de fuentes antiguas de producción. Además de la sal, los alimentos salados por naturaleza, como las algas, también nutren el Riñón.

La sal mantiene el equilibrio entre los líquidos y las membranas. De pronto te acuerdas del proceso de ósmosis, la difusión pasiva y activa. Es decir, donde hay sodio, el agua se retiene. Por eso es tan importante el equilibrio del sodio en el cuerpo, así como del potasio, el magnesio, el cobre y el zinc. El sodio se encuentra en mayor cantidad dentro de las células y en menor cantidad en el líquido extracelular. De esta manera se les da turgencia a los tejidos, es decir, que tengan suficiente cantidad de agua adentro y afuera de las membranas. Cuando hay exceso de sodio, se retiene agua; cuando hay deficiencia de sodio, hay deshidratación. Cuando la sal no se ha refinado, mantiene los minerales intactos de donde fue extraída. Son muchos los beneficios de consumir sal sin refinar y con trazas de minerales originales: remineraliza los dientes, aumenta el ácido saludable del estómago (y por lo tanto mejora la digestión), alcaliniza el pH del cuerpo, ayuda a la salud reproductiva, mejora el sueño, promueve la salud de la glándula suprarrenal y de la tiroides, fortalece los huesos, reduce los calambres musculares, regula el contenido de agua en el organismo, mejora la función cerebral, aumenta la energía y permite eliminar el exceso de moco y secreciones producidos por el exceso de histamina.

El equilibrio en el cuerpo se da por la cantidad de electrolitos que hay adentro y afuera de la célula. El sodio domina fuera de la célula, mientras que dentro de la célula domina el potasio. Por el contrario, afuera de la célula hay menor cantidad de potasio y adentro hay menor cantidad de sodio. Así mismo ocurre con otros electrolitos, que son los que necesitamos en la hidratación diaria. Los electrolitos pueden ser consumidos con los alimentos, con sueros de rehidratación oral (lo ideal es que sean sin endulzantes ni colorantes) o sales de origen antiguo para que conserven el perfil completo de minerales.

En la explicación anterior, el agua y los electrolitos tienen un papel fundamental para mantener el equilibrio. De manera constante habrá una redistribución de líquidos y electrolitos para mantener el balance. Quizás no sea tu caso que tengas un desequilibrio hidroelectrolítico severo, pero podrías tener una "deshidratación crónica", lo cual lleva a tener fatiga crónica, migrañas frecuentes, cólicos menstruales y sequedad en labios y piel. Sin suficientes líquidos y electrolitos el cuerpo entra en un estrés adicional al que ya tiene, además de no poder eliminar de forma adecuada las toxinas del organismo.

LAS SALES Y SUS PROPIEDADES

Las sales que ayudan al Riñón deben ser naturales y sin procesamiento o refinación industrial porque eso les cambia su composición química. También se puede usar el sabor salado, por ejemplo, de las algas de mar. Las sales sin refinar provienen de lugares muy antiguos en el planeta (lagos, cuevas, montañas) o de lava volcánica. Lo más útil es eliminar la sal convencional de tu mesa. La verdadera sal es una inversión, y vale la pena tener el perfil de minerales completos. La palabra salario proviene del valor que tenía la sal en la Antigüedad. Por eso, adquirir sales de buena calidad será una sabia decisión y el Riñón te lo agradecerá. Algunas de las mejores son:

- Sal de Chipre: es cosechada a mano en aguas frescas al sur de Turquía. Por la forma de sus cristales, es recomendable añadirla al final en las comidas, ya que el objetivo no es que se funda en los alimentos, sino que le dé un toque salado y crocante a la comida. Por eso se usa para postres y chocolates.

- Sal celta: tiene una riqueza ancestral y se cultiva en el mar Céltico, que utiliza un método de más de 2.200 años de antigüedad para preservar su riqueza nutricional. Tiene un color gris y alto contenido de magnesio y potasio. Es húmeda y se usa mucho para fermentar alimentos.

- Sal del Himalaya: originaria de las montañas del Himalaya. Esta sal contiene más de 84 minerales y es más económica con respecto a otros tipos de sal. Se puede usar para cocinar y para eliminar la humedad del ambiente.

- Sal Maldon (una de mis preferidas): se cree que fue la primera sal del planeta. Data de más de 2.000 años atrás, en un pueblo llamado Maldon, Inglaterra. Los cristales de esta sal forman prismas bellísimos y sirven para darles un toque final a las comidas.

- Flor de sal de Guérande (mi otra preferida): es una sal de un lago situado en la península de Guérande, en Francia. La recolección se hace en la tarde para que el sol y el barro aporten sabor a esta sal de alta calidad, reconocida en el mundo por muchos chefs.

Otras ideas de condimentos con sal:

- Gomasio: ajonjolí con sal.
- Furikake: mezcla de algas y arroz, a veces con escamas de pescado.
- Algas wakame tostadas.
- Algas nori tostadas.
- Miso (pasta de soya o arroz integral fermentado).

Continuemos con lo que daña al Riñón, uno de los temas más fascinantes y frecuentes en mi consulta.

LOS VIRUS GUARDADOS EN EL CUERPO Y SUS EFECTOS A LARGO PLAZO

En Medicina China las infecciones tienen un papel importante en la afectación de los órganos, aunque no se denominan "infección", sino "invasión del maligno" o "Qì patógeno".

Los virus tienen la capacidad de entrar al organismo y usar nuestra maquinaria para reproducirse. Es un mecanismo muy estratégico y muy agotador para el Riñón y es la razón por la que queda tan drenado después de sufrir infecciones virales. Además, existen otras infecciones de las cuales hablaremos en el capítulo de la Madera, que son también muy demandantes para el Riñón.

Los virus del grupo Herpes Virus Humano tienen un efecto a largo plazo en el Riñón, pues no solo lo agotan, sino que afectan los sistemas y tejidos que el Riñón controla: el sistema nervioso, la médula ósea, el oído o audición y el pelo. Hoy sabemos que la quiescencia de estos virus en el cuerpo por años, que antes se creía como una exposición inmune que mostraba una memoria inofensiva, no es buena, pues el cuerpo no puede con una carga elevada de memoria contra estos virus.

Déjame explicarlo mejor. La inmunología convencional explica que si una persona se expone a un microorganismo X, va a producir anticuerpos al inicio de la enfermedad, los cuales conocemos como inmunoglobulinas M para ese microorganismo. Cuando se toman exámenes de laboratorio y las inmunoglobulinas M se encuentran elevadas, se considera que la infección es reciente o aguda, es decir, que ocurrió hace menos de seis meses. Cuando, en comparación con el mismo microorganismo X, se encuentra una cantidad de inmunoglobulinas G menor, se considera que la infección es crónica y ocurrió hace más de seis meses. Si bien este concepto es cierto, el abordaje al encontrar inmunoglobulinas G (es decir, de memoria) en cantidades muy elevadas ya no es tan normal, sin embargo, se considera que no requiere tratamiento. A continuación, explico por qué esto está siendo revaluado y tiene una relevancia clínica particular. Este tema es uno de los nuevos paradigmas en inmunología y microbiología por transformar a futuro.

Entre los virus que más agotan al Riñón están: el Herpes Zóster, que produce tanto la varicela como la conocida "culebrilla", y el Citomegalovirus, un virus al que estamos expuestos a través de fluidos como saliva, orina, sangre, lágrimas, semen. En organismos con un sistema inmune comprometido, causa estragos. En personas con un sistema inmune normal, puede provocar enfermedades que se consideran "misteriosas" tanto en su diagnóstico como en su manifestación. En mi consulta he visto pacientes que presentan desde enfermedades psiquiátricas hasta enfermedades autoinmunes, infertilidad y endometriosis. Las personas que presentan anticuerpos elevados contra el citomegalovirus refieren cansancio desde hace tiempo, asociado a alteración en el sueño y cambios en el estado de ánimo, entre otros.

Otro virus de la misma familia de los dos anteriores, llamada Herpes Virus Humano, que se presenta con gran frecuencia en la población, es el Epstein Barr. Este virus es con el que más diversidad de enfermedades he visto en la consulta. Para saber si hay presencia de este virus se debe hacer un examen de anticuerpos que detecte la inmunoglobulina G. El problema de tener memoria elevada contra este virus es que, mientras logramos sobrevivir a esta infección crónica, el virus va tomando toda la energía vital del Riñón y, por consiguiente, agotando la mitocondria y dejando rezagos por años en el cuerpo.

Dado que la inmunología convencional menciona que las inmunoglobulinas G son solo para exposición antigua y que no tienen relevancia en la salud, quiero contarte que la práctica me ha demostrado lo contrario. Sí es necesario sospechar, confirmar y erradicar estos virus, pues tienen la capacidad de afectar todos los órganos con los que se asocia el Riñón, según la Medicina China, como el oído o el sistema nervioso central, originando síntomas neuropsiquiátricos que se han creído inexplicables.

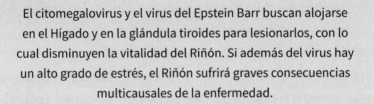

El citomegalovirus y el virus del Epstein Barr buscan alojarse en el Hígado y en la glándula tiroides para lesionarlos, con lo cual disminuyen la vitalidad del Riñón. Si además del virus hay un alto grado de estrés, el Riñón sufrirá graves consecuencias multicausales de la enfermedad.

Por lo anterior, es importante que los exámenes de rutina de los pacientes incluyan anticuerpos inmunoglobulina G para virus del Epstein Barr en su porción capsular y nuclear y anticuerpos inmunoglobulina G para citomegalovirus.

ESTRÉS SIN RECUPERACIÓN

Otro factor que daña el Riñón es el estrés. El diseño original para poder sobrevivir como especie se ha basado más en ser gregarios, tener habilidades de preservación, una cantidad de masa cerebral en la región frontal y una especialización del sistema de supervivencia, que se une a las funciones mentales superiores. Sin embargo, aunque el cerebro se ha vuelto más y más complejo, la supervivencia es un mecanismo que continúa intacto desde la última evolución de nuestra especie.

Este mecanismo nos permite reaccionar de forma instintiv para preservar la vida. Nuestros antepasados debían reaccionar frente a la presencia de un depredador y para ello tenían tres respuestas:

- Luchar: junto con la manada o solos, usando la energía que produce la emoción del enojo o la ira por ser atacados para reaccionar con violencia e intentar ganar una batalla casi sin posibilidades. Aunque ya hemos visto cómo los humanos logramos objetivos en pro de sobrevivir.

- Huir: con frecuencia el depredador era más hábil y dotado de características físicas que nos ponían en desventaja, por lo tanto, no nos quedaba más remedio que huir y tratar de salvar la vida. Algunas de las habilidades que usamos en la actualidad se derivan de este mecanismo de afrontamiento ante situaciones difíciles.

- Parálisis y disociación: era menos utilizado por los humanos de manera consciente. Este mecanismo hace que las funciones vitales, como la respiración y el latido cardíaco, se vuelvan tan mínimas que el organismo parece muerto. Esta capacidad de "hacerse el muerto" se ha estudiado en mamíferos como las suricatas que, además de disminuir el ritmo cardíaco, pueden no emanar feromonas de miedo para sobrevivir, ya que una presa sin vida no es atractiva para un depredador. Los humanos no nos "hacemos los muertos", sino que desarrollamos una respuesta al estrés conocida como "disociación", que se relaciona con la teoría del psicotrauma y la Teoría Polivagal, donde el nervio Vago es el principal involucrado.

El estilo de vida actual lleva implícito el estrés en todos los ámbitos: en el trabajo, en el estudio, en las relaciones, en la sociedad y en situaciones cotidianas, lo que nos lleva a que estas reacciones de lucha y huida ocurran todo el tiempo. Como desconocemos los efectos que tiene en el cuerpo, no ejercemos acciones conscientes para contrarrestar los daños que trae vivir presionados por la necesidad de sobrevivir todo el tiempo.

Cuando la reacción de luchar o huir ocurre de manera espontánea, se activa un circuito automático de emoción, pensamiento y liberación de sustancias. Por ejemplo, si estamos ante un jefe que nos presiona, es posible que con solo verlo se nos eleve la frecuencia cardíaca. Lo mismo si tenemos una presentación laboral o la entrega de un informe, pues el cuerpo libera adrenalina en una fase inicial. Después de exponernos a las situaciones de estrés habitual, no tenemos un momento para relajarnos y, al contrario, nos toca meternos en el tráfico de horas para regresar a casa. Incluso allí, mientras vamos en el transporte, entramos a las redes sociales que están cargadas de mensajes, videos o imágenes nocivas y perturbadoras. O puede que tengamos que responder decenas de correos pendientes, notificaciones de WhatsApp, etcétera, para sumarle a la sopa de estrés un poquito de sabor.

Entonces lo que tenemos es un sistema nervioso sobreestimulado durante todo el día. La suprarrenal libera cortisol, que se riega por todo el cuerpo, intentando mantener el equilibrio. Por una parte, su acción es capaz de disminuir la inflamación, ya que es un corticoide natural. Cuando va al cerebro, actúa en la hipófisis, liberando ACTH (Hormona Corticotropa Adrenal)[7], que circula otra vez para llegar a la suprarrenal y hacer que se libere más cortisol y así sucesivamente hasta que el cortisol empieza a elevarse. Este efecto del cortisol nos genera más energía y podemos sentir que estamos corriendo sin parar. Y es posible que esta sensación no baje en todo el día, ni siquiera en la noche.

El cortisol es una hormona potente con una función vital: hace que nos despertemos. Sin ella no tendríamos energía para empezar el día. Con esa hormona elevada todo el tiempo, el cuerpo cree que debe estar alerta siempre y sus niveles en sangre no descienden; por lo tanto, incluso durante la noche, podríamos tener elevaciones de cortisol, que es una de las causas del insomnio o de los múltiples despertares nocturnos. Nuestro cuerpo y sistema nervioso central están diseñados así: algunas hormonas son *yang*, como el cortisol, que sirve para estar despiertos, y algunas como la melatonina son *yin*, que nos ayudan a descansar y dormir. Si el cuerpo detecta que debe seguir estimulado solo con cortisol, se rompe el equilibrio para producir su opuesta y llevarnos a descansar.

En consecuencia, tenemos un cortisol que empieza a agotarse y, así mismo, la energía de la esencia del Riñón. Si una persona se hiciera un examen de cortisol en saliva (que mide esta hormona) cuando no está durmiendo bien o luego de un período prolongado de estrés, es muy probable que el resultado sea una alteración en la liberación de esa hormona, es decir, un desequilibrio. Tendría el pulso disminuido en la posición del Riñón (débil o filiforme), quizás la lengua estaría pálida o sin nada de saburra y presentaría una tez (la coloración debajo de los ojos) muy oscura, grisácea, violeta o negra.

---

7   ACTH (por su sigla en inglés) es una hormona que se libera en la glándula hipófisis para estimular la glándula suprarrenal.

Somos responsables de hacer o no que este equilibrio se rompa. He hablado con pacientes que me dicen: "no puedo volverme dependiente de todas las terapias para estar bien". A ellos les respondo: "entonces debes tener espacios de pausas tranquilas que contrarresten todo lo que haces en el día y te permitan ser y estar, en vez de hacer y dar". Nuestros ancestros vivían unas situaciones de real amenaza de vida y aun así tenían un espacio para contrarrestar los efectos de la adrenalina y el cortisol sin mayor inconveniente.

Nos han enseñado mucho sobre la productividad, pero poco sobre el autocuidado para preservar la esencia de la vida, que se aloja en el Riñón. Cuánta sabiduría hay en los médicos chinos desde hace 4.000 años, que jamás midieron el cortisol, pero podían saber si la persona tenía un Riñón agotado. Y vaya que sí fueron acertados en sus apreciaciones.

EL MIEDO, LA CULPA, EL REMORDIMIENTO Y FALTA DE VOLUNTAD

El Riñón representa el arraigo a la vida, nos mantiene con raíces y aviva el deseo de estar vivos. Si el Riñón es la vida, que es abundante, certera y siempre renovada, ¿cómo es posible que haya desconfianza en la mente de los humanos? La vida que se provee a sí misma la podemos ver en la naturaleza. Un pájaro jamás tiene miedo o incertidumbre por el alimento para sus polluelos. Esa ave no imagina escenarios sombríos donde se acaban las lombrices para alimentarlos o escasean las pajitas para hacer nidos. Eso no pasa en la naturaleza porque la vida es abundante y eso se traduce en confianza, arraigo, gracia y libertad.

Las emociones también pueden afectar por completo al Riñón. El miedo sostenido termina por agotar al Riñón: miedo a la pérdida, a no tener dinero, a no conseguir lo que queremos, a perder a nuestros seres queridos, a la enfermedad, a lo que no ha ocurrido, a despertarse, al futuro, a lo desconocido. El miedo persistente retrae y distrae. Un miedo sostenido en el tiempo se convierte en un grado de desarraigo y falta de voluntad, con lo cual los proyectos que deseamos no ocurren. Sucede en el miedo a no poder ser padres, en el caso de las mujeres que por años han tomado anticonceptivos y después, con miedo de no poder quedar embarazadas, desarrollan culpa. O, al contrario, miedo a quedar embarazadas. Si al quedar embarazadas hay un aborto, inducido o espontáneo, este da como resultado la culpa, de modo que el Riñón se contrae cada vez más y se agota. Las ganas de vivir se van, el deseo por la vida se acaba y allí es donde todo se ve gris y sin colores.

El miedo es la emoción que está presente en todas las condiciones urinarias y las enfermedades urológicas en el hombre. En la mujer, el miedo debilita el Riñón de tal forma que, cada vez que se enfrenta a una situación de pérdida o amenaza emocional o económica, se le manifestará en una infección urinaria. Las infecciones urinarias recurrentes tendrán como factor común en su aspecto emocional el miedo que paraliza y debilita la capacidad de estar arraigado en la confianza de ser y estar sostenido.

El miedo se presenta más en el hombre que en la mujer; sin embargo, el hombre no logra reconocer que tiene miedo tanto con él mismo o con el entorno, pues un hombre con miedo es débil a los ojos de la sociedad. Al hombre le aterra que el sustento económico se afecte. Los pacientes que he visto con enfermedades prostáticas, disfunción eréctil y cáncer de próstata han tenido una pérdida grande como una quiebra económica, una disminución en sus ingresos e incluso un divorcio o separación. El hombre elabora menos sus emociones y busca menos la ayuda profesional. Se guarda todo para sí hasta que los problemas detonan en este sistema genitourinario, dando paso a la enfermedad que se estaba gestando en la mente y el corazón.

Además del miedo, la culpa es otro factor muy poderoso que he visto en mis pacientes que tienen síntomas de un Riñón afectado. La culpa es un truco cruel del dolor porque es quizás el resultado de haber herido a alguien que amamos, consciente o inconscientemente. Y como queda esa sensación de haber hecho daño, no nos perdonamos. La culpa es una cárcel autoimpuesta que solo trae más dolor con el pasar del tiempo.

Alguna vez tuve un paciente que presentaba muchos síntomas asociados al Riñón: alteración auditiva, infecciones virales, falta de sueño y exceso de actividad sexual en una década de su vida. Cuando le pregunté por sus miedos, respondió que tenía miedo a perder la audición. Después le pregunté por cuáles situaciones sentía culpa y dijo que ninguna. Meses después supe que sentía mucha culpa por haber infligido dolor a varias personas de maneras similares. El problema era que no podía reconocer que había causado dolor, pero en el inconsciente el remordimiento crecía como maleza e infestaba todos los rincones del ser, agotando el Riñón.

A veces lo que limita la sanación no está en el cuerpo, sino en aquello que la persona esté dispuesta o no a trabajar y asumir. La dificultad con la culpa es que cuesta mucho trabajo reconocer el propio error, pedir disculpas a quien hemos dañado e incluso hacer una reparación por el agravio. No sabemos cómo lograr salir del círculo daño-dolor-culpa y tal vez repetimos el error una y otra vez sin corregirlo. La culpa termina encerrando al ser, debilitando la máxima expresión de lo que podríamos llegar a ser. La culpa y el remordimiento pueden ser removidos mediante el perdón y el reconocimiento de las enfermedades del Espíritu, de las que hablaremos en el capítulo del Corazón.

SÍNTOMAS DE AFECTACIÓN DEL RIÑÓN

Puedes marcar cuáles de estos tienes o has tenido. Si no los tienes ahora, trata de recordar y asociar qué ocurría en tu vida en el momento en que presentaste dichos síntomas. Si lo tienes ahora, es momento de consultar con tu médico tratante.

☐ Caída de pelo o alopecia (cualquier tipo de alopecia).

☐ Mala salud oral y alteraciones en los dientes (si los odontólogos supieran tratar el Riñón, los tratamientos locales dentales serían más eficientes).

☐ Anemia (cualquiera que sea su causa).

☐ Dolor articular.

☐ Dolor lumbar.

☐ Dolor en las rodillas.

☐ Fatiga y cansancio (sobre todo en la tarde, entre las 3:00 y 7:00 p. m. Dado que es cuando cae el día, se agota el *yang* y el Riñón debe suplir el resto de energía que queda por el resto del día).

☐ Fatiga suprarrenal y postviral (valores del cortisol y DHEA alterados en pacientes que tuvieron Covid-19 u otras infecciones crónicas por virus del grupo Herpes Humano: citomegalovirus, virus del Epstein Barr, Herpes Zóster, herpes simple tipos 1 y 2).

☐ Nicturia (levantarse a orinar en la noche).

☐ Alteraciones auditivas (*tinnitus*, disminución de la audición, aumento en la audición, alteración en diferentes frecuencias graves y agudas).

☐ Alteración en el equilibrio o vértigo (se debe diferenciar si la causa está en el Hígado o el Riñón).

☐ Osteoporosis u osteopenia (disminución de la densidad ósea).

☐ Infecciones urinarias frecuentes.

- [ ] Disfunción eréctil.
- [ ] Frío en manos y pies.
- [ ] Aversión al frío.
- [ ] Infertilidad femenina o masculina.
- [ ] Anovulación.
- [ ] Insomnio de conciliación o de mantenimiento.
- [ ] Falta de vitalidad.
- [ ] Miedo.
- [ ] Culpa.
- [ ] Voluntad disminuida.
- [ ] Piel sin brillo.
- [ ] Coloración oscura o negra debajo de los ojos.
- [ ] Lengua pálida y seca.
- [ ] Enfermedades neurodegenerativas: párkinson y alzhéimer y otros tipos de demencia.
- [ ] Enfermedades en el sistema nervioso central.
- [ ] Esclerosis múltiple y otras enfermedades desmielinizantes.
- [ ] Infecciones vaginales o genitales.
- [ ] Dispareunia (relaciones sexuales dolorosas).
- [ ] Dismenorrea.
- [ ] Endometriosis.
- [ ] Menopausia precoz.
- [ ] Climaterio muy sintomático (período de transición a la menopausia).
- [ ] Ciclos menstruales cortos (a expensas de la segunda fase del ciclo menstrual).
- [ ] Andropausia.
- [ ] Baja libido.
- [ ] Encanecimiento prematuro del pelo.
- [ ] Eyaculación precoz o retardada.
- [ ] Semen espeso o poco abundante.

☐ Depresión postparto.

☐ Lactancia deficiente.

JĪNZHĒN: *¿Cómo se puede nutrir el Riñón para mantener la vitalidad, la longevidad y la buena salud?*

LǍOSHĪ: El Riñón se cuida mediante el adecuado sueño, el descanso en el momento correcto y con las precauciones de lo que amenaza al ser humano. También consumiendo suficientes sales originarias de lugares antiguos del planeta y evitando el frío que debilita la Esencia. El consumo de la inteligencia y tecnología del Reino de los Hongos traerá equilibrio a la Fuente de la vida.

YŎUYÌSI: El sueño debe ser reparador, sin despertares, de siete a ocho horas durante la noche y preferible desde antes de las 11:00 p. m. No debes tener ganas de orinar durante la noche, no debe haber sudoración nocturna, no debes levantarte por pesadillas o sueños ni despertarte con el corazón latiendo rápido.

No es lo mismo dormir ocho horas durante la mañana, como ocurre para las personas que tienen trabajos nocturnos o después de una fiesta y una resaca, que dormir las horas indicadas antes de las 11:00 p. m. Esta hora corresponde a las horas en las que circula el Qì por la Vesícula Biliar y el Hígado, que son los que más se benefician de dormir antes de esta hora para poder hacer sus procesos de eliminación y reparación. El Hígado alberga un tipo de mente que se conoce en Medicina China como el Hun Men, que permite procesar por la noche las emociones y frustraciones del día. Si el Hun Men se aloja adecuadamente en el Hígado, entonces la noche es tranquila. De lo contrario habrá un exceso de sueños e incluso pesadillas.

Al despertarte no debes sentirte cansado, sino que debes tener la energía para iniciar el día sin querer quedarte en la cama o apagar el despertador varias veces. El descanso, además, no es solo el sueño. En realidad, el día debería tener el equilibrio 8:8:8. Esto es, ocho horas de trabajo, ocho horas de descanso, ocho horas de sueño. En esas ocho horas de descanso debe haber actividades que nutran el ser y no el hacer. El trabajo tiene que ser aquel donde eres productivo y al mismo tiempo haces lo que te apasiona, de modo que te nutra en el tiempo que lo haces, pero la carrera capitalista nos lleva al límite todo el tiempo y agota todo lo que somos.

El momento de ser tiene que ver con ese espacio en donde conectamos con lo que nos gusta, les damos el tiempo a las personas importantes en nuestra vida, nos damos un espacio para *estar* y no para *hacer*, tenemos al día las actividades de la casa, cuidamos la calidad de los alimentos que comemos y organizamos esa parte de la cotidianidad que requiere cierta logística para que la vida fluya en armonía. Esas ocho horas para nosotros también deben contener actividad física regular, autocuidado y tiempo de conexión con nosotros mismos.

El autocuidado no se enseña ni promueve en ningún ambiente: en la casa, en la escuela o en la oficina. Ningún ente externo va a cuidar de tu salud y solo cada uno puede darle prioridad. Maravilloso sería que el cuidado del Riñón fuera asumido como política de Salud Pública, pero ya sabemos que es mejor mantener a las personas agotadas, ya que son más controlables. Pero tu responsabilidad está en cuidar el Riñón, pues solo tienes energía para una vida y no quieres que sea corta, sin salud y sin vitalidad. Cuidar del Riñón es la promesa de una vida longeva y feliz.

UNA HISTORIA DE MI PROFESOR DE HONGOS...
PARA LA SOPA: MÓGŪ LǍOSHĪ

En el campus de la Universidad de Tianjin de Medicina China donde estudiaba había un comedor para estudiantes. Eran dos pisos enormes con todos los tipos de comida china y asiática para escoger. En el segundo piso estaba mi lugar preferido. Cuando subí la primera vez, me acerqué a una sección donde había una sopa muy caliente con algunos ingredientes que jamás había visto. Era una cantidad de hongos comestibles impresionantes: en forma de oreja, blancos, negros, unos delgados como agujas y otros regordetes y bonitos. La verdad solo había visto los champiñones que se consiguen en cualquier mercado de Colombia. En ese momento quedé maravillada y mi nivel de chino no me permitía pedir cada uno por su nombre. Así que me hacía entender con señas, aunque el cocinero me preguntaba en un volumen muy elevado, como hablan los chinos, que cuál quería. Yo le preguntaba "zhège shénme míngzì?", que significa "¿cómo se llama esto?". Me respondía, pero yo seguía sin entender, aunque igual le pedía que lo echara a mi sopa.

Las siguientes semanas me propuse estudiar los nombres de los muchos hongos que había disponibles, así que todas las veces que fui por mi sopa pude pedirle cada hongo por su nombre y él se ponía muy contento por mi nivel de chino en hongos. Aprendí del hongo aguja, el hongo oreja de Judas y el hongo de invierno, entre otros. En realidad, cada vez me contaba más detalles de la sopa, que no entendía del todo, pero cuando le preguntaba para qué servían, él señalaba su cintura en la parte posterior del cuerpo. Se refería a que los hongos nutren el Riñón y con el tiempo aprendí esta poderosa asociación del consumo de hongos comestibles en la Medicina China. Desde entonces, siempre que lo saludaba le decía "nǐ hǎo wǒ de mógū lǎoshī", que significa "hola, mi profesor de hongos". Él sonreía y me servía mi sopa preferida con los hongos aguja o enoki, como se conocen en Occidente por su nombre en japonés. (Obvio es más fácil de decir que su nombre en chino: jīnzhēngū, hongos aguja de oro).

Los hongos han sido usados en la Medicina China desde su inicio. En la actualidad sabemos que existen cuatro tipos de hongos. Los medicinales, los comestibles, los de acción psicotrópica y los patógenos, que son aquellos que nos enferman o se depositan en los lugares húmedos y que conocemos como moho tóxico. Me referiré solo a los dos primeros.

En la filogenética de la biología, los hongos son el reino recientemente clasificado. Por mucho tiempo se pensó que los hongos eran del reino vegetal. Sin embargo, su comportamiento y producción de energía son por completo distintos a los de la fotosíntesis vegetal. Por eso, en la actualidad contamos con esta clasificación que los hace tan particulares en sus beneficios para la salud. En Occidente apenas nos estamos enterando de una práctica milenaria.

REVELACIÓN PARA SANAR

El micelio de los hongos es el sistema nervioso del planeta Tierra. De la misma manera, los hongos nutren el Riñón y el sistema nervioso humano.

Piensa en los hongos como si fueran la piel de la Tierra. Todo lo que pisas está recubierto por el micelio, la red interconectada de potenciales hongos que aún no han crecido y están por doquier. De hecho, están conectados entre sí en toda la faz de la Tierra y por eso pueden crecer casi en cualquier clima. Solo necesitan que las esporas viajen en el aire y caigan al micelio para brotar del suelo o de las cortezas de los árboles.

Es usual que los hongos medicinales se adicionen a las fórmulas clásicas de hierbas de la Medicina China. Los hongos se utilizan para potenciar la acción de estas. Uno de los más reconocidos es Fu Ling, con más de diez fórmulas en su familia, pues es muy poderoso para remover el exceso de líquidos del cuerpo. En general los hongos, por nutrir el elemento del Agua, nutren el Riñón. Se usan para tratar las aguas del cuerpo, que son comandadas por el Riñón. Para que tu mente occidental lo entienda: "las aguas del cuerpo" serían síntomas tales como edemas en las piernas, inflamación, sensación de distensión en el abdomen, ascitis, mareos, entre otros.

Recientemente hemos aprendido en Occidente que los hongos contienen una sustancia poderosa llamada psilocibina, la cual está presente en todo el reino de los hongos, pero en mayor cantidad en los hongos psicotrópicos. El efecto de la psilocibina es inhibir el miedo en el cerebro. Esta emoción, como ya vimos, es la que daña y agota al Riñón. Al inhibir el miedo con una sustancia como la psilocibina, protegemos al Riñón y su funcionamiento. Qué poderoso usar una sustancia que nos ayude a controlar esta emoción. Eso sí, me inclino más por el consumo de hongos comestibles y medicinales prescritos por expertos que por el uso de hongos psicotrópicos.

Los hongos comestibles son muchísimos y en Occidente aún no los encontramos todos. Son importados y vienen secos para rehidratar, aunque sus beneficios se mantienen. Claro que los frescos siempre serán una mejor opción. Los hongos comestibles crecen sobre todo en los suelos y los hongos con propiedades medicinales crecen, en su mayoría, en las cortezas de los árboles. Esta diferenciación es útil en el momento de escoger cuáles queremos consumir y más si te has dado cuenta de que tienes una deficiencia crónica del Riñón y quieres empezar a cuidarte.

NOMBRE COMÚN	NOMBRE CIENTÍFICO	NOMBRE EN CHINO	USOS	PREPARACIÓN O CONSUMO
Reishi.	*Ganoderma lingzhi.*	Língzhī (靈芝) Líng: espíritu, milagroso o sagrado. Zhī se refiere a plantas y hongos con crecimiento excrecente y abundante.	Mejora el sueño; adaptación al estrés; mejora la función hepática; antialérgico (bloquea receptores de histamina H2).	Sopas, estofados, *stir fry*, pastas, omelettes, té, cápsulas, tinturas, polvo.
Chaga.	*Inonotus obliquus.*	白樺茸 (Báihuà rōng): "el terciopelo del abedul blanco". Originales de Rusia, pero crece en el norte de China, en Mongolia y Rusia.	Mejora el sistema inmune por alta concentración de betaglucanos (betulina); mejora la piel y el pelo por alta concentración de melanina; alto en el antioxidante superóxido dismutasa.	Té, cápsulas, tinturas, polvo.
Cordyceps.	*Ophiocordyceps sinensis.*	虫草属 (Chóngcǎo shǔ): "pertenece al invierno y a los insectos".	Mejora la capacidad pulmonar y la oxigenación; mejora el desempeño atlético y sexual; aumenta la energía; mejora el asma y la bronquitis; mejora el ATP y la fatiga adrenal.	Té, cápsulas, tinturas, polvo.

Nombre común	Nombre científico	Nombre en chino	Usos	Preparación o consumo
Melena de león.	*Hericium erinaceus.*	猴头菇 (Hóu tóu gū): "hongo cabeza de mono".	Mejora la memoria y concentración; protege el sistema nervioso; aumenta los factores de crecimiento neuronal.	Té, cápsulas, tinturas, polvo.
Shiitake.	*Lentinula edodes.*	香菇 (Xiānggū): "champiñón fragante".	Para la piel radiante y clara; apoya al hígado; disminuye el colesterol; protector cardiovascular; mejora los niveles de la vitamina D.	Té, cápsulas, tinturas, polvo.
Maitake.	*Grifola frondosa.*	灰樹花 (Huī shù huā): "flor de árbol de ceniza".	Manejo del peso; estabiliza el azúcar en la sangre; mejora la digestión.	Té, cápsulas, tinturas, polvo.
Cola de pavo	*Coriolus versicolor o Trametes versicolor.*	雲芝 (Yún zhī): "nube de hongo mágico".	Trata el resfrío común y la gripe; ayuda a la digestión; ayuda a sanar infecciones.	Té, cápsulas, tinturas, polvo.
Enoki.	*Flammulina velutipes.*	金针菇 (jīnzhēngū): "hongo aguja de oro". (de ahí el nombre del personaje de este libro).	Mejora la piel para hacerla ver más joven; mejora la función inmune; ayuda en el dolor articular.	Té, cápsulas, tinturas, polvo.

NOMBRE COMÚN	NOMBRE CIENTÍFICO	NOMBRE EN CHINO	USOS	PREPARACIÓN O CONSUMO
Seta de ostra.	*Pleurotus ostreatus.*	平菇 (Píng gū): "seta de ostra".	Relaja y mejora el estado de ánimo; mejora la calidad de la piel y hace que te veas más joven; mejora el colesterol.	Té, cápsulas, tinturas, polvo.
Tremelia.	*Tremella fuciformis.*	銀耳 (Yín'ěr): oreja de plata.	Mejora la calidad de la piel; protege de patógenos; alivia el asma y congestión en el tórax.	Té, cápsulas, tinturas, polvo

▲ Fuente: Isokauppila T. *Healing mushrooms: A practical and culinary guide to using mushrooms for whole body health.* New York, Estados Unidos de América: Penguin Random House LLC; 2017.

REVELACIÓN PARA SANAR

Usar hongos en la alimentación nutre el Riñón, remueve el miedo y mejora la salud cerebral.

Los hongos medicinales tienen la capacidad de activar el sistema inmune, de multiplicar diez veces la cantidad de vitamina D que sintetizan y de potenciar la longevidad, la actividad sexual, la reparación y el descanso. Son poderosos para la neurogénesis, es decir, el crecimiento de nuevas neuronas y sus conexiones. También ayudan a equilibrar el estado de ánimo y la energía. Se usan para mejorar el colesterol y prevenir enfermedades cardiocerebrovasculares.

Mejoran el sistema inmune, aumentan la capacidad de oxígeno y ayudan a la adaptación al estrés.

- Recomendación de consumo para té: infusión de 3 a 10 gramos de los hongos secos a continuación en 200 ml de agua hirviendo. Dejar en infusión durante 5 a 10 minutos.

- Horario del día recomendado para el consumo:
  - En la mañana: shiitake, cordyceps, chaga, cola de pavo.
  - Mediodía: maitake, melena de león.
  - Media tarde: cordyceps, chaga, cola de pavo, tremella y maitake.
  - Noche: shiitake y reishi.

ALIMENTOS PARA NUTRIR AL RIÑÓN

Como te he explicado, las analogías son muy importantes en la Medicina China. En la alimentación usamos las analogías para ayudar al cuerpo a nutrirse. La sabiduría de este concepto yace en cómo los antiguos médicos chinos se dieron cuenta de que, para ayudar al Riñón, los alimentos debían tener dos características: alimentos negros y oscuros. Hoy en día, con respecto a los colores de los alimentos, hemos descubierto que el componente activo que le da dicho color a ese alimento se llama *fitonutriente*. Los fitonutrientes oscuros nutren al Riñón, así como al elemento Agua, a la Sangre y a los huesos, que son lo más *yin* del cuerpo. Si no hay enfermedad, la recomendación es comerlos con frecuencia para cuidar al Riñón. Si hay enfermedad, el consumo debe aumentar, aunque debe estar indicado por un experto.

TERRESTRES/NEGROS/SALADOS	
• Sal de buena calidad (ya sabes cuáles).	• Gomasio: una parte de sal por diez partes de ajonjolí tostado.
• Algas: nori, kombu, dulse, wakame.	• Fermentos: miso, kimchi, encurtidos, chucrut, tofu.
• Salsa soya tamari.	• Hongos: crimini, aguja, shiitake, orellanas, portobelo.
• Germinados, brotes.	• Ajonjolí negro.
• Tubérculos: cubios, chuguas, papa, yuca.	• Remolacha.
• Frijoles negros, rojos, adzuki.	• Sauce valeriana.
• Orégano.	• Espárragos.
• Albahaca.	• Polen de flores.
• Avena.	• Pimienta negra.
• Ortiga.	• Alcachofa.
• Romero.	• Maíz.
• Cola de caballo.	• Maca, jengibre, cúrcuma.
• Toronjil.	• Schisandra.
• Bayas goji.	• Cardamomo.
• Hinojo.	• Regaliz.
• Sábila	• Melón.
• Cebada.	• Semillas de linaza y de chía.
• Salmón, trucha.	• Raíz de astrágalo.
• Angélica sinensis.	• Mijo.
• Caldo de hueso.	• Cebolla.
• Canela.	• Quinoa.
• Clavos.	• Mariscos.
• Jengibre deshidratado.	• Nueces.
• Huevos.	• Castaña de agua.
• Pescado.	• Germen de cereal.
• Carnes cocinadas con el hueso.	

▲ Fuente: Kushi M. *El libro de la macrobiótica*. Edaf Antillas; 2012.

CUIDAR LA TEMPERATURA Y HACER POLO A TIERRA

En Medicina China son muy importantes los factores climáticos. En realidad, hay una explicación clara de por qué los órganos y los tejidos se afectan con el frío. El frío es el factor climático del Agua, el Agua se mueve por el canal del Riñón, el canal del Riñón empieza en el pie (en el metatarso, con la cavidad 1) y asciende por la cara interna del tobillo, luego por la cara interna de las piernas, da una vuelta en los órganos genitourinarios y asciende para terminar en la clavícula. Por este canal es por donde más circula el frío que recibimos. Si caminas descalzo, en piso que no sea grama, estarás tomando todo el frío del suelo, el cual después se acumulará en todos los órganos relacionados con el Riñón (los que hemos nombrado con insistencia), además de en el útero.

Es fundamental que tengas la conciencia de cuidarte del frío al que se expone tu cuerpo. Además, para el Riñón es fundamental el consumo de bebidas y alimentos calientes, ya que, junto con el Triple Recalentador, del que hablaremos en el capítulo del Fuego y la Tierra, entenderás por qué es tan importante.

Podemos hacer polo a Tierra con los pies descalzos en la grama. También se puede hacer con los dispositivos disponibles gracias a la tecnología, como los tapetes, que derivan las radiaciones electromagnéticas acumuladas en el cuerpo. Hacer polo a Tierra es una práctica a la que ahora le hemos dado nombre, pero en la Antigüedad significaba caminar descalzos, ya que el cemento no existía y estábamos más cerca de la Tierra. La aparición de los zapatos de hule y las junglas de asfalto cambiaron esta conexión, así como los tipos de material para la construcción de las casas, que nos aislaron del suelo.

Caminar descalzos en la grama tiene un efecto sobre el sistema nervioso parasimpático, el que se encarga de hacer que el cuerpo entre en reparación profunda y el organismo llene el tanque de vitalidad del Riñón. Una vez más, vemos la conexión entre la Tierra, las raíces, afianzarnos en la confianza de lo que nos sostiene y aceptar que tenemos todo para llenar el Riñón de vitalidad y balance natural.

CUIDADOS ADICIONALES PARA EL RIÑÓN Y LA VITALIDAD

Qì Gong y Taichi: los movimientos lentos, pausados y controlados colman el tanque de vitalidad del que hemos hablado, que es el poderoso Riñón. Esos movimientos deben practicarse con disciplina durante toda la vida. Como hemos visto, muchos factores dañan al Riñón y por eso es fundamental que hagas todo lo necesario para rebosar el tanque de energía del preciado Qì y así llenarte de vida. Veremos ejercicios sencillos en el capítulo final del Metal.

El movimiento mantiene saludables los músculos, las articulaciones, el cerebro y el estado de ánimo. Promover una cantidad de masa muscular es fundamental para envejecer bien y para la creación de nuevas neuronas, mientras que agotar el Riñón traerá una vejez en malas condiciones. Por eso, los movimientos que hacen los artistas marciales son controlados, con entrenamientos cortos y varias veces a la semana. Esa es la razón por la que las rutinas del Taichi y Qì gong son muy poderosas para promover la salud de manera integral.

Justo medio: este concepto es absurdo para la mente occidental. El justo medio no es ninguno de los extremos. Pero cuando le decimos a un occidental sobre hacer algo en el camino medio, piensa de manera automática en "mediocridad". Por ende, todo lo llevamos al extremo. Esa no es una forma sabia de llevar la vida. El justo medio es un concepto antiquísimo y se considera la verdadera sabiduría de los maestros chinos. Cuando logras ver la ecuanimidad que trae estar en el justo medio, el anhelo estará ahí. Nos evoca paz. Justo medio es hacer lo necesario para ser eficiente. Es decir, usar la cantidad de energía exacta para no desgastarnos. Bajo esta explicación, quiero hacerte reflexionar sobre cuánta actividad física es suficiente.

Cuando me fui a vivir a China, era corredora de media maratón. Corría más de doce kilómetros al día. He sido deportista desde los siete años, cuando jugaba baloncesto. En Tianjin, donde vivía, la cuarta ciudad más contaminada de China, empecé a sentir que algo no me dejaba repararme cuando trataba de correr como antes. En las clases de Medicina China empecé a entender este concepto de la cantidad de actividad física recomendable y quedé absorta. Cuando me había ido de Colombia, tenía fascitis plantar en ambos pies (una inflamación de la fascia, la capa de colágeno que recubre los músculos). Este dolor era insoportable, pues se sentía como si caminara sobre piedras calientes. Mientras estudiaba me di cuenta de que poco a poco mis lesiones habían ido aumentando y es posible que mi estado de ánimo de ese momento tuviera que ver con mi Riñón, que estaba agotado por el esfuerzo al correr las medias maratones y los arduos entrenamientos a los que me sometía.

Los entrenamientos de resistencia y de largas distancias hacen que la mente siempre quiera más. Justo medio perdido. En Occidente siempre nos dicen que más es mejor. Justo medio perdido. Los entrenamientos estrictos, si bien la intención positiva es la disciplina, pueden activar los patrones obsesivos de la mente. Justo medio perdido. Pensamos en el ejercicio para bajar de peso y no estamos viendo la actividad física, sino el deseo de una figura distinta. Justo medio perdido. Esta puede ser la explicación por la cual la "vida útil" de un deportista de alto rendimiento es tan corta. Justo medio perdido.

He tenido muchos pacientes que están muy agotados, con fatiga crónica, frío en las extremidades, regímenes alimenticios estrictos y con entrenamientos de resistencia o fuerza de alta demanda, además de estar cansados emocionalmente presentan ansiedad e insomnio. Cuando vienen a mi consulta les recomiendo que disminuyan la intensidad de los entrenamientos, que modifiquen la alimentación y prioricen la calidad de sueño. Con gran asombro, ven los cambios rápido.

CIMENTAR LA CONFIANZA, LA SEGURIDAD, EL PERDÓN Y LA VOLUNTAD

Cuando tenemos miedo es porque carecemos de confianza. La seguridad es lo opuesto al miedo. Cuando hay miedo estamos buscando protección. En la evolución de los mamíferos, el miedo ha traído cohesión social, ya que al tener miedo nos retraemos y la manada nos acogía para protegernos. El primer lugar seguro que buscamos en la infancia son nuestros padres y en la vida adulta hacemos lo que sea posible para volver a sentir esa seguridad. La enfermedad sobreviene cuando se activan patrones no sanados relacionados con el miedo. En la vida adulta debemos buscar esa seguridad en lo real, no en lo aparente de las posesiones o los apegos a las personas, los lugares o trabajos.

Asimismo, reconocer que hemos cometido un error es lo principal para poder corregirlo. Es por eso que la limitante en la salud no es el cuerpo, sino la personalidad. Si no puedes reconocer un error, lo vas a repetir muchas veces y seguirás pensando que no tienes la culpa, cuando en realidad debes hacerte cargo de tus responsabilidades. Si ya has reconocido el error, no puedes quedarte en él. El error se puede corregir todas las veces que sea necesario. Si al corregirlo debes pedir disculpas u ofrecer reparación por el daño a quienes has herido, será una forma muy poderosa de salirte de la cárcel que es la culpa y de sacar el remordimiento que tanto daño les hace a la mente y a la evolución espiritual.

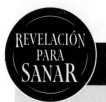

Si nutres el Riñón, el miedo se irá y tu voluntad y confianza se reforzarán en ti.

Con la confianza, la seguridad y la capacidad de perdón activado, podrás encender el superpoder de la voluntad. Es una capacidad increíble que permite hacer y mantener lo que quieras emprender. Saber que la voluntad sí está en ti será muy poderoso para colmar tu Riñón de vitalidad y, a su vez, el psiquismo de la voluntad le dará alas al Riñón. Se conoce como el Zhi del Riñón, sin el cual la vida ni nada de lo que empezamos tendría sentido o se mantendría. Zhi 志 色 es la fuerza de voluntad que trae impulso, determinación, entusiasmo y motivación. Asimismo, el Zhi depende de la Mente, o Shen, y por eso ambas deben estar muy fortalecidas.

AUTOMASAJE Y TÉCNICAS PARA NUTRIR EL RIÑÓN

- Calentar las cavidades de acupuntura MingMen y ShenShu: entrelazar los dedos y frotar con fuerza la parte baja de la espalda en sentido lateral, de ida y regreso, de 15 a 20 veces.

- Palmotear en la región lumbosacra al menos 18 veces.

- Pellizcar, presionar y friccionar la cavidad en la planta del pie YongQuan (que traduce "el manantial de la fuente"), que está ubicada entre el segundo y tercer metatarsiano. Pellizcar al menos 18 veces y presionar 18 veces con el pulgar. Friccionar de adelante hacia atrás 18 veces. Presionar de nuevo en el sentido de las manecillas del reloj. En caso de tener moxa, moxar este punto de 6 a 9 veces. En casos graves de deficiencia de Riñón, hacerlo a diario.

- Masajear las cavidades "pozo de manos y pies" (esquina de las uñas).

- Presionar con fuerza en QìHai (dos dedos debajo del ombligo) de 6 a 9 veces.

- Palmotear en lados *yin* y *yang* del cuerpo: 10 a 12 veces (en este código QR puedes encontrar más información).

- Usar la técnica "puente de la urraca", que consiste en sostener, por un minuto, la lengua en el paladar duro, justo detrás de los incisivos superiores (ver imagen) para producir abundante saliva, es decir, Esencia (Jing).

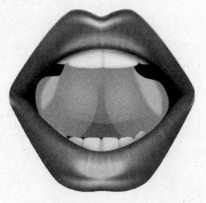

▲ Fuente: Prikratki, P. (2018, July 5). *Where to put a tip of the tongue while practicing Qigong* - PetarSmiljana Qigong. PetarSmiljana Qigong. https://petarsmi.com/en/2017/06/09/where-put-tip-tongue-qigong/

- Postura del jinete: mantener por un minuto o el mayor tiempo posible[8].

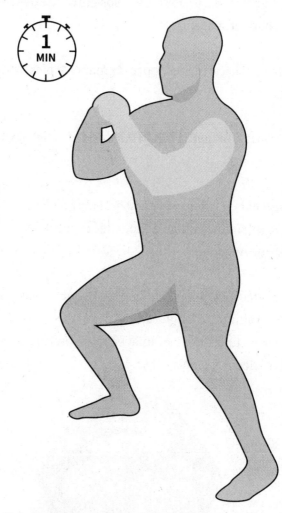

▲ Fuente: CD Instituto Qigong Barcelona. (2019, June 5). *Ma Bu - Instituto Qigong Chikung de Barcelona*. https://institutoqigong.com/cuerpo/mabu/#

---

8   Recomendación: ver la película *Marco Polo: 100 ojos*, la historia del monje Shaolin ciego.

- Ejercicio de Qì Gong: realizar el ejercicio llamado "levantar el cielo para la salud" (ver capítulo del Metal).

Ahora que ya sabes del Riñón, el Agua y su importancia para la salud, seguiremos con el capítulo de la Madera, en donde aprenderás que una Madera y un Hígado saludables dependen de un Agua y un Riñón en buen estado. Solo de esa forma el Hígado podrá cumplir con las potentes funciones que tiene. Continuemos con este recorrido por los órganos y los elementos para entender cómo podemos alcanzar la longevidad, la salud y el bienestar pleno si los cuidamos.

Para aprender más sobre sueño, descanso, automasaje para el Riñón y aprender a nutrir tu Sangre, ingresa a www.dralinarubiano.com/revelaciones-eluniverso.

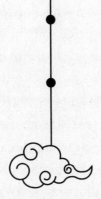

2. CUIDAR LA MADERA DEL CUERPO ES CUIDAR EL HÍGADO

JĪNZHĒN: *¿Cuál es la importancia de la Madera en la Naturaleza? ¿Cómo se representa en el cuerpo?*

LǍOSHĪ: "La Madera es la expansión creadora y el potencial de todo lo posible por existir. En el cuerpo es un Gran General. La función del Hígado es almacenar y distribuir el Qì y la Sangre. Lo que no se mueve, se estanca; lo que se estanca, enferma".

YǑUYÌSI: La Madera tiene la capacidad de hacer que todo se manifieste en la naturaleza. Madera son todos los árboles y lo verde que vemos en el planeta. La naturaleza es dinámica y, por lo tanto, la madera lo es: se siembra una semilla, germina, crece, se desarrolla, alcanza su máximo esplendor siendo frondosa, florece, da frutos y muere. Este ciclo de vida es movimiento. Esa es la acción que tiene la Madera sobre cualquier sustancia, órgano o tejido del cuerpo: lo mueve.

La Madera tiene la habilidad de hacer que todo crezca, se expanda, dé fruto y aflore con éxito. Los árboles en la naturaleza tienen la capacidad de crear oxígeno, indispensable para la vida en la Tierra, es decir, se encarga de limpiar el aire y purificar las toxinas. Su acción es desintoxicar el aire después de que lo hemos respirado.

El Hígado se encarga de limpiar, movilizar y transformar. La naturaleza, representada en esa Madera, tiene la poderosa acción de desintoxicar: transformar el dióxido de carbono en oxígeno. Cuando despiertas, los árboles a tu alrededor han logrado producir una cantidad de oxígeno que ahora respiras gracias a la fotosíntesis. La capacidad de la naturaleza de drenar, limpiar, desintoxicar y purificar es ancestral. De hecho, recibir una "ducha de bosque" es una técnica milenaria que podemos poner en práctica, caminando por senderos con árboles y abundante naturaleza.

Así como la naturaleza tiene la capacidad de desintoxicar, el Hígado actúa de la misma manera en el organismo: todo lo que ocurre en el cuerpo pasa por él. Hormonas, toxinas, sustancias, neurotransmisores, vitaminas, nutrientes y todas las emociones. Las emociones tienen una estrecha relación con la reactividad del Fuego, que se mueve en canales como el Triple Recalentador y la Vesícula Biliar, que son por donde discurre el movimiento en el cuerpo.

Las emociones que afectan al Hígado son el enojo, la frustración y la ira. La Vesícula Biliar se encarga de las decisiones, lo cual será de gran importancia para entender cómo es que podemos crear desequilibrio interno a partir de intensas emociones, sobre todo en el mundo moderno con su capitalismo avasallante.

Cuando el Hígado está equilibrado es un gran general que organiza todo el organismo tanto en lo físico como en lo mental: la estrategia y planeación son los psiquismos que le corresponden a este órgano tan importante. Ese gran general debe estar tranquilo, fluyendo y sin resistencia. En el momento que lucha, empiezan los desequilibrios importantes. El Hígado tiene la capacidad de *estar* en todas partes del cuerpo, ya que sus funciones son almacenar y distribuir la sangre. Pero si la sangre está estancada, poco fluida y tóxica, aparecen los dolores en cualquier lugar: músculos, tendones, dolores de cabeza, espasmos, calambres y cualquier enfermedad con dolor crónico, como la fibromialgia.

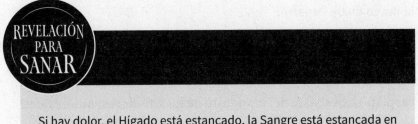

REVELACIÓN PARA SANAR

Si hay dolor, el Hígado está estancado, la Sangre está estancada en él y hay que drenarlo o tonificarlo.

JĪNZHĒN: *¿Cuáles son los órganos que le corresponden a la Madera?*

LǍOSHĪ: "Los órganos del movimiento y, además, se manifiesta en los ojos".

YǑUYÌSI: El Hígado comanda los músculos, los tendones y, como extensión de estos, las uñas. Empecemos por los músculos. Si hay un problema en los músculos, como espasmos, cuello tenso y doloroso, calambres nocturnos frecuentes, desgarros musculares, fibromialgia y otras enfermedades autoinmunes, todos le corresponden al Hígado. Por eso, un relajante muscular, un analgésico o un antiinflamatorio no solo no resuelven la raíz del problema, sino que, por el contrario, "cargan" más al Hígado, lo que se convierte en un círculo vicioso. Cabe agregar que todos los medicamentos de consumo diario, esos que el médico dice que debes tomar "para toda la vida" sin encontrar lo que produce la enfermedad, son los que más dañan al Hígado. Medicamentos como anticonceptivos, antihipertensivos, corticoides, anticonvulsivos, analgésicos, entre otros de la polimedicación, pasan por el Hígado. Con lo anterior no quiero que entiendas que debes dejar de consumir los medicamentos que te han prescrito, pero sí se debe hacer un esfuerzo por conocer cuál es la razón por la que tu cuerpo no está en equilibrio y resolverlo de la mano de un experto.

Si hay problemas frecuentes en los tendones, como tendinitis de codo u hombro, síndrome de la pata de ganso, tenosinovitis, síndrome de la bandeleta tibial, fascitis plantar, túnel carpiano o desgaste del manguito de los rotadores, quiere decir que el Hígado está sobrecargado y sus tejidos están sufriendo las consecuencias.

Las uñas también reflejan la salud del Hígado: si hay hongos durante años y no ceden, no se debe tratar la uña, sino el Hígado. Las uñas débiles que se descaman, están acanaladas, tienen daño del lecho ungueal o deformación, también tienen que ver con el Hígado. Para la Medicina China, las uñas son una extensión de los tendones.

El Hígado comanda los ojos y la visión, es decir, el estado de salud de los ojos en general. Los ojos secos o rojos, la pinguécula, el pterigión, la degeneración macular, las conjuntivitis frecuentes (ya sea infecciosa o alérgica), los orzuelos, la blefaritis y los defectos refractivos como el astigmatismo, la miopía o la hipermetropía tienen que ver con el Hígado. Sería maravilloso que la oftalmología usara como complemento a la Medicina China para que los tratamientos fueran integrales y más efectivos. Esto es, para que atacaran la causa, aliviando además el síntoma.

A cada órgano le corresponde una víscera (recuerda: el órgano es sólido o macizo y una víscera es un órgano hueco): la Madera se representa en el Hígado y la víscera que le corresponde es la Vesícula Biliar, encargada de movilizar todo cuanto se metaboliza en el Hígado. La bilis, esa sustancia que produce el Hígado para almacenarse en la Vesícula Biliar, digiere las grasas de lo que comemos (y la mayoría no son malas). Su color es verde esmeralda, el color que corresponde al Hígado y, por lo tanto, los alimentos verdes son los que más le gustan y lo nutren.

Las enfermedades de la vesícula biliar, en realidad, empezaron en el Hígado. Son una falla de la eliminación adecuada de la bilis, lo que desequilibra el triángulo de Admirand Small, un concepto que explica la solubilidad de la bilis y la importancia de que estén en equilibrio las sales biliares, la lecitina y el colesterol. Cuando falla este equilibrio, aumenta el barro biliar, se inflaman las paredes de la vesícula y se origina alguna de las enfermedades más frecuentes de la vía biliar: la colecistitis (inflamación de la vesícula), colelitiasis (cálculos en la vesícula) o coledocolitiasis (cálculo en el colédoco, el conducto conformado por el conducto hepático derecho, izquierdo y biliar). Además, se pueden presentar alteraciones en la digestión por largo tiempo en la vida de las personas, dificultad en la eliminación de toxinas en el hígado, procesamiento de exceso de grasas y glucosa por parte del hígado, polimedicación crónica y cólicos biliares (espasmos dolorosos de la vesícula) que se pueden complicar, creando alguna de las inflamaciones nombradas antes. La solución para evitar la muerte, y menos mal existe, es la cirugía para extraer la vesícula biliar. Sin embargo, eliminar la vesícula no soluciona el problema del Hígado y su metabolismo alterado continuará si no empezamos a cuidarlo.

Los alimentos verdes, como ya dijimos, son los preferidos del Hígado porque ayudan en todas sus funciones. Los vegetales de hojas verdes deberían ser la base de la pirámide alimenticia, seguida por las proteínas animales, los carbohidratos simples de bajo índice glicémico, las grasas no inflamatorias, algunos tipos de nueces, algunas semillas y las legumbres en la punta de la pirámide. Este tipo de alimentación no es la más popular en la modernidad, ya que la industria alimentaria ha creado comestibles poco nutritivos a precios muy económicos, con lo cual terminamos consumiendo según la oferta del mercado y creyendo la falsa idea de que una dieta saludable y con alto contenido de verduras es más costosa. Esta es una estrategia dirigida para que el consumidor se guíe por el precio y no por el valor nutricional que nos aporta.

Así como son importantes los alimentos, también lo son los momentos de ayuno y reposo intestinal, fundamentales para el correcto funcionamiento del cuerpo, pues así venimos diseñados. Si bien no hablaremos de los diferentes tipos de ayuno, es fundamental que comprendas que, como mínimo, debes tener 12 horas de ayuno durante la noche y 12 horas para comer durante el día.

PIRÁMIDE ALIMENTICIA MODIFICADA PARA EL BIENESTAR

El consumo de vegetales y verduras debería ser alto para todas las personas y ese es el verdadero concepto de la alimentación basada en plantas. Independientemente del consumo de proteína de origen vegetal, todas las personas deberíamos consumir de seis a ocho porciones de verduras al día. Los vegetales de hojas verdes tienen un poder especial que está muy arraigado en la sabiduría de la alimentación en los países asiáticos. Esto me impactó mucho cuando vivía en China. Los baozi, un pan de arroz al vapor, relleno de diferentes ingredientes (como la versión china de una empanada), siempre tenían hojas verdes cocinadas al vapor y algo de proteína animal. En Japón, el desayuno más frecuente siempre tiene verduras al vapor, con algas en un caldo con miso o ramen y, además, un fermento llamado natto. En Tailandia desayunan un estofado de

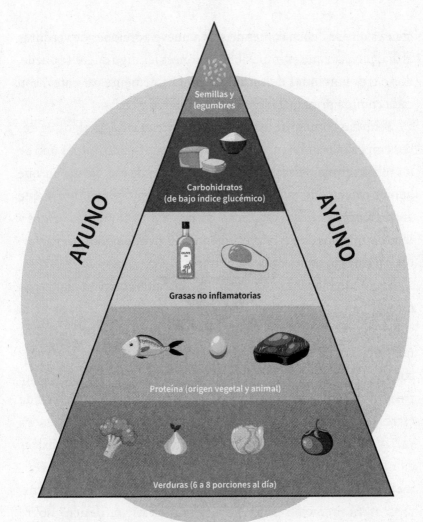

▲ Fuente: imagen creada por la autora.

diferentes verduras, con algo de picante y otras delicias. En los tres ejemplos anteriores se puede ver que desde el desayuno se consumen verduras en los países asiáticos.

En cambio, en la mayoría de los países occidentales, parece que las verduras tuvieran horario laboral: solo las comemos en el almuerzo o la cena, pero jamás en el desayuno. Cuando les digo a mis pacientes que se deben comer de seis a nueve porciones de verduras al día, piensan que es imposible. Entonces les digo que sí se puede: dos o tres porciones de verduras, preferiblemente calientes, con cada comida principal (desayuno, almuerzo y cena).

Si no has comido de esta forma durante tu vida, es algo que debes empezar a cambiar para darle amor a tu Hígado, que es uno de los pilares principales de la salud. Lo explico de esta forma porque hemos promovido mucho lo que *no se debe comer* y no tanto lo que *se debe comer*. Pues acá te lo entrego: come más alimentos verdes y tendrás muchos de tus requerimientos alimenticios de antioxidantes, vitaminas y minerales cubiertos.

En Medicina China, cuando hay una alteración en alguno de estos órganos, no tratamos el órgano ni mandamos al paciente al subespecialista, sino que analizamos cómo toda la historia clínica nos arroja que el Hígado tiene un problema. Por ejemplo, a una persona que tiene espasmos musculares en el cuello, lo cual es bastante frecuente, pero no es normal, le preguntamos cómo está su nivel de estrés. Esa persona con espasmos musculares con seguridad tendrá varias situaciones en su vida que le producen un exceso de frustración, sentirá un sabor metálico en la boca, referirá despertares entre la 1:00 a. m. y las 3:00 a. m., comentará sobre ojos rojos y secos, presentará alteración en la visión y tendrá aparición de acné, sobre todo quístico, entre las cejas. Si tratáramos a ese paciente según la medicina occidental, tendríamos que decirle que asista al gastroenterólogo, al dermatólogo, al oftalmólogo y a un terapeuta manual que le ayude con los espasmos del cuello. En realidad, es un solo órgano el que necesitamos tratar, y es el Hígado.

En la mujer, un Hígado estancado produce menstruaciones oscuras y violetas y cólicos menstruales severos, incapacitantes y con coágulos (que no son normales, recuérdalo). Si tu ginecólogo o ginecóloga dice que es normal, no conoce de Medicina China, lo cual es muy probable. Aunque no es culpa de cada ginecólogo o ginecóloga pensar de esta manera, sino que es el producto de las escuelas de medicina modernas, que no han tomado el cuerpo de conocimiento de la Medicina China como una verdad aplicable a su especialidad. Los cólicos menstruales (dismenorrea) o síntomas premenstruales, como el dolor de cabeza, son una señal de un Hígado estancado. Sé que seguro quieres saber más de este tema de la salud de la mujer, pero esta información nos da para un libro entero, que ya se está gestando. Por ahora necesito que te entrenes en cuidar de ti con todo lo que te estoy entregando en este libro.

Si consultas con un médico alopático que no conozca estos conceptos y le dices "doctor, tengo el hígado estancado. Por favor, mándeme exámenes", dichos exámenes de enzimas de función hepática pueden salir dentro de los límites normales, lo cual no quiere decir que todo ande bien, pues la ausencia de enfermedad no necesariamente es salud y el caso del hígado estancado lo demuestra. Un hígado estancado, como le decimos en Medicina China, tiene que ver con que el cuerpo empieza a hablar mucho antes de manifestar alteraciones. Esta es la verdadera forma en que podrías "aprender a escuchar tu cuerpo". Cuando el cuerpo habla y tú o tu médico (quizás un médico con conocimiento de Medicina China o integrativo) saben escucharlo, podrán anticipar que la enfermedad está por manifestarse y generar más síntomas. Así ambos sabrán que, cuanto más tiempo avance, más problemas va a traer. La forma en la que habla cada uno de los órganos es mediante la expresión de síntomas o signos, lo que denominamos la "clínica del paciente".

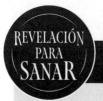

El dolor de cabeza, los espasmos musculares y la fibromialgia son síntomas de un Hígado estancado. También lo son los cólicos menstruales y los dolores en general.

JĪNZHĒN: *¿Por qué en la modernidad las personas se enferman como resultado del desequilibrio en el Hígado?*

LǍOSHĪ: Hacen más de lo que no deben, omiten lo que deben, ignoran las leyes del Tao y no hacen lo que sí se debe.

YǑUYÌSI: Un paciente me preguntaba en una sesión de acupuntura: "¿Cómo hago para no volverme dependiente de venir a ti cada vez que esté mal?". Mi respuesta fue: "Tienes que hacer más de lo que brinda bienestar y eso tiene que ser mayor a todo lo que haces que te causa malestar". ¿Qué significa eso? Es probable que estés pensando: "Dime la respuesta y ya". Sí, sería fácil escribir solo unas premisas y venderlo como un libro de bolsillo con unos consejos o con los aclamados *tips* que tanto les gustan a las personas, pero la profundidad que tiene el despertar de la conciencia del autocuidado en ti va más allá de decirte qué tienes que hacer. En realidad, cuando entiendes por qué es beneficioso, tu mente tiene más razones para generar un cambio que sea sostenible a largo plazo y no solo para hacerlo por un tiempo y después volver a lo que te daña. Los cambios que quiero que generes no son circunstanciales o solo mientras te mejoras. Son una forma de vivir. A eso se referían los taoístas con vivir en armonía con la naturaleza, en donde los comandos de la interacción entre el cielo y la Tierra, marcados por el clima y las estaciones, tenían la cadencia para llevar una vida en armonía con el todo y la creación.

AL HÍGADO LE ENCANTA EL MOVIMIENTO

Imagina la naturaleza y sus árboles movidos en armonía por el viento y en la búsqueda incesante de alimento en relación con el suelo. Imagina ese ímpetu que tiene también la naturaleza por los recursos, siempre en simbiosis con los hongos y el micelio dentro de la tierra. Imagínala con plantas saprofíticas que viven de otras plantas y con una interacción compleja que nos habla del movimiento constante que hay. Leíste bien: movimiento. El Hígado distribuye la sangre, mueve la sangre de un órgano a otro y en él se almacena esa Sangre que se debe pasar a los tejidos que más la necesitan: los músculos y tendones. Además, le distribuye Sangre a otro órgano la requiere mes a mes: el útero. El útero depende de la salud del Hígado justo por esta razón. Puedes encontrar más información en mi página www.sanastu.co, en la que hay contenido sobre sanar el Hígado y el Útero.

Además de mover la Sangre, el Hígado mantiene en marcha el complejo metabolismo de muchas toxinas, sustancias, creación y eliminación de hormonas, producción de factores de coagulación y otras 600 funciones. Necesita que le demos un espacio de relajación, un masaje para que entre a un spa, pero ¿cómo le proporcionamos eso?

¿Recuerdas que en la Medicina China se le conoce como el Gran General? Si el General está tranquilo, mantiene la armonía, pero si se tensiona, se volverá tirano y hará que todo esté tenso. Cada vez que sientas tensión en tus músculos, deberías decir "mi hígado tiene algo". Insisto, cuando te digo esto no es para que vayas por exámenes y le digas a tu médico que estás mal, sino para que cuides más tu hígado con las claves que te estoy dando.

El movimiento es una facultad de la Madera. El Hígado mueve la Sangre y la Vesícula Biliar tiene la capacidad de *mover* la bilis, que es fundamental para el metabolismo de las grasas provenientes de los alimentos. También comanda músculos y tendones, que tienen la acción por excelencia de sostener los huesos en su lugar. Imagina un esqueleto sin ningún otro tejido, ¿qué ocurriría? Sería una pila de huesos sin la capacidad de moverse o cumplir función alguna. Sin los músculos, los huesos no tienen cómo mantenerse en pie y mucho menos van a poder ser fuertes, pues los músculos tienen todo que ver con la prevención de la osteoporosis.

La acción de los músculos es darle forma y estructura al cuerpo. Cuando hay un cuerpo con suficiente capacidad para sostener lo físico, la mente o el Shen, como la conocemos en Medicina China, va a tener dónde asentarse. Eso explica por qué, para cuidar la salud mental y evitar las enfermedades neurodegenerativas, es recomendable mantener una adecuada masa muscular.

Antes de explicarte por qué el músculo es importante, te voy a mostrar cómo ayuda a varias funciones *no estéticas*. Las personas piensan que mantener la masa muscular o hacer pesas, tener un cuerpo tonificado y con adecuada masa muscular tiene un beneficio externo y físico. Sin embargo, los músculos tienen funciones metabólicas, neurmoduladoras y son protectores de diferentes sistemas del cuerpo. Algunas de las más impresionantes y maravillosas te las nombro a continuación:

1. Los músculos producen una sustancia llamada factor neurotrófico derivado del cerebro, BDNF (por su sigla en inglés: Brain Derived Neurotrophic Factor), el cual es un protector neuronal y solo lo produce el músculo al estimularlo.

2. Fortalecer el músculo y mantener una adecuada masa muscular previene enfermedades neurodegenerativas como alzhéimer, párkinson y otros tipos de demencias.

3. La actividad física aumenta los neurotransmisores de la felicidad y el placer, lo cual mejora el estado de ánimo.

4. La masa muscular mejora la plasticidad de dos tejidos que se estimulan el uno al otro: cerebro y músculos. La plasticidad es la capacidad de aumentar o disminuir de acuerdo con el estímulo recibido. Necesitamos más neuronas a medida que envejecemos, así como más masa muscular.

5. La actividad física mejora la desintoxicación (eliminación y limpieza) del organismo, favorece las funciones del Hígado, abre los poros de la piel y regula el sistema digestivo.

6. La actividad física libera la hormona del crecimiento, durante y después del ejercicio, que es necesaria en la adultez para activar la reparación y el crecimiento de todos los tejidos. Gracias a esta hormona ganamos masa muscular.

7. La actividad física protege el sistema cardiovascular, retrasa el envejecimiento, mejora la capacidad de reparación y mantiene el sistema de antioxidantes activo.

8. La actividad física regula las funciones del sueño y la vigilia, haciendo que los ritmos circadianos se mantengan sanos. Favorece el sueño reparador, profundo y feliz.

9. La masa muscular aumenta la tasa metabólica basal, es decir, gastas energía mientras estás en reposo para mantener esa cantidad de músculo.

Para explicar por qué el Hígado funciona mejor con el movimiento, debo hablar de los músculos. El músculo es el tejido con mayor plasticidad, junto con el sistema nervioso, de todo el cuerpo. Cuando me refiero a "plasticidad", hablo de la capacidad de aumentar o disminuir de acuerdo con los estímulos. Es decir, tener o no tener masa muscular depende de si se trabajan los músculos para desarrollarlos o no.

Más allá de los cuerpos perfectos que vemos en la publicidad, los músculos cumplen una función más compleja que la estética: estimular a los huesos para que ellos se hagan más fuertes. En los extremos de los huesos largos se ubican los orígenes y las inserciones de cada músculo. Al recibir la tensión axial del músculo, los huesos se ven forzados a producir más tejido óseo para soportar la carga de esos músculos. Es como una cuerda en los extremos de una vara: si la vara es débil, se doblará, pero si es fuerte, soportará la resistencia. Este concepto es lo que se conoce como la Ley de Wolff, que explica cómo las trabéculas óseas (la parte interna de los huesos)

REVELACIÓN PARA SANAR

Los huesos tienen todo que ver con los músculos. Tener osteoporosis o los huesos débiles en realidad significa que falta masa muscular. Los músculos estimulados y fuertes generan huesos sanos hasta la vejez.

tienen la capacidad de hacerse más densas y tupidas para ser más fuertes. El hueso que recibe estrés o tensión se hace más fuerte (el estrés no siempre es negativo; de hecho, todo cambio se debe a un tipo de estrés que nos obliga a adaptarnos a la nueva situación que debemos enfrentar, ya sea en la vida o en la fisiología).

Es con el pasar del tiempo cuando este concepto de disminución de masa ósea y masa muscular empieza a cobrar sentido. A partir de los 30 años, la tendencia es a acumular más grasa (no por comerla) y a perder masa muscular. Esta es una combinación pésima, ya que cada uno de estos tejidos es metabólicamente activos. Esto quiere decir que a partir de ellos producimos ciertos tipos de señalizadores celulares que nos protegen de la inflamación o la promueven: sustancias que nos podrían oxidar en mayor o menor medida. Lo anterior será causa de la aceleración o desaceleración del proceso de envejecimiento. Entonces, si no cuidamos todos los órganos y tejidos, el deterioro llegará. En nuestras manos está que ocurra más temprano o tarde. Esta es una de las formas de pensar de la medicina antienvejecimiento.

NO TODAS LAS GRASAS SON MALAS

El tejido graso produce una regulación de hormonas que disminuyen la sensación de saciedad. Es decir, entre más grasa tienes, menos saciedad logras al comer y vas a querer comer más. Un concepto clave para entender es este: las grasas son fundamentales para la producción de hormonas (cortisol, DHEA, testosterona, hormonas tiroideas, estrógenos y progesterona, entre otras), la producción de neurotransmisores (serotonina, dopamina, GABA, glutamato) y la creación de membranas celulares de todas las células del cuerpo (por donde mires tu cuerpo, cada célula que conforma un tejido tiene una membrana de grasa que es necesaria para el intercambio entre el interior y el exterior de la célula). No todas las grasas son las "malas" de la historia. Es importante saber cuáles sí y cuáles no debemos consumir. Aun así, ese tejido graso en el cuerpo también es metabólicamente activo, como el músculo. El tejido graso genera un control de hormonas (grelina y leptina) y es el sustrato para las sustancias inflamatorias. Entre más tejido graso tenemos, mayor es la capacidad para producir sustancias proinflamatorias, ya que toda la Cascada de la Inflamación se inicia a partir de las membranas de las células, que están conformadas en su mayoría por grasa.

Cuando ves este concepto aislado, piensas que la grasa es mala, porque la creencia popular dice que la medida de "comer bien" significa no comer grasa ni azúcar. Pero la grasa es fundamental para el correcto funcionamiento del organismo. A partir de la grasa producimos unas sustancias que ayudan al cuerpo a comunicarse entre partes distantes. La comunicación ocurre mediante hormonas que producimos en el cerebro y estimulan la tiroides, el sistema digestivo, las suprarrenales, los testículos y los ovarios. Asimismo, la producción de neurotransmisores es fundamental para el equilibrio del estado de ánimo, la motivación, las funciones mentales superiores y el gozo o la depresión. Incluso hay algo más increíble y alucinante: el cerebro es, de manera literal, grasa.

EL CEREBRO ES GRASA

Tocar tejido cerebral con las manos es como tocar mantequilla: se deshace al tacto. Más allá de la sensación al tocarlo, debemos comprender que ese cúmulo de neuronas y células dan sostén y se nutren de grasas que brindan todo lo necesario para cumplir tantas funciones poderosas en el cuerpo. Todo este elogio a la grasa es para decir que el cerebro se nutre a partir de ella y de alimentos nutritivos, lo que le permitió evolucionar desde los primates hasta lo que somos hoy.

EL CALDO DE HUESOS Y SUS BENEFICIOS

Los humanos nómadas de hace unos 300.000 años solíamos ser los carroñeros de los carroñeros, ya que el animal que cazaban los grandes depredadores era consumido por aquellos y lo que sobraba era para los siguientes animales en la cadena alimenticia. De últimos estábamos los humanos, que teníamos disponibles los huesos del animal, donde se encuentra la médula ósea. Con estos huesos se preparaban estofados y caldos que duraban horas en cocción. La cocción lenta y prolongada de los huesos hacía que manara la médula, que es rica en glutamina, un aminoácido esencial que repara, con gran poder, los enterocitos que recubren todo el intestino.

Además, de la médula se extrae el colágeno, que es fundamental para reparar todos los tejidos del cuerpo, incluido el intestino, y para dar un soporte a las células gliales (sustancia de la que se alimentan y en la que nadan las neuronas). Más que una moda, el caldo de huesos es un verdadero tesoro que nos legaron nuestros ancestros. A continuación, encontrarás una receta de caldo de huesos de pollo que puedes preparar en casa. En caso de enfermedad debilitante, permeabilidad intestinal, deficiencia de Riñón o consumo de antibióticos prescritos, tómate de dos a tres tazas al día por 10 días. Para mantenimiento: una taza al día.

RECETA DE CALDO DE HUESOS DE POLLO

Ingredientes:
- 1 cebolla larga o cebollín.
- 6 tallos de apio.
- 3 zanahorias cortadas gruesas.
- 4 dientes de ajo machacados.
- 1 hoja de laurel.

1 cucharada de tomillo.

1 cucharada romero.

1 cucharada orégano seco.

2 cucharadas de sal marina.

1 cucharadita de pimienta molida.

1 cucharadita de cúrcuma en polvo.

1 cucharadita de jengibre en polvo.

2 cucharadas de vinagre de manzana.

3 litros de agua.

Hueso de una pechuga de pollo (carcasa).

Preparación:

Se agregan todos los ingredientes en una olla normal o de cocción lenta y se hierven por seis horas, a fuego bajo y tapado. Transcurrido ese tiempo, se cuela el contenido y se deja enfriar. Se puede congelar en porciones. (Receta tomada de Adriana Santacruz, *health coach* y chef).

Otros alimentos con grasas saludables y nutritivas para el cerebro:

- Pescados: salmón, sardinas, atún blanco, trucha, anchoas.
- Frutos secos: almendras, nueces pecanas, maní, pistachos, marañones.
- Semillas: calabaza, girasol, linaza, chía, ajonjolí, soya, sésamo.
- Aguacate.
- Aceites: oliva, coco, mantequilla clarificada (ghee).
- Aceitunas.

JĪNZHĒN: *¿De qué órgano depende el funcionamiento del Hígado? ¿Cómo es la relación entre los órganos según la Medicina China? ¿Cómo se explica que un órgano "nutra" a otro órgano?*

LǍOSHĪ: La Teoría de los cinco Elementos, los órganos Zang Fu o los cinco depósitos explica cómo un órgano es la "madre" o el "hijo" de otro órgano. Así como la madre nutre a su hijo, el hijo puede también agotar a la madre. Ese desequilibrio es la causa de la enfermedad.

YǑUYÌSI: Si entendiste bien cómo el Agua, que es a su vez el Riñón, es la vitalidad del cuerpo y que comanda el sistema nervioso, pensarás que podría ser confuso hablar del sistema nervioso en este capítulo donde quiero explicar la relación entre la Madera, el Hígado y el movimiento. Como ya dijimos, lo neurológico le corresponde al Riñón y es sinónimo de la vitalidad; sin embargo, hay un estrecho vínculo entre el sistema esquelético, con sus músculos y tendones, y el control neurológico que le da uno al otro.

Hay un concepto del que no se habla en medicina occidental, pero que en Medicina China es fundamental para entender que un órgano nutre a otro, que un órgano es la "madre" de otro órgano, qué órgano le entrega nutrición y Qì a otro órgano y cómo esta relación entre todos es crucial. Los pediatras van a entender esta revelación de la Medicina China, en donde la premisa es "para tratar al hijo, trata a la madre".

Con los órganos pasa igual: cada uno tiene una madre y, a su vez, cada uno tiene un hijo. Te conté acerca del Riñón y de cómo le corresponde al Agua, de donde surge la vida y se manifiesta en la naturaleza y en la Madera. El órgano que le corresponde a la Madera es el Hígado. Por lo tanto, la madre del Hígado es el Riñón. Hablamos de cómo la energía vital del Riñón es fundamental para la salud, y es por esto que, si el Riñón no tiene energía, su hijo, el Hígado, tampoco la tendrá, pues no tiene quién lo nutra.

Cuando eso pasa, en Medicina China usamos el término *estancamiento* del Hígado. En la medicina occidental podría corresponder a una alteración en las funciones del órgano, pero mucho antes de que tenga una manifestación en exámenes de laboratorio e incluso en imágenes diagnósticas del órgano. El Hígado requiere demasiada maquinaria energética de sus células para todo el trabajo que cumple y tiene como madre al órgano que atesora casi toda la energía. Cuando está en desequilibrio, como un niño caprichoso, tomará más energía de la que en realidad necesita.

Cuando no tiene control, el Hígado enferma y se sobrecarga. Los síntomas que se manifiestan son: dolores musculares o en las "carnes", sangre estancada, cólicos menstruales, espasmos musculares, calambres, alteraciones en los ojos, dolores musculares y fibromialgia.

CICLO DE GENERACIÓN, DE CREACIÓN O DE RELACIÓN MADRE-HIJO

Si me sigues, entenderás que si el Hígado explota (en el sentido de que agota o toma toda su energía) al Riñón, la tendencia del Riñón será a la deficiencia.

La salud de los órganos sí tiene que ver con lo que haces y *sabes*. Hay varias razones por las que cometes errores: puedes ignorar o desconocer lo que te hace daño. Sin embargo, eso sigue siendo una omisión, lo que quiere decir que no has podido activar la sabiduría que te permite tomar decisiones correctas y coherentes.

REVELACIÓN PARA SANAR

El Riñón tiende a drenarse de energía, mientras que el Hígado tiende a la sobrecarga.

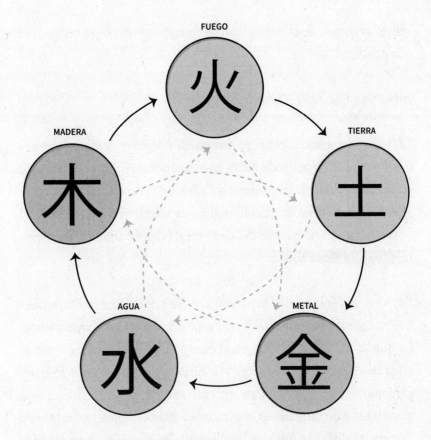

▲ Fuente: Maciocia, G. (2015). *The foundations of Chinese medicine: A Comprehensive Text*. Elsevier Health Sciences.

Si este libro está en tus manos es porque la conciencia que ya vive en ti sabe que hay algo más allá de "comer bien, cuidarse y hacer ejercicio". Todos sabemos lo que nos conviene, pero no lo aplicamos a cabalidad en el día a día e ignoramos lo que le "gusta" a cada órgano. Por eso la salud se afecta. A veces culpamos al sistema de salud, a la industria de alimentos, a la industria farmacéutica, a los padres, a los traumas, a los médicos y a una lista infinita de agentes externos que limitan tu autocuidado y, por ende, tu salud. Está en ti, no en nadie más. Existen limitaciones en la sanación, las cuales son el resultado de decisiones, de la falta de autocuidado por diferentes razones, de la personalidad de cada quien, de la terquedad o la procrastinación.

JĪNZHĒN: *¿Qué daña el Hígado?*

LǍOSHĪ: Lo que se acumula y no se puede eliminar: toxinas internas o externas, sustancias de patógenos, emociones densas, azúcares en exceso y artificiales, exceso de alimentos de energía instantánea, bebidas alcohólicas, deficiencia de sustancias vitales para el correcto funcionamiento del General y falta de fluidez, de movimiento y de flexibilidad.

YǑUYÌSI: Parece sencilla la premisa de "lo que no se elimina, enferma", pero en realidad esta frase es más compleja de lo que parece. Lo que se acumula de más en el cuerpo debe ser limpiado por el Hígado. Este órgano se encarga de filtrar y desintoxicar todo el organismo. Para que su funcionamiento sea óptimo, necesita un sustrato bueno de nutrientes, vitaminas, antioxidantes, cofactores y sustancias de la bioquímica fundamentales para este gran órgano. Todo lo anterior proviene de la alimentación o de los suplementos con indicación terapéutica. Si el Hígado no obtiene lo necesario para cumplir con todas sus obligaciones, empezará a dar prioridad a lo más tóxico y lo demás quedará en segundo plano. Cuando hay exceso de toxinas, lo usual es que una de las primeras funciones que se postergue sea la eliminación de hormonas.

El Hígado tiene mucho trabajo y es como el general de un ejército: mientras esté en equilibrio, podrá ejecutar sus funciones (eliminar toxinas y almacenar y distribuir la sangre, principalmente al útero y después a todos los demás órganos). Si el general se pone tenso, se enoja o se irrita, sus soldados tendrán que pagar el mal rato. Eso mismo le pasa al cuerpo. Las emociones que lo ponen tenso, irritable y que lo estancan, son el enojo, la frustración, la ira, la rabia y la indecisión. Dichas emociones retrasan los procesos de depuración de los que hemos estado hablando antes.

Sentir estas emociones no significa que tengas un grave problema emocional y debas ir a terapias de manejo de ira. Lo más probable es que tu Hígado esté estancado y cargado a causa de la ira y el mal genio. Por lo tanto, se crea un círculo vicioso, ya que un Hígado estancado produce más enojo y el enojo estanca aún más al Hígado.

El Hígado no solo sufre por lo que todos conocen: el consumo excesivo de bebidas alcohólicas. Hay gente que piensa que no beber alcohol es razón suficiente para tener un Hígado sano. Recuerda, si un órgano muestra su función alterada y si la lesión es visible en una imagen diagnóstica, significa que se han sobrepasado muchos de los mecanismos de compensación y adaptación del órgano para que este al final se enferme.

Mientras somos adultos jóvenes, o incluso antes, no tenemos ninguna preocupación por un órgano tan importante como este, pero es con la edad cuando empiezan los problemas que involucran de alguna manera al Hígado. Solo ahí es que comenzamos a pensar en ese órgano que no sabemos cómo cuidar.

LO QUE NO SE ELIMINA NOS INTOXICA LENTAMENTE

Pertenecer al reino animal nos da una diferencia significativa en la forma de producir esteroles, es decir, el conocido y temido colesterol. Lo que quizás no has logrado comprender es que somos los únicos capaces de producir colesterol, el cual es necesario para las membranas celulares en los tejidos, neurotransmisores, hormonas, síntesis de vitamina D, entre otras funciones. Las plantas y semillas contienen esteroles, llamados fitoesteroles o grasas vegetales. Sin embargo, no son colesterol porque este solo se produce en el Hígado de los seres del reino animal. Así que cuando veas un aceite vegetal con la etiqueta "libre de colesterol", sabrás que es obvio, pues no es de origen animal y te están vendiendo un producto aprovechándose de tu desconocimiento como consumidor. Te cuento estos detalles porque la industria alimenticia se vale de cualquier estrategia de mercadeo que esté de "moda" para vender más.

Si bien las grasas "de más" se convierten en colesterol, este no se produce *del todo* por el consumo de grasas. El Hígado graso, un diagnóstico que se consigue con una ecografía hepática, es un hallazgo común después de los 30 años. Tengo pacientes con ese diagnóstico que, muy preocupados, me dicen que van a eliminar el huevo, las carnes y todas las grasas. Al revisar el perfil de colesterol encuentro los triglicéridos elevadísimos y entonces les pregunto: "¿Consumes papa, arroz, bizcochos, galletas, panes y otros carbohidratos ultra-procesados que vienen empacados con fecha de vencimiento a seis meses?". La respuesta casi siempre es que consumen poca grasa, pero casi todos los carbohidratos que nombro.

El exceso de carbohidratos que consumimos se convierte en grasa y en triglicéridos. En lenguaje coloquial se les dice "harinas" a los carbohidratos simples (arroz, papa, yuca, pasta, entre otros). Sin embargo, es erróneo llamarlos así, ya que, por definición, una harina es la pulverización de semillas o nueces, ya sean trigo, coco, almendra, centeno, etcétera. Al final de la producción de colesterol de alta o baja densidad, su excedente le dificulta al Hígado mantener el equilibrio. En otras palabras, el consumo excesivo de carbohidratos simples y azúcares termina saturando al Hígado.

Como dije antes, el Hígado ama todo lo verde y lo ácido y le cuesta mucho trabajo procesar el exceso de azúcar, sea cual sea la procedencia (natural o artificial). He tenido pacientes que "no comen" postres, pero consumen cinco porciones de fruta al día, jugos y batidos naturales, porque piensan que son "saludables", e igual desarrollan esta acumulación de depósitos de grasa. Esto sucede independientemente del género o la edad de los pacientes[9].

Ahora querrás saber cuáles carbohidratos y cuáles grasas sí puedes comer. Lo ideal es que todo lo que comas sea comida real, fresca y lo más natural posible, de preferencia hecha en casa. Aun así, los alimentos tienen unos perfiles de liberación de insulina, conocidos como índice glucémico y carga glucémica total.

FÓRMULA DEL ÍNDICE Y CARGA GLICÉMICOS

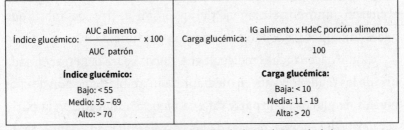

$$\text{Índice glucémico:} \quad \frac{\text{AUC alimento}}{\text{AUC patrón}} \times 100 \qquad \text{Carga glucémica:} \quad \frac{\text{IG alimento x HdeC porción alimento}}{100}$$

Índice glucémico:	Carga glucémica:
Bajo: < 55	Baja: < 10
Medio: 55 – 69	Media: 11 - 19
Alto: > 70	Alta: > 20

Fórmulas y rangos para el cálculo del índice glucémico y la carga glucémica.
AUC: área bajo la curva; HdeC: hidratos de carbón

▲ Fuente: Actual BE. El índice glucémico y la carga glucémica [Internet]. Bio Eco Actual. 2021. [Recuperado el 9 de septiembre de 2022]. Disponible en: https://www.bioecoactual.com/2021/11/23/indice-glucemico-carga-glucemica/.

No todos los alimentos son iguales para el metabolismo ni tienen el mismo efecto sobre el Hígado. Revisemos qué le ocurre al cuerpo cada vez que ingieres un alimento. Cuando comes cualquier bocado, ya sea grasa, proteína o carbohidrato, la digestión inicia con la masticación al activar enzimas como la amilasa. Después llega al estómago, donde, mediante la acción de ácido gástrico en un medio ácido saludable, continúa la degradación de los alimentos para ser absorbidos. Del estómago pasa a la primera y segunda parte del

---

9 Límite de azúcar en mujeres adultas (sin resistencia a la insulina o diabetes): seis cucharaditas (24 gramos). El límite de azúcar en hombres adultos (sin resistencia a la insulina o diabetes): nueve cucharaditas (36 gramos).

intestino delgado, el duodeno y el yeyuno, donde los nutrientes y la glucosa son absorbidos por la circulación sanguínea que irriga el sistema digestivo y son enviados a todos los tejidos del cuerpo. En ese momento es cuando podemos hacer las mediciones de glucosa e insulina en sangre. Una vez que se absorben los nutrientes en el sistema digestivo, se eleva la glucosa en la sangre. Lo normal es que los niveles de glucosa en la sangre disminuyan mediante la introducción de esas moléculas de glucosa a cada uno de los tejidos: cerebro, músculo, hígado, intestinos, corazón, todos, para que puedan cumplir sus funciones. La glucosa es el combustible que conoce el cuerpo. Junto con el oxígeno y el agua, son las tres sustancias que necesitan todos los tejidos del cuerpo para funcionar.

¿Cómo hacen dichas moléculas de glucosa para penetrar en cada uno de los tejidos? Lo hacen mediante la increíble detección de esos niveles de glucosa por parte de una glándula ubicada en la parte izquierda del cuerpo, debajo de las costillas, llamada páncreas. El páncreas produce varias hormonas (función endocrina) y enzimas (función exocrina). La insulina es una de las hormonas que produce el páncreas y su función es bajar los niveles de azúcar presentes en la sangre mediante la introducción de las moléculas de glucosa hacia adentro de los tejidos. La glucosa no tiene forma de entrar a los tejidos si no está acompañada de la insulina, conformándose el complejo glucosa-insulina.

No todos los alimentos son iguales, ya que la capacidad de cada alimento para elevar la insulina es diferente. Por lo tanto, lo que queremos en general en la alimentación de todos los seres humanos, con o sin enfermedad, es consumir alimentos que eleven lo menos posible la insulina en el torrente sanguíneo.

TABLA DE ÍNDICE GLICÉMICO Y CARGA GLICÉMICA

ALIMENTOS	IG	RACIÓN	CG
HORTALIZAS			
Brenjena	20	200g	1.74
Calabacín	15	200g	0.66
Calabaza	65	200g	2.86
Cebolla	15	200g	1.53
Remolacha	30	200g	3.84
Remolacha cocida	65	200g	8.32
Zanahoria	20	200g	2.92
Zanahora cocida	40	200g	5.84

ALIMENTOS	IG	RACIÓN	CG
CEREALES			
Arroz blanco hervido	72	150g	30.00
Arroz integral hervido	66	150g	21.00
Avena	40	70g	17.14
Muesli de avena	64	30g	12.00
Copos de maiz	80	26g	21.00
Mijo	70	70g	33.81
Quinoa	70	70g	33.81
Pasta hervida	48	180g	23.00
Cereales desayuno fibra	74	23g	17.00
Pan blanco	75	30g	11.00
Pan Integral	73	30g	9.00

ALIMENTOS	IG	RACIÓN	CG
FRUTAS SECAS			
Albaricoque seco	30	40g	5.21
Ciruela pasa	40	40g	6.4
Dátil	55	40g	15.62
Higo seco	50	40g	8.48
Uvas pasas	65	40g	17.16

ALIMENTOS	IG	RACIÓN	CG
FRUTAS			
Albaricoque	35	150g	4.99
Arándano	25	150g	2.29
Cereza	25	150g	4.99
Ciruela	35	150g	5.77
Fresa	25	150g	2.63
Higo	35	150g	8.4
Kiwi	50	150g	7.95
Manzana	35	150g	5.99
Zumo de manzana	41	250g	11.00
Melocotón	35	150g	4.73
Melón	65	150g	5.85
Naranja	35	150g	4.46
Zumo de naranja	50	250g	12.00
Pera	30	150g	4.77
Piña	50	150g	8.63
Plátano	45	150g	13.5
Sandía	75	150g	5.06
Uva	59	120g	11.00

▲ Fuente: Actual BE. El índice glucémico y la carga glucémica [Internet]. Bio Eco Actual. 2021. [Recuperado el 9 de septiembre de 2022]. Disponible en: https://www.bioecoactual. com/2021/11/23/indice-glucemico-carga-glucemica/.

Quizás estés pensando que para evitar la elevación de glucosa en sangre y, por ende, de insulina, lo mejor sería consumir azúcares artificiales o alimentos endulzados con azúcares artificiales. Déjame desilusionarte. Al contrario, todos estos alimentos con azúcares artificiales tienen un transporte tipo "tren bala" para llegar directo al Hígado y hacer que se estanque o sature. Si bien estos azúcares no necesariamente elevan ese nivel en sangre, sí viajan al Hígado y allí se acumulan. Es por esto que NINGÚN ENDULZANTE ARTI-FICIAL ES RECOMENDADO. No olvides que está demostrado que el azúcar es adictivo porque estimula las zonas de recompensa del cerebro y es estimulante para el sentido del gusto. Por eso, mientras más lo consumes, más lo quieres. Esto lo tiene muy claro la psicología del consumidor y lo debes saber tú también.

LISTADO DE AZÚCARES ARTIFICIALES Y SUSTITUTOS DEL AZÚCAR:

Azúcares simples básicos (monosacáridos y disacáridos). Fíjate que todos están terminados en "osa" que proviene del latín "ose" y significa "abundante en".

Dextrosa.	Fructosa.
Galactosa.	Glucosa.
Lactosa.	Maltosa.
Sacarosa.	Sucralosa.

AZÚCARES SÓLIDOS O GRANULADOS:

Azúcar de remolacha.	Azúcar morena.
Cristales de jugo de caña.	Caña de azúcar.
Azúcar caster.	Azúcar de coco.
Azúcar de repostería (también conocida como azúcar en polvo),	Sólidos de jarabe de maíz.
Fructosa cristalina.	Azúcar de dátiles.
Azúcar demerara.	Dextrina.

Malta diastática.

Cristales Florida.

Sólidos de jarabe de glucosa.

Maltodextrina.

Azúcar de panela.

Azúcar (granulada o de mesa).

Azúcar turbinado.

Maltol de etilo.

Azúcar dorada.

Azúcar de uva.

Azúcar mascabado.

Azúcar en bruto.

Sucanat.

Azúcar amarillo.

AZÚCARES LÍQUIDOS O EN JARABE:

Néctar de agave/jarabe.

Melaza.

Azúcar con mantequilla/
crema de mantequilla.

Jarabe de algarrobo.

Jugo de caña evaporado.

Concentrado de jugo de frutas.

Miel.

Jarabe de malta.

Melaza o molasses.

Jarabe refinador.

Malta de cebada.

Jarabe de arroz integral.

Caramelo.

Jarabe de maíz.

Zumo de frutas.

Miel de caña.

Azúcar invertido.

Miel de maple (también
llamado jarabe de arce).

Jarabe de arroz.

Jarabe de sorgo.

ENDULZANTES ARTIFICIALES (EL SUFIJO DE ALCOHOL, "-OL", SIGNIFICA QUE SON MUY FERMENTABLES)

Además, el otro problema de los azúcares artificiales es que gran parte de ellos son alcoholes, es decir, fermentación industrial, lo cual incide y altera de manera directa el intestino y su microbiota. Y, contrario a lo que se piensa, no son aptos para diabéticos. Algunos productos procesados que se venden con la etiqueta "sin azúcar añadido" en realidad contienen todos estos edulcorantes artificiales o sus nombres comerciales.

Aspartamo.	Acesulfamo de potasio.
Alitamo.	Ciclamato.
Caramelo.	Equal.
Fenilalanina.	Glucin.
Kaltame.	Mogrosides.
Neotame.	Nutrasweet.
Nutrinova.	Sacarina.
Splenda.	Sorbitol.
Sucralosa.	Twin Sweet.
Sweet 'n low.	Xilitol.
Maltitol.	

Los azúcares derivados de alcoholes dañan el equilibrio de las bacterias benéficas y favorecen un ambiente para bacterias patógenas o para el crecimiento desproporcionado de alguna de las cepas. Cuando hay un desequilibrio de bacterias y hongos en el intestino, se empiezan a producir desechos que circulan en el cuerpo y deben ser filtrados y limpiados por... adivina quién, el Hígado. Estas toxinas de esas bacterias patógenas sobrecargan las funciones del Hígado y lo obligan a trabajar de manera forzada, haciendo que otras sustancias, que deberían eliminarse, no se desechen y, por lo tanto, se acumulen. Si alimentas las bacterias malignas, estarás llenándote de toxinas que, a su vez, cargarán el Hígado. El gran problema es que, en general, no tenemos las sustancias necesarias para que el Hígado funcione de forma adecuada y elimine lo innecesario. En la alimentación común no hay una conciencia del consumo de alimentos verdes, que es donde se encuentran todos estos aminoácidos, cofactores y vitaminas necesarios para que las diferentes vías de desintoxicación ocurran con facilidad en el hígado.

DESINTOXICACIÓN HEPÁTICA

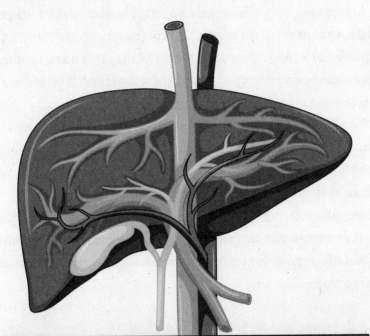

Compuesto Inicial Fase I: Bioactivación (funcionalización)	Intermedio activado	Compuesto hidrosoluble Fase II: (bioinactivación: conjugación)
Citocromo P450 Oxidación Reducción Hidrólisis	Peores toxinas que las iniciales	Glutación conjugación Aminoácidos conjugación Metilación Sulfuración Acetilación Glucoronidación

En la fase I las toxinas que llegan al Hígado para ser eliminadas sufren las acciones de enzimas. En la fase II, las toxinas se eliminan por la vía biliar. Entre la fase I y la fase II, las toxinas quedan más activas que al inicio, por lo que las toxinas se vuelven un "veneno". Cuando esas sustancias más tóxicas que las iniciales llegan a la fase II, lo esperado es que el organismo tenga lo necesario con el glutatión, grupos metilo, aminoácidos conjugados, entre otros, para lograr llevar a cabo la fase II de manera exitosa. Si no nos alimentamos adecuadamente, no lograremos tener las sustancias que requiere el hígado para activar la fase II y desintoxicarnos.

Lo ideal es consumir alimentos reales. Todo lo que viene en un paquete se considera "procesado" o "ultraprocesado". Si vas a consumirlo, debes revisar los ingredientes y saber que el primero de la lista es el que se encuentra en mayor cantidad y proporción. Mi recomendación, por amor a tu Hígado, es no comprar estos productos y menos consumirlos porque están llenos de ingredientes artificiales y conservantes que enferman e inflaman tu organismo a largo plazo.

LAS GRASAS: ¿CUÁLES SÍ Y CUÁLES NO?

El Hígado tiene problemas para procesar lo que más consumimos y todo aquello a lo que la industria de alimentos nos hace adictos.

Los humanos ancestrales, de donde venimos, eran cazadores y recolectores que rara vez encontraban un alimento con sabor dulce. El sabor dulce provenía del fruto de árboles o de algún cultivo de fruta silvestre, pero no era el sabor más común en los alimentos. Se consumían cantidades de grasas que eran necesarias como fuente de energía para los largos trayectos que recorrían en el día o la noche, así como para sobrevivir a las inclemencias del clima en los recorridos como nómadas. La grasa que consumían venía de los animales cazados, de los cuales se aprovechaban todas las partes. No se podían dar el lujo de consumir solo la carne magra y dejar el resto.

Si te acuerdas, antes vimos una receta de caldo de hueso para darle vitalidad y energía al Riñón, para nutrir la Esencia y su energía vital. Lo que extraemos de la médula es esa sustancia que se encuentra en la trabécula de los huesos largos: aminoácidos, como la glutamina (los ladrillos para hacer cadenas de proteínas que se usarán para muchas sustancias y los tejidos en el cuerpo), tanto para reparar los tejidos, restaurar las células del intestino, crear diferentes tipos de colágeno y, por supuesto, hidratarnos con minerales y sales para mantener el equilibrio hidroelectrolítico. Eran la materia prima para darle fuerza al Riñón, la Madre del Hígado. Recuerda que si la madre está bien, el hijo estará controlado; si el hijo está caprichoso, agotará a la madre. Esto quiere decir que, si nutrimos al Riñón, nuestro Hígado estará en salud óptima.

Por eso, los caldos son más que una receta de la abuela o uno de los secretos mejor guardados de las culturas ancestrales. Ahora, cada vez que veas el caldo y quieras rechazar esa cantidad de grasa que se forma en la superficie, recuerda que este líquido es un elixir para tu salud. La grasa del caldo de hueso es una grasa saturada, pero es muy benéfica para el organismo.

La definición de grasas "buenas" y "malas" debería ser en realidad de "inflamatorias" y "no inflamatorias". Quizás has oído que las grasas vegetales son buenas y las animales son malas. Estamos de acuerdo con los beneficios del aceite de oliva, no hay discusión sobre ese aporte del Mediterráneo a la alimentación, pero no solo este aceite es benéfico. Por mucho tiempo se concibió que las grasas saturadas eran malas y tapaban las arterias. Esta guerra contra las grasas empezó en los años 70 del siglo pasado, cuando un grupo de científicos, influenciados por la industria alimenticia, se alió para difundir el concepto de "las grasas te infartan". En ese momento se inició una cruzada para "perseguir" las grasas y crear conciencia en la población. De hecho, si le preguntas a alguien de 50 o 60 años sobre su consumo de grasas, te dirá: "yo como bien porque no como grasas". Grave error. La grasa es el motor del sistema nervioso. Junto con la cruzada en contra de las grasas, se difundió la idea de que era saludable consumir azúcares artificiales y después, con las investigaciones, nos dimos cuenta de que varios de estos, incluidos el acesulfame K o potásico, son cancerígenos. Este último fue utilizado por una generación que se privó de las grasas, tanto buenas como malas, pero que sí consumió azúcares muy lesivos para la salud.

Entonces, la pregunta no es si se deben o no consumir grasas, sino cuáles. Por definición, la grasa saturada es aquella que se vuelve sólida a temperatura ambiente o a 20 °C. Tal y como le pasa a ese caldo de huesos, esa sopa nutritiva de tuétanos, el sobrenadante de grasa en la superficie se volverá sólida a la temperatura en que una grasa saturada se vuelve sólida. Por el contrario, a esa temperatura, el aceite de oliva se mantiene líquido, lo que quiere decir que es una grasa insaturada. En 2007 incluso hicieron otra advertencia en contra del aceite de coco. Las autoridades científicas de la American Heart Association en Estados Unidos argumentaron que el aceite de coco, por ser una grasa saturada (sin considerar sus maravillosos componentes, como el ácido láurico, el ácido caprílico y los triglicéridos de cadena media), era un alimento que aumentaba el riesgo cardiovascular[10].

Entonces, ¿cuáles deberíamos comer y cuáles no? No hay que consumir las grasas inflamatorias y hay que consumir las no inflamato-

---

10   Sacks, F. M., Lichtenstein, A. H., Wu, J. H. Y., Appel, L. J., Creager, M. A., Kris-Etherton, P. M., Miller, M. I., Rimm, E. B., Rudel, L. L., Colhoun, H. M., Stone, N. J., & Van Horn, L. (2017). Dietary Fats and Cardiovascular Disease: A Presidential Advisory from the American Heart Association. Circulation, 136(3). https://doi.org/10.1161/cir.0000000000000510.

rias en cantidades abundantes, combinándolas con un bajo consumo de carbohidratos y azúcares para que se mantenga un adecuado y saludable ambiente hormonal de insulina y cortisol en el cuerpo. Mientras más grasas inflamatorias consumas, más sobrecargas las funciones del Hígado y más favoreces la inflamación de todas las membranas celulares. Así, junto con el consumo de azúcares, ocurre el fenómeno de "grasa dulce" en el cuerpo, el cual es muy lesivo para el cerebro. Cuando se favorece el consumo de grasas inflamatorias con azúcares o proteínas, se conforma una capa rígida, como la costra del pan al salir del horno. En el cuerpo, esta reacción tipo "costra", por la unión entre grasas y azúcares o proteínas, es lo que se conoce como glicación, uno de los procesos más oxidativos que pueden ocurrir y que lleva al envejecimiento temprano y a la rigidez de las membranas celulares, sobre todo en el cerebro.

La combinación de azúcares, grasas inflamatorias, vida sedentaria, alimentación baja en nutrientes, poco consumo de plantas (esto es menos de seis a ocho porciones de verduras, aunque no seas vegano o vegetariano) y de proteína es lo que lleva al Hígado a estancarse y sobrecargarse. Si quisiéramos ponerle más drama a esta combinación fatal de factores, podríamos agregarle el consumo de alcohol, aunque exista la creencia popular de que solo el alcohol le hace daño al Hígado. Como ves, hay muchos otros factores y alimentos que nos están intoxicando lentamente, haciendo que el general, el Hígado, esté más tenso, así que es muy probable que nos pase la cuenta de cobro con alguna enfermedad.

TIPOS DE GRASAS

Grasas no inflamatorias: son las grasas saludables, ricas en ácidos grasos monoinsaturados y/o poliinsaturados, como omega 3. Estos alimentos las contienen:

- Pescados: sardinas, salmón, arenque, bacalao negro.
- Semillas: cáñamo, chía, linaza (molida o su aceite).
- Frutos secos: almendras, macadamias, avellanas y pecanas.
- Aceites: de oliva virgen extra, de coco, de aguacate.
- Aceite de ajonjolí prensado en frío y sin mezclas con soya.
- Mantequilla clarificada o ghee.
- Aguacate.
- Huevo.
- Alimentos integrales de soya: tofu, tempeh, edamame.

Grasas inflamatorias: cualquier alimento con aceites hidrogenados, parcialmente hidrogenados o grasas saturadas. Estos alimentos las contienen:

- Aceite de canola.
- Mantequilla y margarina.
- Grasas trans.
- Exceso de omega 6.
- Alimentos ultraprocesados y comida rápida (grasas vegetales, papas fritas, galletas, tortas, etc).

Una forma práctica, al comprar un aceite, para reconocer si es inflamatorio o no es fijarte en su tamaño y su precio. Si su presentación es una botella grande y es muy barato en comparación con otros aceites, quiere decir que es un aceite inflamatorio. Si, por el contrario, el frasco es pequeño y es más costoso, es un aceite no inflamatorio. Invertir en un aceite de buena calidad es un favor que le haces a tu salud en general. Idealmente debemos consumir aceites sin refinar y prensados en frío, pues eso nos asegura que no se han usado químicos que eliminan nutrientes esenciales ni calor para extraer la cantidad de aceite. Un aceite envasado en vidrio, almacenado en un lugar oscuro y en un frasco pequeño es ideal para el consumo diario. Los aceites prensados en frío requieren un proceso más largo y lento, de ahí su valor en el mercado. Al igual que la sal, en la que sabes que debes invertir para que tu Riñón sonría, el uso de aceites no inflamatorios será un alivio para tu Hígado, que te lo agradecerá.

Si el Hígado no tuviera que ocuparse de dichos aceites inflamatorios, estaría desempeñando su función principal: eliminar las hormonas que ya han sido utilizadas (testosterona, estrógenos y progesterona, entre otras). Hablaré de ellas porque en este momento es muy común la dificultad para eliminar los estrógenos. Como consecuencia, se han incrementado los casos de endometriosis, miomatosis, cólicos menstruales insoportables, riesgo de cáncer mamario, entre muchas enfermedades ginecológicas. En los hombres hay un aumento de síntomas relacionados con el desequilibrio de testosterona, como la hiperplasia prostática benigna, el cáncer de próstata, la alopecia androgénica, el aumento de riesgo cardiovascular, la disfunción eréctil, la baja libido y la acumulación de grasa en el área abdominal.

LAS HORMONAS, EL AMBIENTE Y TU HÍGADO

Acabas de hacer conexiones muy poderosas que quizás nadie te hubiera explicado antes. La modernidad nos trae nuevos retos que las culturas ancestrales no tenían: la relación del cuerpo con un ambiente contaminado con toxinas ambientales y la dificultad para eliminar las sustancias tóxicas, debido a que los mecanismos naturales se ralentizan y, en el peor de los casos, se detienen. Piensa en esto: nuestro cuerpo está diseñado para usar, procesar y desechar las sustancias que producimos, pero tenemos una capacidad limitada para eliminar otras sustancias dañinas que no sean de nuestro cuerpo, como las toxinas ambientales o los desechos de infecciones crónicas. Si la sustancia dañina a la que estamos expuestos es más lesiva que los desechos producidos por el cuerpo, el organismo prioriza eliminar lo más dañino y no los residuos propios. Como consecuencia, deja de eliminar los metabolitos de las hormonas y estos se acumulan en el organismo, creando otro tipo de enfermedades.

El exceso de estrógenos es uno de los grandes problemas de la salud en la mujer, en quienes la prevalencia de enfermedades dependientes del estrógeno crece en cifras. Según el Global Burden Disease (Carga Global de Enfermedad), el informe epidemiológico más completo, para 2019, 4 de cada 10 mujeres sufrían de una enfermedad ginecológica. Con respecto a la incidencia, al año se registraron 19.386,8 casos nuevos de enfermedad ginecológica por cada 100.000 mujeres como: miomatosis, síndrome de ovario poliquístico, endometriosis, prolapso genital, síndrome premenstrual, desórdenes menstruales, enfermedades de mama, ovario, vagina y vulva[11]. De las cifras mencionadas, las enfermedades más asociadas con el exceso de estrógenos son la endometriosis, la miomatosis, los desórdenes menstruales y el síndrome premenstrual. El exceso de estrógenos es una condición que está ligada a la salud del Hígado y, por lo tanto, cobra relevancia que estemos expuestas a una cantidad de toxinas en el ambiente, en los productos de belleza y en el estilo de vida que promueve la falta de eliminación de estrógenos. El cuidado del Hígado es uno de los aciertos más grandes de la Medicina China.

El Hígado se afecta cuando tiene que metabolizar los azúcares y las grasas inflamatorias, dos factores que se pueden controlar. Sobre lo siguiente que vas a leer no tienes mucho control porque

---

11   En 2019, 39,6% de las mujeres, equivalente a 1.530 millones, vivían con enfermedad ginecológica. *Gynecological diseases — Level 3 cause.* (2020, October 15). Institute for Health Metrics and Evaluation. https://www.healthdata.org/results/gbd_summaries/2019/gynecological-diseases-level-3-cause.

la modernidad nos tiene inmersos en una realidad de la cual no podemos escapar: la toxicidad ambiental, las infecciones a las que nos exponemos y los medicamentos que consumimos, que alteran el funcionamiento del organismo. Además del consumo de medicamentos, hay algunos factores que dependen del sistema de antioxidantes y de la actividad de uno o varios genes que codifican las enzimas fundamentales en el proceso de desintoxicación y eliminación de sustancias en el cuerpo.

Sé que te debes estar abrumado por la cantidad de información que estás procesando, pero mi intención es que entiendas este concepto tan poderoso de un Hígado estancado. Ahora estás conociendo la Medicina China explicada a la luz de la modernidad y tu mente occidental, esa que necesita comprobación y exactitud, la está comprendiendo.

UNA HISTORIA METÁLICA

Cuando vivía en Tianjin, durante mi maestría, era corredora de media maratón. Corría todos los días de 10 a 12 kilómetros. En la universidad había una pista de atletismo de milla y, aún bajo los cielos grises que se vislumbraban en esa ciudad, yo insistía en mi práctica de atletismo. Sin embargo, con el tiempo empecé a sentirme muy cansada y no entendía por qué. Mi ánimo empezó a alterarse. No tenía apetito, me sentía extraña con el pasar de los días, el choque cultural esperado me afectaba y sentía que unos cambios iban sucediendo en mí por la toxicidad ambiental que me rodeaba.

Había días en los que la nube gris del cielo era peor que en otros. Una amiga coreana me contaba que esa nube gris se desplazaba con el viento, desde Tianjin a la península de Corea, con una facilidad tal que en Corea tendrían un día soleado cuando Tianjin estuviera nublado y viceversa. Era así. Aquel día malo de nube gris, nube de contaminación, era como respirar aire del tubo de escape de un carro o un camión muy viejo. Así pasaron meses y realmente no sabía que eso tenía alguna relación con mi salud. En contraparte a esta toxicidad, la comida que consumía desde el desayuno a la comida estaba llena de verduras cocinadas con diferentes métodos. La comida caliente es fundamental para la salud del Bazo-Páncreas.

Cuando regresé de China tuve varios problemas de salud que parecían no tener relación con lo que acabo de contar, pero había un factor común que detecté, aunque tampoco le encontraba explicación. Cuando bajaba de peso por una alteración en el estado de ánimo, sentía esa misma rareza que acabo de describir durante mi estancia en China.

Años más tarde, un estudio con Dermatrón (dispositivo que mide con voltaje el funcionamiento de los órganos para determinar diferentes enfermedades o niveles de toxicidad) arrojó un diagnóstico sorprendente. Mis síntomas, que incluían una alteración del estado de ánimo, sensación de "rareza" en la mente, manchas en la piel y disminución de peso, se podían explicar con algo en común. Cuando buscaron si tenía toxicidad por metales pesados, el resultado fue positivo. No solamente fue positivo para metales, sino que tenía circonio acumulado en el cuerpo. Lo curioso es que en Colombia no existe este metal y, por lo tanto, no existe la contaminación ambiental por este.

Empecé a rastrear en dónde había podido llenarme de circonio. En las plantas industriales, en los grandes puertos, zonas de producción, maquilas y fábricas de China existe este metal. Es más frecuente en las siderúrgicas y zonas industriales, y Tianjin, siendo el área especial, es el puerto más grande de comercio del norte de China.

La relación con el peso era que, al perderlo, los depósitos de grasa se liberan al torrente sanguíneo junto con los metales pesados acumulados en la grasa del cuerpo. En esa grasa que necesitamos para producir hormonas y neurotransmisores también se acumulan toxinas, pues todos los tejidos del cuerpo están vivos y activos. La avidez de los metales pesados por el tejido graso, por el hígado y por el cerebro es total. Por eso es que hoy en día estamos viendo síntomas que hace unos siglos serían raros e inusuales por completo, pero la verdad es que este es el mundo industrializado y contaminado en el que vivimos. Ahora bien, si tenemos dos situaciones, no comemos lo que necesitamos y estamos expuestos a ambientes tóxicos, no nos queda mucho más que hacer por nuestra salud porque, eventualmente, nuestro sistema de acumulación de toxinas quedará saturado y las enfermedades aparecerán como una consecuencia. Si puedes escoger bien tu alimentación, te estás haciendo un favor que apreciarás en el futuro.

TOXINAS AMBIENTALES

Por años se les dio muy poca importancia a las toxinas del ambiente, pero en las últimas décadas han salido a la luz cientos de escándalos de fábricas que vertían sus desechos en los cuerpos de agua o a la atmósfera sin ningún pudor, mientras que las poblaciones cercanas sufrían los daños, muchas veces irreversibles, como malformaciones discapacitantes o incompatibles con la vida.

Un caso muy sonado fue, en 2001, contra la fábrica DuPont en Virginia, Estados Unidos. Los compuestos producidos por esta fábrica, ácido perfluorooctanoico (PFOA) y ácido perfluorooctano sulfónico (PFOS), son los materiales utilizados para hacer el teflón de los sartenes. Todas las personas que usan sartenes con teflón están expuestas a este compuesto. Los desechos vertidos en los ríos cerca de la fábrica provocaron la muerte de una gran cantidad de animales por la alta toxicidad. Se identificó que este compuesto se asociaba con diferentes tipos de cáncer y malformaciones en el feto, así como con diferentes alteraciones neurológicas. La demanda aún continúa vigente y la regulación con respecto a este tipo de compuestos se sigue tratando de implementar[12].

La dificultad que supone comprobar la toxicidad de ciertas sustancias, así como la seguridad de estas y los medicamentos, ha to-

---

12 La película *Dark Waters* (2019), dirigida por Todd Haynes, aborda este tema.

mado gran relevancia. Es la razón por la que algunos medicamentos advierten que no deben ser consumidos durante el primer trimestre de gestación, dado que, durante el desarrollo embriológico, hay momentos cruciales que, si se alteran, tendrán resultados nefastos. Esto se ha evidenciado en malformaciones congénitas (del nacimiento) que se asociaron al uso de medicamentos.

Las toxinas ambientales producto de la industrialización, los petroquímicos presentes en el ambiente y en los productos de uso diario y el mercurio de los mares nos han llevado a replantear la idea de que las micropartículas de toxinas no traerán consecuencias para la salud. Sin embargo, el punto crucial es darnos cuenta de que nuestro cuerpo sí usa cantidades muy pequeñas de hormonas para cumplir sus funciones. La testosterona, la progesterona, el estrógeno, las tiroideas, la insulina, el cortisol, FSH, LH y ACTH, entre muchas, se liberan en nanogramos y van a lugares distantes del cuerpo. Son el sistema de comunicación del organismo y tienen gran efectividad aun en niveles tan pequeños. La toxicidad, lamentablemente, se comporta igual. Se necesita muy poca cantidad de partículas tóxicas para alterar el equilibrio del cuerpo.

Por años pensamos que el cuerpo tenía la capacidad para eliminar estas sustancias de la mejor manera. Grave error. Nuestro mecanismo de eliminación está cada vez más comprometido por lo que consumimos y lo que dejamos de consumir. Estas sustancias que no podemos eliminar se acumulan y, además de eso, detienen los mecanismos naturales de desintoxicación del cuerpo. Aunque las cantidades sean pequeñas, van a tener consecuencias lesivas en nosotros y por eso es importante que lo entiendas.

Cuando aparece una enfermedad, las toxinas ambientales pueden considerarse como una de las causas por evaluar. Los metales pesados más comunes en nuestro medio son:

- Mercurio (Hg).
- Cadmio (Cd).
- Cobre (Cu).
- Cromo (Cr).

- Plomo (Pb).
- Talio (Tl).
- Zinc (Zn).
- Níquel (Ni).

El cuerpo tiene la capacidad de absorber sustancias tóxicas presentes en productos de uso cotidiano; sin embargo, al estar en contacto excesivo con ellas, se detienen o ralentizan los mecanismos de eliminación y limpieza de nuestro hígado. Ten precaución al usar estos productos y revisa la lista de ingredientes que contienen. Opta por productos más naturales.

SUSTANCIAS QUE SE ASEMEJAN A HORMONAS Y XENOESTRÓGENOS

Los siguientes productos pueden contener plástico y derivados del petróleo que se asemejan a hormonas: los productos de limpieza, algunas cremas y cosméticos para el cuerpo o el rostro, ambientadores, velas o aromas artificiales y cualquier tipo de perfume.

- Los **bisfenoles y los ftalatos:** imitan estrógenos y andrógenos, produciendo disfunciones reproductivas como infertilidad y abortos.

- **Bisfenol A (BPA):** se une a otros receptores en las células sensibles a las hormonas y es considerado el principal disruptor endocrino, que afecta también la testosterona y la hormona tiroidea.

- **Bisfenol B (BPB), bisfenol F (BPF), bisfenol S (BPS):** alterador endocrino, principalmente de hormonas sexuales.

- **Alquilfenoles y etoxilatos de alquilfenol:** imitan los estrógenos en las células y perturban las funciones reproductivas masculinas.

- **Compuestos perfluorados (sustancias perfluoroalquiladas y polifluoroalquiladas):** compuestos de flúor y carbono usados en detergentes, solventes y velcro. Están presentes en el agua.

- **Retardantes de llama bromados (BFR):** se unen a receptores de la tiroides, evitando su función y reduciendo los niveles de TSH. También interfieren con receptores de glucocorticoides.

- **Estabilizadores UV:** intervienen en la función endocrina normal, específicamente UV-234, UV 236, UV 329. Demostraron suprimir la función tiroidea y disminuir el ritmo cardíaco.

- **Triclosán:** altera la flora intestinal.

- **Parafinas cloradas de cadena corta (PCCC):** se acumulan en el hígado, los riñones y la tiroides.

- **Dioxinas:** acné por cloro, manchas en la piel, otras lesiones cutáneas y lesiones hepáticas.

- **Plomo y cadmio:** se asocian con niveles hormonales y desarrollo reproductivo anormales.

Según el Informe *El estado de los conocimientos científicos sobre las sustancias químicas que perturban la función endocrina* de la Organización Mundial de la Salud y el Programa de las Naciones Unidas para el Medio Ambiente (PNUMA) de 2012, "se sabe o se sospecha que cerca de 800 sustancias son capaces de interferir con los receptores de hormonas, la síntesis de hormonas o la conversión de hormonas". Las sustancias mencionadas son conocidas como perturbadores endocrinos y alteran el metabolismo, la síntesis y la eliminación de las hormonas[13].

En ciudades contaminadas es importante estar atentos a los niveles de fatiga y cansancio, pues el cuerpo avisa cuándo debes visitar más la naturaleza para eliminar las sustancias que hayas podido acumular o cuándo debemos hacer un proceso de limpieza en profundidad.

La cantidad de hormonas que producimos se mide en nanogramos, al igual que la cantidad de partículas que inhalamos del aire, absorbemos a través de la piel o consumimos en los alimentos. La cantidad de partículas tóxicas en el ambiente también se evalúa en medidas pequeñas, al igual que nuestras hormonas. Probablemente pensarás: "yo no me comería un alimento con alguna de esas sustancias" o "no hay forma de que yo me ponga algo tóxico en el cuerpo". El problema es justo ese: que no sabemos cuáles sustancias tóxicas están presentes en productos o comestibles de uso cotidiano y, sin saberlo, los efectos de esas sustancias están teniendo efecto sobre nuestro cuerpo.

El BPA, o bisfenol A, es un plástico cuya estructura química, al ser derivada del petróleo, se asemeja a las hormonas. Su uso es común en los envases de líquidos, agua en botella, gaseosas (espero que ya no consumas estas bebidas), recipientes de alimentos o los que se usan en alimentos "para llevar", como bolsas plásticas, entre otros.

---

13   Organization, W. H., & Programme, U.N.E. (2013). *State of the Science of Endocrine Disrupting Chemicals - 2012: An Assessment of the State of the Science of Endocrine Disruptors Prepared by a Group of Experts for the United Nations Environment Programme (UNEP) and WHO.*

Las toxinas de las que estamos hablando traen dos problemas:

1. Como debemos eliminarlas del cuerpo, le dan más trabajo al Hígado, aparte de las funciones que normalmente tiene que hacer.

2. Compiten con las hormonas por su similitud estructural bioquímica, haciendo que la retroalimentación de niveles hormonales al cerebro y al resto del cuerpo se altere. Lo anterior es una de las principales causas de acumulación de estrógenos, aunque no la única. Acumular estrógenos es una de las peores situaciones, ya sea para la mujer o para el hombre.

El glifosato, conocido como Roundup, es un pesticida que, a pesar del enorme escándalo que ha generado su uso, las evidencias recogidas por la FDA (Food and Drug Administration) y su repercusión e incidencia en el cáncer, sigue siendo utilizado. En nuestro país hemos visto cómo los cultivos, que no habían sido tocados por esta industrialización de la agricultura, se han ido afectando cada vez más. La magia de la agricultura había sido siempre el equilibrio en la rotación de los cultivos, dado por las estaciones, la transición y los cambios del clima para los países tropicales.

La sabiduría de la tierra radica en que los cultivos deben ser rotatorios, no solo para mantener los nutrientes del suelo, sino para el crecimiento de ciertas plantas que actúan como pesticidas naturales y evitar el uso de pesticidas como el glifosato.

El glifosato se creó durante la Segunda Guerra Mundial. Zyklon B era otro pesticida usado en las duchas de las cámaras de gas en los campos de concentración de la Alemania nazi. Con este antecedente de su uso, no queda duda de su efectividad lesiva. El poder de este tipo de compuestos es que detienen la acción de una enzima muy importante para la desintoxicación del Hígado, llamada citocromo P450. Al detenerla, el cuerpo pierde la capacidad de eliminar la toxicidad. Además, se ha relacionado con enfermedades crónicas, degenerativas y cáncer.

Todo lo anterior ha sido tema de discusión, ya que los creadores del producto glifosato, la empresa conocida como Monsanto, fue comprada por la farmacéutica multimillonaria Bayer. La empresa Monsanto es la más grande a nivel mundial en producción y distribución de semillas transgénicas. Sí, estás en lo correcto: es una contradicción que quienes ofrecen medicinas (farmacéutica) vendan también venenos (pesticidas y semillas alteradas). Así que tienes que saber más y buscar alimentos que no hayan sido tratados con este pesticida. Si bien se ha ido retirando de la agricultura en muchos países y la fumigación masiva aérea con este pesticida se ha detenido, es importante que escojas muy bien las fuentes de donde vienen tus alimentos.

POLIMEDICACIÓN O CONSUMO DE MÚLTIPLES MEDICAMENTOS

Es usual encontrar pacientes con múltiples medicamentos para sus enfermedades, de las cuales no han encontrado las causas. Esta polimedicación afecta al Hígado, ya que le da aún más trabajo del que ya tiene y termina alterando sus funciones normales. Un mismo paciente toma antihipertensivos, suplencia de hormona tiroidea para el hipotiroidismo, analgésicos para aliviar dolores musculares y estatinas porque tiene el colesterol elevado. Estos son los cuadros usuales de los pacientes que recibimos en la consulta y la realidad de muchas personas en la actualidad.

UNA HISTORIA FARMACOLÓGICA DISRUPTIVA

Diez años antes de aprender Medicina China, estaba en el quinto semestre de Medicina, donde cursamos Farmacología. Durante los tres primeros semestres estudiamos cómo es un ser humano sano y en el cuarto estudiamos Patología y Microbiología. Con ansias esperaba la clase de Farmacología porque quería saber cómo curar a las personas. En Farmacología vimos cada grupo de medicamentos, tales como antihipertensivos, antibióticos de diferentes clases, corticoides, controladores del colesterol (ya sabes algunos orígenes del colesterol alto), anticonceptivos, anestésicos, relajantes musculares, analgésicos, y muchos otros. Además del medicamento, aprendimos qué le hace el medicamento al cuerpo (farmacodinamia), qué le hace el cuerpo al medicamento (farmacocinética), sus mecanismos de acción y su tiempo de vida media (el tiempo en que tarda en reducirse la cantidad del medicamento a la mitad en el torrente sanguíneo, lo cual determina la dosis diaria por consumir). También estudiamos los efectos y las reacciones adversas.

Este fue un momento determinante en mi manera de pensar. Desde ahí, decidí que tendría que buscar una alternativa. Mientras estudiaba, me di cuenta de que la lista de los efectos adversos de cada medicamento era más larga que los beneficios y usos. Esto me parecía absurdo. Lo que más me impactaba era que casi todos, por no decir todos, tienen una toxicidad importante que afecta al hígado. Pensamos que es normal que un paciente tome un medicamento, por prescripción médica, "toda la vida". Pero en realidad el médico debería decir: "vas a lesionar tu hígado con este medicamento para toda la vida". Aunque decir esto sería demasiado polémico y pocos pacientes tomarían la medicación. Lo increíble de esto es que, si cuidamos más el hígado, casi ninguna enfermedad aparecería, pero apenas estamos logrando difundir esta información que siempre ha sido muy clara para la Medicina China. En ese momento de mi carrera, después de leer la farmacología convencional, estaba convencida de que buscaría una alternativa para mejorar los problemas de salud de mis pacientes.

ANALGÉSICOS Y ANTICONCEPTIVOS

Si hay dos grupos de medicamentos que cargan y estancan el hígado son los analgésicos comunes de venta libre y los anticonceptivos. Si ves una relación estrecha entre estos dos, entenderás que esta podría ser la historia de una mujer que ha tenido cólicos menstruales por años, así como dolor de cabeza. ¿Qué hace esta mujer para aliviar los síntomas? Toma uno o varios medicamentos, con moléculas cada vez más elaboradas de absorción rápida, para quitar ambos dolores: el del cólico menstrual y el de la cabeza.

Así, entrará en un círculo vicioso: el exceso de estrógenos en el Hígado producirá estancamiento de sangre, que, a su vez, generará cólicos y dolor de cabeza, para lo que tomará medicamentos que generan más estancamiento de sangre y Qì en el Hígado. Los malestares asociados a la menstruación harán que consulte con un ginecólogo convencional, el médico le recetará anticonceptivos para, supuestamente, aliviar estos síntomas. Esta paciente pasará años tomando analgésicos para aliviar sus síntomas y anticonceptivos (oral, inyectable, implantable o dispositivo intrauterino, con bajas cargas hormonales) que la llevarán a afectar su Hígado: estará sobrecargado de trabajo y no tendrá más remedio que tratar de hacer lo que puede con lo que tiene. El consumo de anticonceptivos por períodos largos produce una interferencia en la absorción de las vitaminas del complejo B, haciendo que se disminuyan sus depósitos a largo plazo y se cree una baja absorción de ciertos nutrientes.

Luego de explicar este caso, sabrás que medicarte con un analgésico tiene dos problemas:

1. No estás resolviendo el problema de base. Sentir dolor en cualquier parte del cuerpo no es normal, pues el cuerpo no debe doler. Tomar un analgésico para aliviar el dolor en los múscu-

los, espasmos, dolor de fibromialgia, cólicos menstruales, dolor de cabeza o cualquier otro dolor es solo tapar el síntoma sin resolver la causa.

2. Estás sobrecargando más tu hígado, lo cual detendrá todos los procesos que debe hacer. No debemos darle más trabajo del que ya tiene; al contrario, debemos favorecer su salud óptima.

METILACIÓN

La metilación es un proceso esencial para el funcionamiento óptimo de casi todos los sistemas en el cuerpo[14]. Ocurre billones de veces por segundo. El proceso de metilación repara el ADN en el diario vivir, ayuda a mantener la inflamación a raya, repone los compuestos necesarios para la desintoxicación y ayuda a mantener un estado de ánimo estable. Aunque es una cadena bioquímica compleja, lo que debes saber es que este proceso ocurre en muchas células del cuerpo y especialmente en el Hígado. La metilación depende de la presencia de vitaminas del complejo B, como la B6 y la B9. La metilación es necesaria para el recambio y reparación de ADN, la producción de neurotransmisores, la desintoxicación, el metabolismo de la histamina, el estrógeno y las grasas, la salud visual, la energía en las células y la salud hepática.

Cuando la metilación ocurre de forma adecuada, los impactos positivos sobre la salud cardiovascular, neurológica, reproductiva y de los sistemas de desintoxicación ocurren de forma natural. Se estima que el 60% de la población tiene una alteración genética que le impide hacer bien este proceso.

---

14 La metilación consiste en la entrega de un grupo metilo CH3, el cual requiere un compuesto llamado SAMe (S-adenosilmetionina) que se intercambia por el grupo metilo. Todas las funciones nombradas se llevan a cabo si este intercambio ocurre. SAMe necesita una forma activa del ácido fólico, conocida como tetrahidrofolato.

Sustancias importantes para la desintoxicación hepática se inhiben si la metilación está detenida o alterada. Es por esto que la metilación es fundamental en el organismo y aún más para el Hígado. Las sustancias más importantes para una adecuada metilación son el glutatión, la coenzima Q10, la melatonina, la adrenalina, la noradrenalina, la serotonina, el ácido nítrico, la cisteína, la L-carnitina y la taurina.

Los alimentos útiles para favorecer la metilación, dado que contienen estas sustancias, son: espárragos, aguacate, brócoli, coles de Bruselas, vegetales de hojas verdes y legumbres. Además, se requiere actividad física regular, evitar las bebidas alcohólicas y el excesivo consumo de café (más de dos tazas al día) y cigarrillo.

Las vitaminas del complejo B, con sus formas activas (como el folato, B12, B6 y B2), así como el magnesio, la betaína y la vitamina D, son fundamentales para apoyar este importante proceso. Si este proceso no ocurre de forma adecuada, es probable que el Hígado esté acumulando una mayor cantidad de sustancias tóxicas y esa sea la razón por la que está cargado. A la luz de la Medicina China, este concepto de la metilación es muy poderoso. En la alimentación ancestral, el consumo de alimentos con alto contenido del grupo de la vitamina B, como las vísceras de animales, ha sido fundamental. Si hay síntomas de baja metilación, los regímenes vegetarianos y veganos deberían ser revaluados.

REVELACIÓN
PARA
SANAR

La metilación deficiente es el proceso bioquímico que explica el concepto de estancamiento del Hígado en la Medicina China.

INFECCIONES CRÓNICAS

PARÁSITOS

Por definición, una purga es la evacuación de líquidos corporales por alguno de sus orificios, mejor entendido como diarrea o vómito. Desde la Antigüedad, las culturas usaban las purgas como una forma eficaz de mantener la salud. Este cuidado en la actualidad se ha tomado como algo absurdo para cuidar la salud, pero en realidad las purgas estaban diseñadas para restablecer la salud en general. Con el tiempo, la purga significó el uso de medicamentos antiparasitarios, y es por eso que para muchas personas la purga es para "eliminar parásitos", pero esta no era su definición inicial.

Una de las complicaciones más importantes es una parasitosis intestinal o un absceso amebiano, en donde los parásitos migran desde el intestino y se alojan en el hígado, generando una infección crónica y de difícil tratamiento. Aunque ocurre en el 1% de la población mundial, es importante entender que no es necesario terminar con una complicación como esta para que el Hígado se afecte. Solo con una infestación de parásitos o de microorganismos que liberan sus desechos al medio (es decir, nuestro cuerpo), se va a sobrecargar al hígado. Aun así, no es recomendable esa popular "purga de droguería", como se ha hecho siempre, sin tener un examen de materia fecal que identifique el tipo de parásito o infección que tenemos en el intestino. Es importante saber si tenemos dichas infecciones, ya que debemos bajar la carga al Hígado de todo lo que tiene que procesar y eliminar. Algunos de los parásitos tienen ciclos de reproducción regidos por los ciclos de la luna e incluso alteran el sueño de las personas en el momento de reproducción parasitaria y alteran la serotonina y melatonina. Además, los parásitos pueden tener ciclos de crecimiento pulmonar después de haber crecido en el intestino. Un ejemplo de esta infección parasitaria es el *Strongyloides stercoralis*, el cual genera una infección inicial intestinal, pero luego en el tratamiento se debe dar otra dosis de antiparasitario para eliminar el ciclo de vida del parásito que ocurre en el pulmón dos semanas después de infestar el intestino. Cada parásito responde a un medicamento diferente, y esta es la razón por la que se debe hacer un coprológico de alta calidad que identifique los parásitos endémicos del lugar donde viven las personas.

INFECCIONES POR VIRUS

Entremos en un terreno polémico. Cambiar los paradigmas requiere tiempo y, a su vez, darnos cuenta de que no todo lo que está dicho es la verdad completa. Así pasa con las infecciones por virus de las que te voy a hablar a continuación. La inmunología convencional explica que, si hemos estado expuestos a algún patógeno y tenemos anticuerpos de memoria positivos, estamos inmunizados contra ese microorganismo. Sin embargo, con la práctica y la revisión de la literatura reciente, hay que aprender a interpretar este concepto. Hay dos virus muy frecuentes en la población en general: el citomegalovirus y el virus del Epstein Barr. Estos virus están causando estragos en la salud general y, sumados a todos los otros factores de los que hemos hablado, aumentan la inflamación y evitan la reparación. Además, son los causantes de deficiencias de metilación, alteraciones en la tiroides, neuroinflamación, alteraciones en el estado de ánimo, síntomas neuropsiquiátricos, infertilidad, endometriosis, enfermedades autoinmunes y más.

Estos virus hacen parte de la familia del Herpes Virus Humano, o *Herpesviridae*, que se compone de ocho subtipos de virus diferentes. Además, se cree que aún hay muchos por descubrir de esta familia, como lo conté en el capítulo del Riñón. El citomegalovirus y el virus del Epstein Barr podrían explicar el inicio y la permanencia de alteraciones psiquiátricas (trastornos del ánimo, trastorno depresivo mayor, trastornos de ansiedad, ataques de pánico, insomnio, trastorno afectivo bipolar), enfermedades neurológicas (esclerosis múltiple, mielitis), enfermedades neuroinflamatorias y neurodegenerativas (alzhéimer y párkinson), enfermedades autoinmunes, infertilidad, cefaleas crónicas, alergias, predisposición a infecciones crónicas, fibromialgia, artritis reumatoide, fatiga crónica, alopecia, endometriosis, entre muchas otras. Común a todas ellas es la presencia de niveles de anticuerpos de memoria muy elevados para los virus del Epstein Barr y el citomegalovirus. Las manifestaciones de estos virus son tan variadas que sería muy difícil delimitar sus síntomas o predecir quiénes los tienen o no.

Con mis pacientes solicito, casi como rutina, un examen de sangre para conocer los niveles de anticuerpos inmunoglobulina G contra estos virus. Aun así, encontrar este virus como causa o activador de una enfermedad crónica no hace fácil su tratamiento, dado que está estrechamente relacionado con el sistema inmune, endocrino y las emociones. La replicación viral y reactivación de ciclos de latencia dependen, en gran parte, del estrés del huésped, asociado a todo lo que hemos revisado en este capítulo (la metilación, carga tóxica acumulada, infecciones intestinales, deficiencia de consumo de alimentos de hojas verdes en la alimentación). Con gran sorpresa, he aprendido que este virus nos muestra que la salud y la enfermedad están en una danza que, tanto médicos como pacientes, debemos aprender a llevar, pues no todo lo podemos controlar y este virus es bastante impredecible.

El contagio de estos, en la mayoría, es por contacto con personas infectadas o con la reactivación de la latencia, es decir, personas previamente infectadas en quienes se ha activado la replicación viral. El contagio es por secreciones corporales como saliva y orina, por el contacto del bebé con la madre infectada en el momento del parto o por transmisión sexual.

El citomegalovirus y el virus del Epstein Barr tienen alta afinidad por ciertos órganos, donde se alojan para luego replicarse. Suelen alojarse sobre todo en el Hígado, la tiroides y, no menos importante, el cerebro o las suprarrenales. Estas últimas están relacionadas con el sistema nervioso y con el Riñón, es decir, con la energía vital, tal como lo aprendimos en el capítulo anterior. Si te das cuenta, la manifestación de todas las enfermedades antes nombradas corresponde al Riñón, al Hígado o a alguno de sus tejidos asociados según la Medicina China. Una persona con niveles elevados de anticuerpos inmunoglobulina G (cuatro veces el valor de referencia del laboratorio) para cualquiera de los dos se considera positivo y causante de la enfermedad de la que esté sufriendo el paciente. ¿Recuerdas cuando te hablé de la inmunología convencional, en la que se considera que, al tener anticuerpos de memoria IgG, significa que estás protegido? Esto es cierto, aunque no del todo. En el caso de estos virus, los pacientes con niveles muy elevados de IgG corroboran que, por el contrario, no estamos protegidos, sino que el cuerpo está activando su respuesta a la replicación viral y que la persistencia del virus sin tratamiento está afectando varios órganos. Todo esto es una defensa y actividad del sistema inmune para controlar la infección, las cuales pueden durar años sin que un médico las sospeche o incluso pueda hacer un diagnóstico. Los pacientes a quienes se les encuentra este virus deben cuidar, con mayor razón, a su Hígado, ya que, favoreciendo un adecuado funcionamiento, las recaídas por los virus serán menores.

Cuando observo la tez de mis pacientes y está entre violeta y negro y la lengua tiene el cuerpo violeta, puedo tener una sospecha de su infección crónica. La observación indica que el funcionamiento del Hígado está alterado, y eso se traduce en que la salud en general puede estar comprometida.

RESUMEN DE LA FAMILIA DEL HERPES VIRUS HUMANO

NOMBRE COMÚN Y ACRÓNIMO	NOMBRE FORMAL DE LA FAMILIA DE VIRUS	INFECCIÓN ORAL
Herpes simplex tipo 1 (HSV-1).	Herpesvirus Humano 1.	Úlceras orales herpéticas.
Herpes simplex tipo 2 (HSV-2).	Herpesvirus Humano 2.	Úlceras orales herpéticas.
Virus de la varicela zóster (HSV-3).	Herpesvirus Humano 3.	Posible manifestación oral de varicela y herpes zóster.
Virus del Epstein Barr. Epstein Barr (HSV-4).	Herpesvirus Humano 4.	Leucoplasia pilosa (parches blancos en lengua), periodontitis, carcinoma nasofaríngeo.
Citomegalovirus (HSV-5).	Herpesvirus Humano 5.	Periodontitis.
Roseola virus (HSV-6).	Herpesvirus Humano 6.	No aplica.
Roseola virus (HSV-7).	Herpesvirus Humano 7.	No aplica.
Virus asociado al sarcoma de Kaposi (HSV-8).	Herpesvirus Humano 8.	No aplica.

OTRAS ENFERMEDADES	CÉLULAS DIANA PRIMARIAS	PRINCIPALES SITIOS DE LATENCIA
Úlceras genitales, enfermedades en piel, queratitis, encefalitis, meningitis.	Mucoepitelial	Ganglios sensoriales y de nervios craneales.
Úlceras genitales. Igual que HSV 1, pero menos frecuente.	Mucoepitelial.	Ganglios sensoriales y de nervios craneales.
Varicela y herpes zóster.	Mucoepitelial.	Ganglios sensoriales y de nervios craneales.
Mononucleosis, linfoma.	Epitelio y células B.	Células B de memoria.
Mononucleosis.	Monocitos, linfocitos y células T epiteliales.	Monocitos y linfocitos.
Roséola en niños.	Células T.	Varios leucocitos.
Roséola en niños.	Células T.	Células T y epitelio.
Sarcoma de Kaposi.	Linfocitos y epitelio.	Células B de memoria.

▲ Grinde, Bjørn. (2013). Herpesviruses: Latency and reactivation—Viral strategies and host response. Journal of oral microbiology. 5. 10.3402/jom.v5i0.22766.

SÍNTOMAS DE UN HÍGADO ALTERADO

Estos síntomas indican que el Hígado necesita ayuda. Marca cuáles tienes o has tenido. Si sospechas que tu Hígado está estancado, es probable que debas atender lo que dice tu intuición:

- ☐ Aumento de peso.
- ☐ Necesidad de consumir dulce.
- ☐ Deseos de tomar café.
- ☐ Dolor de cabeza frecuente.
- ☐ Dolor abdominal.
- ☐ Distensión abdominal postprandial (después de las comidas).
- ☐ Cólicos menstruales/abdominales.
- ☐ Acné y alteraciones en la piel.
- ☐ Alteración en el ciclo menstrual o ciclos irregulares.
- ☐ Alergias frecuentes: rinitis, dermatitis.
- ☐ Estado de ánimo alterado: ira, tristeza, depresión, ansiedad, irritabilidad.
- ☐ Falta de concentración, baja memoria.
- ☐ Aumento o disminución en la libido.
- ☐ Alteraciones en el sueño.
- ☐ Náuseas.
- ☐ Dolor epigástrico.
- ☐ Acidez estomacal.
- ☐ Eructos.
- ☐ Sensación de nudo en la garganta.
- ☐ Sangre menstrual oscura.
- ☐ Cambios de ánimo con cólera.
- ☐ *Tinnitus*.
- ☐ Cefalea.
- ☐ Vértigo.

- ☐ Ojos rojos.
- ☐ Sabor metálico en la boca.
- ☐ Actividad onírica aumentada o exceso de sueños.
- ☐ Estreñimiento.
- ☐ Sangrado nasal (epistaxis).
- ☐ Temblores.
- ☐ Tics.
- ☐ Parálisis facial.
- ☐ Sed sin ganas de beber agua.
- ☐ Tez amarillenta.
- ☐ Saburra espesa y amarilla.
- ☐ Cuerpo de la lengua color violeta.
- ☐ Diarrea con mucosidad y sangre en heces.
- ☐ Sensación de quemazón en el ano.
- ☐ Transpiración.
- ☐ Sensación de pesadez en el cuerpo.
- ☐ Dolores musculares.

CUIDADOS PARA EL HÍGADO

Debes comer una cantidad abundante de alimentos verdes, sobre todo vegetales de hojas verdes y de preferencia enrollados, como las coles. Puedes comerlas salteadas, en especial si estás en climas fríos o lugares de mayor altitud. Evita azúcares y carbohidratos simples procesados, consume grasas no inflamatorias y ten una hidratación óptima. Aumenta la cantidad de sabores ácidos en la alimentación, aunque la tendencia del paladar humano es la afinidad por el dulce y lo salado. Evita la exposición a toxinas provenientes del ambiente o de los productos para el aseo personal o de la casa, revisa si hay infecciones crónicas en tu cuerpo y haz actividad física regular (cinco a seis veces a la semana, mínimo una hora al día).

Son ideales aquellas que aumentan la masa muscular mediante el levantamiento de pesas, la movilidad y la flexibilidad. Aplica tanto en hombres como en mujeres.

En las fórmulas clásicas de hierbas chinas, las plantas para tratar el Hígado tienen la función de drenarlo o nutrirlo. En algunos lugares no tenemos disponibles las fórmulas clásicas de hierbas de la Medicina China, y esta es la razón por la cual no se ha popularizado la naturopatía que ha demostrado ser efectiva por décadas. En mi práctica clínica, las he utilizado y son una de las herramientas más poderosas para mantener un Hígado sano.

Cómo última herramienta de este capítulo, donde hemos aprendido del Hígado y cómo cuidarlo, te recomiendo una limpieza que fue popularizada por un naturópata llamado Andreas Moritz (1954-2012). Esta limpieza es aconsejable hacerla bajo la guía de un médico que tenga experiencia con un número considerable de pacientes y que se haya entrenado en esta técnica. Además, es recomendable que la use para sí mismo y sus pacientes. Lo ideal es encontrar un médico que viva el estilo de vida de cuidado que promueve para sus pacientes, pues de esa forma habrá una coherencia en la creación colectiva de la salud. Entregándote varias estrategias para ayudarle a tu Hígado, al final es tu responsabilidad cuidarlo para vivir mejor.

La limpieza 3-6-9 del autor Anthony Williams es muy beneficiosa porque utiliza los beneficios del extracto de apio, el cual se ha usado de manera importante en un movimiento reciente que demuestra cómo los minerales de este vegetal logran restablecer el equilibrio del organismo. Para esta limpieza, también debes saber cómo cuidar tu hígado en el día a día y seguir las recomendaciones de cuándo no hacerla.

Los beneficios de estas limpiezas solo los podrás entender cuando lo experimentes. Es recomendable también hacer una limpieza del colon antes y después de los días de las limpiezas de hígado y vesícula.

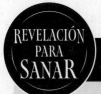

La vida moderna favorece el adormecimiento de nuestras necesidades para mantener la salud, y soportamos altos niveles de estrés (emocional, químico, de la alimentación o ambiental). El cuerpo se sobrecarga con dichos niveles de estrés y nuestro sistema vive en constante alerta, lo cual limita la autosanación y la reparación natural con las que venimos diseñados.

Es importante que la practiques cuando puedas beneficiarte y no cuando pueda empeorar tu salud. Si bien la limpieza es maravillosa, no todos los momentos son apropiados para limpiar o desintoxicar. Es por esto que debes hacerla con un profesional que conozca bien todo el proceso[15].

Cuando no hacerlas:

- Durante la menstruación.
- Si hay fatiga suprarrenal o post-Covid.
- Si has tenido diarrea o alguna enfermedad infecciosa reciente en la que hayas requerido hospitalización o hidratación por vía oral o intravenosa.
- Durante el embarazo, el postparto o la lactancia.

---

15 Para hacer las limpiezas, te recomiendo consultar nuestra página www.sanastu.co, en donde está disponible el curso Sanando tu hígado. Junto con Adriana Santacruz, coach en salud hormonal, te enseñamos los cuidados que debes tener con tu hígado y al final te explicamos las diferentes opciones para hacer una limpieza que se ajuste a tu condición de salud y tus necesidades.

- Luego de un procedimiento quirúrgico (esperar al menos cuatro meses).

- Si el pulso es profundo, sin raíz, filiforme, débil o vacío en la posición del Riñón *yin* o *yang*.

ALIMENTOS PARA EL HÍGADO

FRESCOS/VERDES/ÁCIDOS	
• Alfalfa.	• Algas.
• Espárragos.	• Albahaca.
• Brócoli.	• Apio.
• Cítricos (especialmente la cáscara).	• Col forrajera.
• Pepino.	• Hinojo.
• Comida fermentada.	• Jengibre.
• Kale.	• Lechugas.
• Rábano y sus hojas.	• Poca cantidad de vinagre.
• Pepinillos en conserva.	• Berro.
• Germinados (frijol, semillas, cereales).	• Hierba de trigo.

▲ Fuente: Kushi M. *El libro de la macrobiótica*. Edaf Antillas; 2012.

Para saber más sobre actividad física y desayunos con verduras, ingresa a www.dralinarubiano.com/revelaciones-eluniverso.

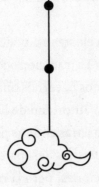

3. CUIDAR EL FUEGO DEL CUERPO ES CUIDAR EL CORAZÓN

JĪNZHĒN: *¿Cuál es la importancia del Fuego en la naturaleza? ¿Cómo se representa en el cuerpo?*

LǍOSHĪ: "El Fuego es el avivamiento de la existencia, es la llama eterna que transforma la materia y el Espíritu. El Corazón es el Emperador, quien mantiene el fuego ardiente de la vida desde la concepción hasta el último aliento. Como en un Imperio, el poderoso Emperador lidera a su pueblo. Sin el Fuego del Corazón que encienda la vida, todo lo posible se hace fútil. La fuerza de la vida late desde el Corazón y circula a través de la Sangre hasta el último rincón del Imperio, el cuerpo mismo".

YǑUYÌSI: El único órgano sin el que no podemos vivir es el Corazón. Puedes vivir sin algunas de tus extremidades, puedes tener muerte cerebral o lesiones muy severas del cerebro, puedes perder una porción de tus intestinos, pueden extraerte parcial o totalmente el estómago, la tiroides u otros órganos, pero sin el Corazón la vida se acaba.

En la Medicina China existe una poderosa analogía en la que el Corazón es el emperador. La tradición occidental no está basada en las dinastías, pero podemos hacernos una idea de lo que simboliza el emperador, la máxima autoridad de la tradición en Asia y China, donde, por siglos, dinastías enteras pasaban el liderazgo de un emperador a otro. Las dinastías desaparecieron con el surgimiento de las repúblicas o naciones, pero la mayoría de la historia fue regida por emperadores.

Para la cosmovisión de lo que hoy conocemos como la República Popular China, que ha cambiado su geografía a través del dominio del territorio de las diferentes dinastías a lo largo de la historia, debemos entender que los Emperadores tenían un linaje y una tradición que los unía con el Cielo. El Cielo del que hablamos en Medicina China es diferente al cielo que concebimos en Occidente. Los emperadores se consideraban descendientes del Cielo y la sabiduría para liderar el imperio era muy elevada. El Emperador, junto con sus ministros, quienes lo protegían de situaciones adversas o le advertían de los peligros, lo ayudaban a tener relaciones armónicas y correctas con el pueblo para hacer que las dinastías fueran longevas y los mandatos exitosos. China es y ha sido una potencia como la conocemos hoy en día y su grandeza radica en la filosofía profunda que está arraigada a su cultura.

La filosofía para gobernar un pueblo con la sabiduría del Cielo se cumple también en nuestro cuerpo porque fuimos concebidos con un gran Corazón, el Emperador del cuerpo, que es una representación del Cielo y de la creación perfecta y divina. El Corazón es la llama sagrada que arde en nosotros y no se extingue. La vida reside en el Corazón y, aunque una persona muera, la antorcha que arde con fuego vivo continúa encendiendo corazones, de la misma manera que la energía no se crea ni se destruye, sino que se transforma para avivar más vidas y más corazones encendidos.

Las características del Corazón en la Medicina China son la estética, la belleza y la armonía, cualidades que, *per se*, nos conectan con la sabiduría, la compasión y la fe. El Corazón es el sembrador de sendas de conexión con el Cielo, con los demás seres humanos y con todas las relaciones que tenemos. Además, el Corazón aloja el Shen, un concepto poderoso de la Medicina China. El Shen es la unión de la mente del corazón, que se alberga en este cuenco de vida, este cáliz de cuatro cavidades que está conformado por el músculo cardíaco, el cual tiene la habilidad de responder tanto a lo consciente como a lo inconsciente.

Como he explicado antes, a cada órgano sólido le corresponde un órgano hueco o víscera como su pareja. El Corazón no es totalmente sólido, pero en el inicio de la anatomía no se comprendía que tuviera estas cuatro cavidades que lo conforman y por eso en la Medicina China se considera sólido, aunque hoy en día sabemos que no lo es. Por siglos, la anatomía convencional en Occidente tampoco supo que el corazón tenía varias cámaras[16]. Al Corazón le corresponde el Intestino Delgado con sus tres porciones anatómicas: duodeno, yeyuno e íleon. Esta conexión tan poderosa nos permite comprender por qué el intestino es el "segundo cerebro", una asociación que ya había sido concebida por la Medicina China.

El intestino delgado es en realidad la representación tangible del sistema nervioso autónomo en nuestros órganos internos. Los

---

16 Andreas Vesalius (1514-1564). Con su obra magna, *De humani corporis fabrica*, describió la verdadera anatomía de todos los órganos del ser humano. La anatomía utilizada durante los catorce siglos anteriores había sido basada en los hallazgos de Claudio Galeno (129-216). Posterior a Vesalius, William Harvey (1578-1657) hizo la descripción de la circulación que conocemos en la actualidad.

nervios que entran y salen del intestino son fibras del nervio Vago o Neumogástrico o Décimo par craneal (X par craneal). Este nervio hace parte de los doce pares craneales, los cuales están localizados en la base del tallo cerebral y les dan la inervación a los órganos de los sentidos y la cara con funciones motoras y sensitivas y con actividad simpática y parasimpática. Los doce pares craneales se nombran en números romanos del I al XII.

El X par craneal, neumogástrico o nervio Vago son los tres nombres con los que conocemos este importante nervio. La razón por la que se le ha llamado "vago" es por su capacidad de estar en todas partes del cuerpo, como una red nerviosa difundida y difusa en casi todos los órganos internos. Mediante el nervio Vago, como lo llamaré de aquí en adelante, se integra todo lo que ocurre del cerebro hacia las vísceras y los órganos y viceversa. La integración de la mente y el cuerpo no es una invención y tampoco una pseudociencia, como se han referido despectivamente a la Medicina China algunos de los detractores de las medicinas ancestrales.

NERVIO VAGO. CONEXIONES Y TERMINALES NERVIOSAS DESDE EL CEREBRO AL RESTO DEL CUERPO

El Corazón y el Intestino Delgado, en la Medicina China, hacen parte del Elemento Fuego. Este elemento es el único de los Cinco Elementos que, a su vez, se divide en dos tipos de Fuego: el Imperial y el Ministerial. Corazón e Intestino Delgado son el Fuego Imperial. El Emperador no rige solo: se respalda y apoya en sus ministros, que filtran la información difícil que le llega al Corazón con el objetivo de protegerlo. La función de un ministro es asistir eficazmente al máximo gobernante y resolver lo que sea posible sin la necesidad

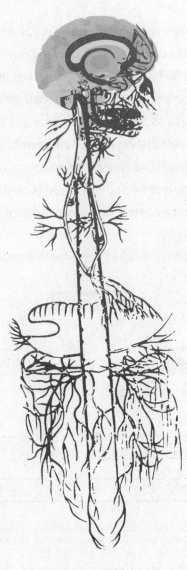

▲ Fuente: Andreas Vesalius, en *De humani corporis fabrica*, 1543.

de que el Emperador intervenga. La forma en la que se extiende el Emperador por el imperio, como el Corazón en el cuerpo, es mediante el sistema circulatorio, así que cada vez que hablemos del Fuego y del Corazón, estamos hablando de uno y de otro sin distinción.

El Fuego Ministerial se compone del Triple Recalentador y el Pericardio. Esta es la pareja adicional de órganos en la teoría de los Cinco Elementos de la Medicina China. Hace más de 2.000 años, la Medicina China ya había descrito anatómicamente once órganos y logrado hacer las asociaciones, mientras que en Occidente no se habían realizado aún disecciones en cuerpos humanos[17]. En la Medicina China las parejas de órganos son seis, para un total de doce órganos. El órgano que no se describe en la medicina occidental es el Triple Recalentador, parte del Fuego Ministerial.

División del elemento Fuego

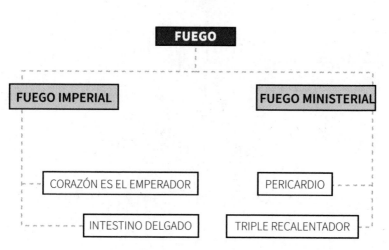

▲ Fuente: Maciocia, G. (2015). *The foundations of Chinese medicine: A Comprehensive Text*. Elsevier Health Sciences.

---

17   Ver nota al pie 16. Durante catorce siglos, desde Galeno hasta Vesalius, estuvo prohibido en Occidente recurrir a cadáveres humanos para el estudio de la anatomía. Hay evidencia de que Leonardo da Vinci (1452-1519), quien vivió antes de Vesalius, había hecho disecciones para estudiar la anatomía con fines artísticos y no médicos. Abrir los cuerpos era considerado una profanación.

CLASIFICACIÓN DE LOS CINCO ELEMENTOS

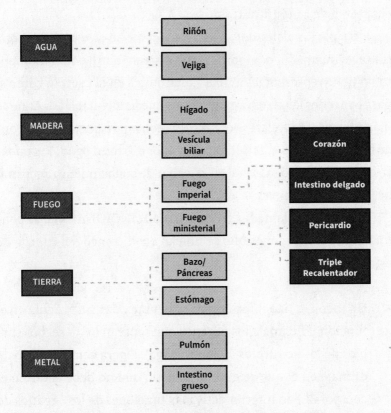

▲ Cinco órganos sólidos con sus cinco órganos huecos. Pareja adicional: Pericardio y Triple Recalentador. Total: seis órganos sólidos y sus parejas. Estos son los Doce Canales Ordinarios de Acupuntura. Fuente: Maciocia, G. (2015). The Foundations of Chinese Medicine: A Comprehensive Text. Elsevier Health Sciences.

El Fuego Ministerial se compone del Pericardio como órgano sólido y del Triple Recalentador como órgano hueco o víscera. En la medicina convencional y anatómica, el pericardio tiene la función de cubrir y proteger el corazón, similar a las funciones del Fuego Ministerial: proteger y filtrar la información al Corazón, el Emperador. Está el Pericardio, o XinBao, que traduce "la bolsa del corazón", y su canal, que se extiende desde el pecho hacia las manos y contiene varias de las cavidades ("acupuntos") importantes de todo el sistema de acupuntura.

El Triple Recalentador, o San Jiao, como se dice en chino, que traduce "quemado" o "fogón", es un "órgano" que hasta el momento no tiene representación física anatómica en el cuerpo, como sí pasa con todos los otros órganos de los que hemos hablado. Aunque más adelante te revelaré el órgano que considero que se corresponde físicamente con el Triple Recalentador o Triple Fogón. Reconozco que es el órgano más real en este mar de conocimiento ancestral de la Medicina China.

El Triple Recalentador es un órgano FUNCIONAL que se conforma por tres fogones que se ubican en el tronco del cuerpo de esta manera:

- Un fogón, o Jiao inferior, para calentar y dar vida. Actúa en el funcionamiento de los órganos que separan los desechos turbios de los no turbios (colon y vejiga). Opera como un foso de drenaje en el que se elimina todo lo que no debe estar en el cuerpo. El Jiao inferior activa las funciones de los órganos de la parte inferior de tronco: intestino delgado (duodeno, yeyuno e íleon), colon o intestino grueso ascendente, transverso y descendente, aparato genitourinario, riñones, recto, esfínteres, vejiga, útero, ovarios, cuello del útero, genitales externos, próstata, pene y piso pélvico. A la luz de la modernidad, la glándula suprarrenal le corresponde a este Jiao. Además, gestiona los líquidos que van a los huesos y los músculos.

- Un segundo fogón, o Jiao medio, que activa las funciones de los órganos y vísceras: desde la unión entre el esófago y el estómago (en todas sus porciones: antro, píloro, fondo) hasta el hígado, la vesícula biliar, los conductos hepáticos, el colédoco, el páncreas, el conducto pancreático y la ampolla de Vater. Este Jiao se compara con una cámara de maceración, donde se descomponen y transforman los alimentos y se separa lo claro (lo que absorbemos y nos nutre) de lo turbio (lo que desechamos). Además, maneja los fluidos intersticiales que van a la dermis (parte de la piel). Estos fluidos son los líquidos que se encuentran fuera de los vasos sanguíneos y nutren los tejidos. Es por esto que la alimentación es fundamental para la nutrición de la piel.

- Un tercer fogón, o Jiao superior, es el que activa las funciones de los órganos del tórax, que incluyen pulmones, corazón, garganta y, por consiguiente, la glándula tiroides. Este Jiao se compara con la bruma porque, como esta, tiene la capacidad de dispersar los líquidos del cuerpo para separar lo claro de lo más claro, es decir, los líquidos nutritivos que van a los ojos y los orificios de la cara. Además, maneja los fluidos intersticiales que van a la sangre y la piel.

DIAGRAMA TRIPLE RECALENTADOR

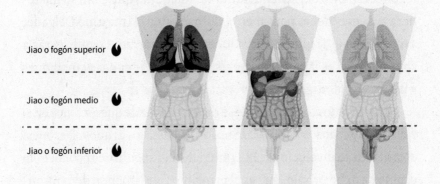

Jiao o fogón superior

Jiao o fogón medio

Jiao o fogón inferior

▲ Fuente: Maciocia, G. (2015). *The Foundations of Chinese Medicine: A Comprehensive Text*. Elsevier Health Sciences.

Te preguntarás qué tiene que ver el Triple Recalentador con tu salud. Sé que es complejo comprender este concepto de "un órgano que calienta otros órganos" porque no sabías de su existencia. En general nos cuesta creer que sea real aquello que no podemos tocar. Sin embargo, te vas a dar cuenta de que muchos de los síntomas que tienes están relacionados con este órgano. Además, si decides darle la importancia que se merece, tu cuerpo va a funcionar con la tecnología perfecta con la que viene diseñado.

REVELACIÓN PARA SANAR

Recuerda que desconocer cómo funciona un órgano o un tejido no te exime de las consecuencias de no cuidarlo.

Al elemento Fuego le corresponden el Triple Recalentador, el nervio Vago y el Timo, una glándula fundamental para el desarrollo y reconocimiento del sistema inmune. Recuerda que cuando me refiera al Fuego, debes pensar en el Corazón y en el Intestino Delgado, así como en el Triple Recalentador y el Pericardio. Lo que leerás a continuación es la relación del sistema inmune con las emociones y las funciones digestivas.

El Timo es una glándula que se desarrolla desde que estamos en el vientre materno y continúa con nosotros hasta los 21 años. Después, esta glándula involuciona. El Timo tiene la función de reconocer lo propio de lo no propio, que es el principio fundamental de la inmunología. Es la capacidad de nuestro sistema inmune para saber qué células son del cuerpo y no atacarlas, así como distinguir qué estructuras son producto de infecciones y deben ser atacadas. El remanente del Timo se conecta con el cerebro, el sistema autónomo (ese que no controlas), las emociones, las funciones vitales en el tallo cerebral, el estado de ánimo, el sistema inmune y el sistema endocrino.

De pronto has oído un término moderno bastante complejo: la neuropsicoinmunoendocrinología. Este término reduce todo a un circuito de asociaciones, del que ya hablaba la Medicina China, que incluye las emociones, el sistema inmune, el sistema digestivo y las hormonas. La asociación de sistemas tan distantes, y al parecer diferentes entre sí, tiene un denominador común, y es que pertenecen o se relacionan de alguna manera con el elemento Fuego. Lo que quiero que comprendas es que esa idea de que *las emociones y la salud mental afectan las "defensas"* es cierta y que un sistema inmune fuerte protege la vida.

El Timo, la glándula localizada en la parte posterior del esternón, activa el sistema inmune en los primeros años de la infancia, de modo que es en esta glándula donde nuestro cuerpo empieza a crear anticuerpos de memoria para enfrentar las diferentes infecciones a las que nos exponemos. El sistema inmune es el superpoder que tenemos los seres humanos. De hecho, si el sistema inmune no fallara, no nos afectarían más del 70% de las enfermedades crónicas. En las enfermedades crónicas como cáncer, las autoinmunes o infecciones ocurre una falla del sistema inmune que se suma a la inflamación crónica. Estas dos condiciones resultan ser el ambiente perfecto para el desarrollo de cualquiera de estas enfermedades.

Como te expliqué, el Fuego es todo lo que da movimiento y fuerza al cuerpo para realizar las diferentes funciones de los órganos. Parece confuso, pero en realidad es la cohesión de todo lo vivo, mantiene todo unido y da vida. Por lo tanto, el Corazón y su función de enviar sangre oxigenada a todo el cuerpo hace que las sustancias producidas en lugares distantes a él se propaguen por todo el cuerpo y regresen a sí mismo para actuar también en él. El Corazón responde a las sustancias que se producen en cualquiera de las glándulas del cuerpo, así como a los neurotransmisores que vienen desde el cerebro. También a aquello que proviene del intestino y de lo que comemos. Por eso es que la taquicardia (en griego, "tajys" es "rápido" y "cardia" es "corazón": "un corazón que late rápido") es uno de los síntomas de sensibilidad, intolerancia o alergia alimenticia. Al mismo tiempo, la taquicardia se asocia con ansiedad, pánico, miedo o una tormenta tiroidea.

Para entenderlo mejor, el Intestino Delgado es una sucursal del Corazón en el sistema digestivo. El Intestino Delgado responde muy rápido, así como lo hace el corazón. De hecho, las "mariposas en el estómago" cuando algo o alguien nos gusta o el "vacío" en el estómago que sentimos cuando estamos en una situación de peligro son una respuesta que no pasa por la corteza frontal cerebral, donde ocurre todo aquello de lo que somos conscientes, sino que activa el instinto de supervivencia en el sistema nervioso y las respuestas son automáticas: reaccionamos sin saber por qué y sin que podamos controlar esa sensación.

Los pensamientos y las emociones sí afectan de manera directa nuestro organismo. La psiquiatría y la psicología están separadas de las especialidades del cuerpo, aunque esto no debió haber ocurrido, pues los efectos de los daños del cuerpo se manifiestan en la mente y los efectos del daño de la mente se manifiestan en el cuerpo. En el momento en que la medicina comprenda la profundidad de esto, volveremos a ser un todo para la ciencia, como siempre habíamos sido. Por eso, cuidar de cuerpo y mente como un todo te asegurará una salud óptima por más y mejores años.

El otro órgano donde se observa el Corazón es en la lengua. De manera específica, se manifiesta en el color rojo vivo en la punta de la lengua. También el estado de ánimo y el Shen se ven en el brillo de los ojos. El sistema circulatorio es el Fuego del cuerpo propiamente dicho.

SÍNTOMAS DEL FUEGO EN DESEQUILIBRIO

A continuación encontrarás varios síntomas que quizás no sabías que pertenecían al Corazón. Revisa si te han ocurrido en el pasado o si tienes alguno de estos en la actualidad. Puedes trabajarlos con tu médico y poner en práctica lo que estás aprendiendo.

SÍNDROMES DEL CORAZÓN

Deficiencia de Qì de Corazón:

- ☐ Palpitaciones, fatiga.
- ☐ Falta de aire.
- ☐ Sudoración espontánea.
- ☐ Cara y lengua pálidas.
- ☐ Grieta central en la lengua.
- ☐ Pulso vacío y profundo.

Deficiencia de *yang* de Corazón:

- ☐ Palpitaciones.
- ☐ Falta de aire con esfuerzos.
- ☐ Fatiga, sudoración.
- ☐ Incomodidad en el pecho y la región del tórax.
- ☐ Sensación de frío.
- ☐ Manos y pies fríos.

☐ Cara pálida.

☐ Falta de energía en general.

☐ Lengua pálida, húmeda y edematosa, con pulso débil y profundo.

Deficiencia de Sangre en el Corazón:

☐ Palpitaciones más pronunciadas en la tarde.

☐ Insomnio.

☐ Disminución de la memoria.

☐ Ansiedad.

☐ Sueños perturbadores.

☐ Hipervigilancia.

☐ Se asusta con facilidad, debido a que el Corazón no aloja al Shen de forma adecuada.

☐ Falta de luminosidad en el rostro.

☐ Labios pálidos.

☐ Mareo.

Deficiencia de *yin*:

☐ Palpitaciones.

☐ Insomnio. Se despierta y se asusta con facilidad.

☐ Inquietud mental.

☐ Baja memoria.

☐ Ansiedad.

☐ Sensación de calor en la tarde.

☐ Sensación de fiebre.

☐ Coloración roja en pómulos.

☐ Sudoración nocturna.

☐ Calor en palmas, plantas de los pies y centro del pecho.

☐ Boca y garganta secas.

Fuego llameante del Corazón:

- ☐ Palpitaciones.
- ☐ Úlceras en la boca y la lengua.
- ☐ Agitación mental.
- ☐ Impulsividad.
- ☐ Insomnio.
- ☐ Sueños perturbadores.
- ☐ Calor que altera el Shen o la mente.
- ☐ Orina oscura.
- ☐ Sabor amargo en la boca.
- ☐ Sed.
- ☐ Sensación de fuego en la piel.
- ☐ Punta de la lengua roja, inflamada, con puntos rojos (como afresada), saburra amarilla y posible grieta central.

Estancamiento de Sangre en el Corazón:

- ☐ Palpitaciones.
- ☐ Dolor en el pecho y el área del corazón.
- ☐ Opresión e incomodidad en el pecho.
- ☐ Labios y uñas violetas, manos frías. En la medicina occidental se parece mucho a la angina de pecho y a los síntomas relacionados con el infarto.

SÍNDROMES DEL INTESTINO DELGADO

Exceso de calor en el Intestino Delgado:

- ☐ Aftas.
- ☐ Garganta dolorosa.

- ☐ Disminución de la audición.
- ☐ Inquietud.
- ☐ Calor en el pecho.
- ☐ Ansiedad.
- ☐ Dolor abdominal.
- ☐ Sed.
- ☐ Orina escasa y oscura.
- ☐ Dolor al orinar.
- ☐ Sangre en la orina.

Estancamiento de Qì en el Intestino:

- ☐ Dolores abdominales punzantes que pueden irradiarse a la espalda.
- ☐ Distensión abdominal.
- ☐ Aversión a la presión en el abdomen.
- ☐ Borborigmos (sonidos que se producen espontáneamente en las tripas).
- ☐ Flatulencia.
- ☐ Dolores abdominales aliviados por la expulsión de gases.
- ☐ Dolor en los testículos.

Obstrucción de Qì en el Intestino Delgado:

- ☐ Dolores abdominales muy fuertes y súbitos.
- ☐ Aversión a la presión sobre el abdomen.
- ☐ Distensión abdominal.
- ☐ Estreñimiento.
- ☐ Vómitos.
- ☐ Borborigmos.
- ☐ Flatulencia.
- ☐ Frío.

Deficiencia del Intestino Delgado:

- ☐ Dolor abdominal.
- ☐ Deseos de presionar el abdomen y de tomar bebidas calientes.
- ☐ Borborigmos.
- ☐ Diarrea.
- ☐ Orina abundante y clara.

JĪNZHĒN: *¿Qué daña al Corazón y al elemento Fuego?*

LǍOSHĪ: "Al Emperador Corazón y al Fuego mismo los altera aquello que aumente el fuego que de por sí contienen: infecciones en el Intestino Delgado, circulación y vasculatura rígida o laxa, enfermedades mentales, alteraciones emocionales y trauma activo, aquello que aún duele, así como las enfermedades del Espíritu. Aumentar el fuego que el Emperador puede manejar creará sobrecarga en todo el organismo".

YǑUYÌSI: La naturaleza del Fuego es el calor, lo rojo, el aumento de la circulación, la capacidad de cualquier tejido o sustancia de transformarse. Sin embargo, hay condiciones en donde el aumento del Fuego producirá un incendio. Ese incendio no es bueno en ninguna condición en nuestro cuerpo, ni siquiera un fuego controlado con alguna intención, como lo es la inflamación que inicia como alarma para reparación, pero se convierte en un proceso crónico de enfermedad persistente. A su vez, si el fuego produce más calor, quemará los tejidos en donde se produzca el fuego o aumentará el fuego en otros tejidos. La naturaleza del Fuego también es ascender. El Fuego es volátil, incontenible, no se le puede dar cauce y por su naturaleza tiende a comprometer las áreas más superiores del cuerpo, pues es expansivo, consume el oxígeno de todo a su alrededor y busca más en el aire del ambiente. El Fuego quema todo a su paso y precisamente eso ocurre más en los tejidos que pertenecen a este elemento (Corazón, Intestino delgado, Pericardio y Triple Recalentador).

Pero ¿qué produce fuego en el cuerpo? Las infecciones, las alteraciones en el pH de los líquidos corporales (ejemplo: la piel, la mucosa y el estómago deben tener un pH ácido para ser una barrera equilibrada. Si el pH de estos tejidos cambia, habrá enfermedad) y, por su supuesto, las emociones que nos hacen sentir que la sangre hierve. Esa explosión emocional incendia hasta el pelo, como en las caricaturas. También las palpitaciones cuando el corazón se quiere salir del pecho, ya sea porque lloras, tienes ira, tristeza, o no puedes con la existencia.

INFECCIONES EN EL INTESTINO DELGADO

¿Recuerdas que la pareja del Corazón es el Intestino Delgado? ¿Recuerdas también que la medicina occidental ya reconoce al intestino como un "segundo cerebro"?

Las infecciones en el Intestino Delgado aumentan el Fuego en todo el organismo. Ya habíamos revisado que las infecciones por parásitos afectan el hígado, pero ahora revisaremos conexiones directas entre las infecciones no detectadas y el cuerpo. En condiciones fisiológicas o normales, en el Intestino Delgado se absorben nutrientes. Las enfermedades más frecuentes, en general, son las intestinales. Sin embargo, la medicina occidental convencional considera que no tiene relevancia hacer estudios en profundidad de lo que ocurre en la digestión de las personas. Ahora, finalmente, hemos empezado a pensar diferente gracias a los aportes de la medicina funcional. Es común que, a lo largo de la vida, las personas asistan a consulta por problemas digestivos (estreñimiento crónico, diarrea, gastritis, reflujo gastroesofágico, distensión del abdomen o que cuenten no comer algún alimento porque les cae muy mal). Ese "me cae muy mal" hay que revisarlo con una lupa muy estricta, pues si la inflamación continúa por años, sumada a una intolerancia a ciertos alimentos o a un sistema digestivo deficiente, da como resultado problemas de salud que se manifiestan muchos años después con enfermedades neurodegenerativas como alzhéimer, párkinson, alteraciones del sistema nervioso e insomnio, enfermedades cardiovasculares como hipertensión arterial, enfermedades metabólicas como diabetes mellitus tipo 2, enfermedades autoinmunes, enfermedades en la piel, osteoporosis, endometriosis, infertilidad masculina o femenina, cáncer del sistema digestivo o cualquier otro tipo de cáncer, entre muchas otras.

Durante los años en los que solo ejercí la medicina occidental, me llamaba la atención cómo los médicos pasaban por alto estos síntomas y cómo los pacientes seguían consultando por lo mismo sin recibir una solución definitiva. La gastroenterología convencional prescribe carbón activado, antiácidos, enzimas digestivas (no muy eficientes), trimebutina e inhibidores de la bomba de protones (IBP), como omeprazol, esomeprazol, lansoprazol y todas sus moléculas similares. Sin embargo, la medicina occidental sigue sin considerar que hay infecciones por patógenos que producen una carga tóxica que se acumula en el cuerpo y lo convierte en un vertedero de desechos.

La Medicina China no describió estas infecciones, ya que fue solo hasta 1590, con la invención del microscopio por Zacharias Janssen y luego con la microbiología, que pudimos saber con exactitud qué hay en los intestinos de las personas. Aun así, en la materia médica de plantas chinas, los síntomas del paciente y las palpaciones abdominales se tienen en cuenta para la prescripción de cada planta. De acuerdo con lo que se identifique en la palpación abdominal, se escoge la fórmula que será más efectiva para el paciente.

Aunque no lo creas, el fuego-calor que se genera en el Intestino Delgado por un sobrecrecimiento de bacterias y hongos impacta directamente a todos los tejidos que componen el elemento Fuego y, por ende, al cuerpo en general. Cuando asociamos las infecciones crónicas con el hígado alterado y con los abscesos amebianos (como una complicación extrema de la amebiasis), nos damos cuenta de que la acumulación de estos desechos de los microorganismos va creando un ambiente inflamatorio de bajo grado que en cualquier momento puede arder en llamas con otro estímulo adicional: una infección de cualquier tipo, una vacuna en el momento inapropiado, estrés emocional, entre otros. Si a un ambiente inflamatorio se le agregan uno o varios de los factores de los que hablaremos a continuación, entenderás que el cuerpo será un bosque incendiable.

La disbiosis (desequilibrio o discapacidad de la microbiota, caracterizada por la ganancia de microbios patógenos o la pérdida de bacterias benéficas) ocurre con frecuencia en el Intestino Delgado. Su diagnóstico se hace por pruebas de laboratorio de alto costo aun para la población en general. Sin embargo, la sintomatología del paciente sigue siendo la principal sospecha para pensar en que esto sí está ocurriendo. La disbiosis incluye el síndrome de sobrecrecimiento bacteriano del Intestino Delgado, SIBO (por sus siglas en inglés: *small intestine bacterial overgrowth*), y/o el síndrome de sobrecrecimiento fúngico del intestino delgado, SIFO (por sus siglas en inglés *small intestine fungal overgrowth*), los cuales producen un "incendio" en el Intestino Delgado. Cada elemento y sus órganos son susceptibles de alterarse o producir el factor climático al que corresponde cada órgano. Es decir, el Corazón y el Intestino Delgado están regidos por el Fuego, pero en desequilibrio producirán un Fuego que quema y arrasa, no el Fuego que calienta la vida y mantiene la vitalidad.

El Fuego tiene esa dualidad: abraza y cobija o destruye y arrasa. Para ilustrar esto, piensa en el afecto del corazón que, con candidez y ternura, cohesiona las relaciones entre las personas y, sin embargo, cuando el Fuego aumenta y las emociones son violentas, activas o pasivas, destruyen todo a su alrededor, incluidas las personas y las relaciones.

SISTEMA CARDIOVASCULAR Y PALPITACIONES

Es increíble que lo *normal* sea no sentir el corazón y, aun así, él no para ni un segundo mientras estamos vivos. Así pues, solo cuando sentimos el corazón latir muy rápido tenemos conciencia de él. Puede latir más rápido cuando nos movemos, hacemos ejercicio y caminamos, pero también cuando tenemos ansiedad, tristeza, ira, una alergia alimenticia, un infarto, un susto, o recibimos una noticia inesperada. El Corazón está presente todo el tiempo.

Ahora te explicaré cuáles son las enfermedades y los síntomas que aparecen como inicio y manifestación de un Corazón y un sistema cardiovascular afectados. Se trata de temas que conciernen a la cardiología, la neurología, o incluso la psiquiatría, y se manifiestan en el Corazón. Si tienes antecedentes personales o familiares de problemas en el Corazón, debes cuidar especialmente el elemento Fuego. Cuatro síndromes en la Medicina China que explican el infarto cardíaco son:

1. Estancamiento de Qì y Sangre: dolor torácico, plenitud en el tórax, falta de aire, lengua oscura con equimosis (manchas violeta) y pulso en cuerda.

2. Deficiencia de *yin* e hiperactividad de *yang*: enfermedad coronaria con hipertensión arterial. Los síntomas son cefalea, ma-

reo, boca amarga, lengua roja, oscura y con pulso en cuerda (fuerte y tenso al tacto).

3. Deficiencia de Corazón y Riñón *yang*: dolor severo en el tórax e irradiado al hombro y brazo izquierdos, acompañado de sudoración, extremidades frías, falta de aire, lengua pálida con saburra blanca y pulso débil.

4. Acumulación de flema y fluidos: plenitud y dolor en el tórax y pericardio, disminución de apetito, anorexia, náuseas, vómito, lengua con edema, saburra gruesa y pulso resbaladizo.

Como ves, en la Medicina China hay varios factores climáticos (internos o externos) que generan ascenso del *yang* y, con acumulación de más factores (como humedad o viento), aumentan el Fuego. El Corazón no podrá manejar estas condiciones y habrá una obstrucción de flujo de Qì, dando origen a un infarto o un accidente cerebrovascular.

Según la Medicina China, cada órgano tiene dos horas en donde circula la mayor cantidad de Qì y, por supuesto, hay un aumento de circulación y Sangre. Si bien la estadística mundial indica que la hora del día a la que ocurren los infartos cardíacos es en las primeras horas del día, justo después del despertar, y algunos reportes indican que la mayoría de los infartos ocurren más los lunes[18][19], en la práctica y en urgencias, la hora a la que consultan los pacientes con dichos eventos es al mediodía, pues desde que despiertan has-

18   Elliott, W. J. (2001). Cyclic and circadian variations in cardiovascular events*1. *American Journal of Hypertension*, 14(9), S291–S295. https://doi.org/10.1016/s0895-7061(01)02174-4.

19   Barnett, A. G., & Weiderpass, E. (2005). Excess in cardiovascular events on Mondays: a meta-analysis and prospective study. *Journal of Epidemiology and Community Health*, 59(2), 109–114. https://doi.org/10.1136/jech.2003.019489.

ta que deciden consultar han pasado al menos 6 horas. Entre las 11:00 a. m. y la 1:00 p. m. es cuando más funciona el Intestino Delgado, y entre la 1:00 p. m. y las 3:00 p. m. es cuando la circulación del Qì va al Corazón. Por eso, estas podrían ser las horas a las que ocurren los eventos cardiovasculares. Cuando el sol está en su máximo cénit del día, siendo el sol lo más yang, los órganos comandados por el Fuego en el cuerpo se hacen más susceptibles y, por supuesto, aumenta la cantidad de calor, fuego y circulación acumulada. Eventos como convulsiones, pérdida de consciencia e infartos también tienden a ocurrir más en el mediodía, cuando el Fuego, tanto del día por el sol y del cuerpo, están en su máximo esplendor.

Una crisis hipertensiva es considerada Fuego incontenible, es decir, un ascenso de *yang*, lo cual genera un aumento de la presión de los valores diastólicos, sistólicos o de ambos. En el caso de un paciente con un accidente cerebrovascular, ya sea embólico o isquémico, también tiene al Fuego como factor determinante. En la Medicina China, los eventos cerebrovasculares surgen de la asociación del Viento con el Fuego, es decir, cuando se unen alteraciones en el sistema circulatorio con un movimiento, o Viento, que es el factor climático producido por la Madera y el Hígado.

Las palpitaciones son la sensación perceptible de los latidos cardíacos. Son una manifestación del sistema nervioso autónomo, parte del sistema nervioso, el cual se activa de manera involuntaria, a menos que estés haciendo una actividad física que eleve el latido cardíaco. Un corazón tranquilo e imperceptible es una manifestación de paz y tranquilidad. Las palpitaciones, a menos que sean de emoción porque vas a hablar en público, desempeñar una prueba o hacer una competencia, son una muestra de que algo no está bien. Las palpitaciones se relacionan tanto con las emociones como con la intuición sobre el entorno. En esos casos el cuerpo y el Emperador, el que manda, están diciendo que algo ocurre, aunque

REVELACIÓN PARA SANAR

Para tratar los eventos cerebrovasculares existen opciones maravillosas con acupuntura, tanto para el tratamiento agudo como para la rehabilitación temprana. El tratamiento agudo, así como la rehabilitación neurológica con acupuntura, se hace con una técnica muy famosa de la Universidad de Tianjin, en la que estudié, llamada Xǐng nǎo kāiQìào (XNKQ), creada por el reconocido doctor Shi Xue Min. La técnica traduce "abrir los poros del cerebro", lo cual tiene que ver con mejorar la circulación en las arterias que se han obstruido, o donde hay hemorragia, para salvar los territorios cerebrales que controlan las diferentes partes del cuerpo y evitar que se pierda la capacidad motora o sensitiva. Esta técnica de acupuntura es impresionante y tiene resultados muy alentadores.

El Centro de Rehabilitación Cerebrovascular atrae a muchos pacientes de China y el mundo, así como a estudiantes de todas las especialidades de la Medicina China que desean entrenarse en dicha técnica. Te preguntarás quién conoce y practica la técnica. Algunos de mis colegas la conocen y en mi práctica he tenido una eficacia de recuperación en los casos tratados temprano, idealmente en el primer mes del evento.

no lo puedas entender. Dejé esta explicación del Corazón para el final porque hace una bisagra muy importante con los temas relacionados con la mente, los cuales la psiquiatría y la psicología han separado, en aras del estudio moderno.

Las palpitaciones, si bien podrían ser el debut de una enfermedad grave, como un tumor en las suprarrenales o en una masa en alguna otra glándula del sistema neuroendocrino, podrían ser también la manifestación de ansiedad o alteraciones neuropsiquiátricas, así como de una arritmia cardíaca, hipertiroidismo, anemia o sensibilidad alimentaria. El Corazón frecuentemente responde al sistema nervioso de una manera tan importante que es la manifestación en casi todas las alteraciones emocionales. Esto se explica por el nervio Vago, el cual tiene acciones difusas en todo el cuerpo y cuenta con una red neuronal intrincada de respuesta autónoma, la cual maneja nuestra vida y actúa sin que podamos controlarla conscientemente.

ENFERMEDADES MENTALES, ALTERACIONES EMOCIONALES Y PSICOTRAUMA

El Shen, concepto explicado anteriormente, es un aporte bellísimo de la Medicina China. El Shen es la mente del Corazón, donde no se puede separar lo uno de lo otro, pues son el reflejo y la consecuencia. Es como ver un lago agitado o en calma. De esta manera, podemos observar si la mente está en calma o agitada. Eso es el Shen. Nos muestra el estado interno del ser humano. La mente se aloja en el Corazón y el Shen es su expresión, abriéndose en los ojos, donde se manifiesta. Por eso es que cuando vemos los ojos de alguien, o los nuestros, sabemos qué hay en el Corazón. En los ojos se expresan la tristeza, la ira, la angustia o la paz, que vienen directamente del estado del Corazón. Es simple: sabemos cómo está el otro porque, lo creas o no, todos los seres humanos somos intuitivos por supervivencia, pero no todos nos conectamos con dicha habilidad innata, la cual nos ha permitido llegar hasta hoy.

En la Medicina China, el Shen es parte de la constitución de la persona. El equivalente del Shen en Occidente serían el temperamento y el carácter, en donde el primero es heredado y el segundo se va forjando a medida que ocurren las experiencias de la vida. Entre otros factores más complejos que van determinando la personalidad. Teniendo como base la constitución o el Shen de cada uno, se agregan las alteraciones emocionales y psiquiátricas. Para la Medicina China, un desequilibrio emocional y del afecto está relacionado con los órganos internos, incluido el Corazón.

El Corazón es el centro integrador de las emociones que le corresponden a cada órgano. En la Medicina China las emociones se tratan en los órganos, es decir, en el cuerpo físico, pues, aunque son intangibles, son muy reales. Las emociones que le corresponden cada órgano son:

- El Riñón: el miedo, la falta de voluntad, la dificultad para confiar y la imposibilidad de arraigarse a la vida.

- El Hígado: la ira, el enojo, la frustración, la irritabilidad y la indecisión.

- El Bazo-Páncreas: la ansiedad, la preocupación, la obsesión y, en casos más patológicos, las compulsiones.

- El Corazón: la tristeza, la pena, la apatía, el resentimiento y todos los espectros que comprenden la expresión de la tristeza.

- El Pulmón: la nostalgia y la melancolía.

La medicina occidental trata las emociones y alteraciones mentales con psicoterapia o a través de medicamentos que controlan de manera transitoria los estados de ánimo. La combinación de tratamientos de Medicina China, que tratan los órganos en desequilibrio y sus emociones, más la medicina occidental, con la psicoterapia y los psicofármacos, de ser necesario, podrían ser una verdadera revolución para tratar los estados de ánimo.

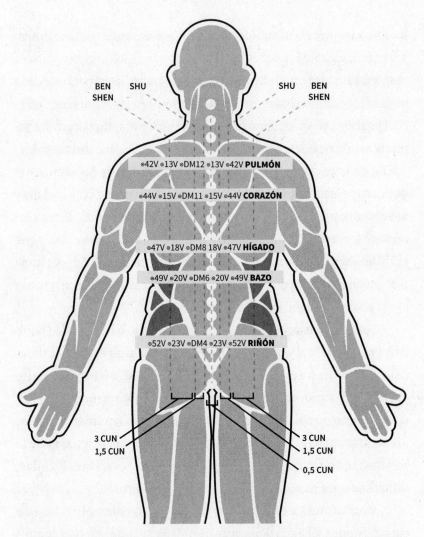

▲ Diagrama sistema DuMai de espalda. En orden de la línea media hacia afuera: canal Du-Mai (línea media), cavidades HuaTuo a 0,5 cun[20] de la línea media, canal de la Vejiga con las cavidades Shu a 1,5 cun de la línea media, canal de la Vejiga con las cavidades Benshen a 3 cun de la línea media. Fuente: Deadman, P., & Al-Khafaji, M. (1998). *A manual of acupuncture.*

Aunque este no es un texto para terapeutas o médicos chinos, es importante saber que, al tratar la espalda con varios sistemas

---

20 Medida usada para la localización de cavidades.

integrados entre el Dū mài (canal central que asciende por la columna) y las cavidades Shu (que tratan las funciones de los órganos y vísceras), así como las cavidades Benshen (que tratan la emoción de cada órgano), podemos hacer un tratamiento para las emociones en el cuerpo físico, ya sea con moxibustión, ventosaterapia, sangría o acupuntura. Esto podría denominarse el sistema Dū mài de la espalda.

En estados depresivos, la vitalidad del Riñón es deficiente y el paciente presenta pulsos profundos, tez oscura o gris, baja energía y apetito alterado, así como exceso de miedos ante la vida. Estos síntomas afectan al Riñón, pero se expresan en el Corazón, dado que el ritmo cardíaco disminuye. También hay insomnio o hipersomnia, la conexión con el medio se hace difícil, el llanto es constante y el propósito de la vida está desdibujado.

En estados ansiosos, el Bazo-Páncreas acumula la humedad tanto física como mental y hace que la mente y el Shen no estén en calma. Esto se manifiesta en palpitaciones, sudoración, exceso de apetito o, por el contrario, anorexia, inquietud psicomotora (no poder quedarse quieto por el estado de la mente), lengua con marcas de los dientes, saburra gruesa, velocidad aumentada del lenguaje y de la mente (taquipsiquia y taquilalia), diarrea o deposiciones blandas, dificultad para concentrarse o atención disminuida.

Acercándonos a estados más patológicos, como obsesiones o compulsiones, el Bazo-Páncreas también está alterado y el cuadro clínico es similar al descrito con la ansiedad, pero con más manifestaciones de inquietud psicomotora, aumento de ideas fijas y obsesivas y pérdida de realidad cuando hay crisis severas. Así como en estados que viran de la manía o la depresión los órganos internos están comprometidos, también pasa lo contrario: la mente se altera cuando los órganos están funcionando de manera deficiente. Por eso es que, desde la Medicina China, se recomienda hacer todos los cambios para que los órganos vuelvan a su armonía, además de hacer el tratamiento necesario para que la mente regrese a la calma.

En la mayoría de los casos, podemos regresar a lo que debemos hacer por nosotros mismos, a las verdades que todos sabemos, pero nos cuesta trabajo poner en práctica. Lo mejor que podemos hacer es adoptar hábitos que reviertan la enfermedad mental y física de una manera natural y coherente. Lo anterior no quiere decir que, si estás en un momento difícil, a pesar de hacer todo "bien", seas culpable de lo que ocurre. La enfermedad aparece con el propósito de hacernos revaluar lo que creemos certero y lo más bello de transitar la vida es saber que tendremos salud y enfermedad, pero que siempre regresaremos al centro, donde, como un péndulo en armonía, se mantiene el movimiento, lo que nos hace estar llenos de vida.

REVELACIÓN
PARA
SANAR

Dormir, descansar, moverse, cuidar la salud del hígado, tener relaciones buenas con nosotros y con los demás, trabajar la conexión espiritual, alimentarse de forma adecuada para el estado de salud y seguir los ritmos de la naturaleza en estaciones y climas, así como respirar conscientemente, nos sirven para mantener el cuerpo, vehículo del alma y el espíritu, para alcanzar la máxima evolución y para vivir en armonía con nosotros mismos y con el entorno.

Probablemente has oído sobre la somatización. Somatizar en ocasiones se toma como si la persona se "inventara" los síntomas. Esto ocurre cuando se obvia que el cuerpo y la mente son uno solo.

La mente, las emociones y, por supuesto, el Shen son tan reales que, aunque los síntomas inicien como emociones y pensamientos, se traducen en manifestaciones en el cuerpo. Quizás te has preguntado qué tiene que ver la taquicardia con la diarrea y la sudoración, todo asociado a pensamientos repetitivos que solo te hacen sentir mal y regresar a la misma idea o situación difícil una y otra vez. La respuesta es el sistema nervioso autónomo, que se compone del sistema nervioso simpático y parasimpático. En la Medicina China, estos sistemas son la manifestación del *yin* y el *yang* en equilibrio. En la Medicina China el sistema nervioso se conoce como el Mar de las Médulas, que nace en el cerebro y desciende por la médula espinal en la columna vertebral, generando una comunicación mediante los nervios que salen de la columna y van a todos los órganos en los que el sistema nervioso tiene efecto. Todos los órganos están inervados (así se le llama a la unión nerviosa con los tejidos a través del impulso que se transmite por los nervios) por entradas y salidas (aferencias y eferencias) de tejido nervioso que llevan información tanto voluntaria como involuntaria.

Para que te hagas una idea de la tecnología tan increíble con la que ha sido diseñado nuestro cuerpo, debes saber que voluntariamente podemos controlar algunos órganos y tejidos. Los brazos y piernas son los que más podemos controlar. Además, podemos controlar los gestos faciales, el cuello, los ojos, los esfínteres anales y urinarios, la voz y la deglución. Sin embargo, todas las funciones de los órganos internos ocurren sin que seamos conscientes de ello. Esto es así porque ocurren tantos procesos al mismo tiempo que sería imposible llevar registro de todo y no enloquecer con todo lo que tendríamos que hacer. Nuestro cuerpo es perfecto, pues tiene un sistema dedicado a hacer que todo funcione sin que te enteres de ello.

Aunque de forma consciente no puedas influir en este sistema que no controlas, tus pensamientos y emociones sí tienen efecto sobre él, dado que somos una red integrada. Los más racionales y controlados creen que eso de las emociones que afectan el cuerpo es para los más sensibles e incluso para los débiles en el dominio de su carácter. No es así. Hasta a las personas más racionales, cuando tienen un accidente de tránsito, se les acelera el corazón o, cuando hay peligro, reaccionan de cierta manera. Nos convertimos en los mismos animales que hemos sobrevivido durante miles de años.

Hacernos conscientes de las emociones y los pensamientos es una de las formas más importantes de conservar la salud, ya que la mente y el Shen son la manifestación de ese lago en calma de la existencia, que emana paz si estás en armonía contigo y con los demás. Asimismo, tu mente también puede ser el agitador más potente y causar estragos. Esto es lo que ocurre en un ataque de pánico o una crisis de ansiedad, cuando la velocidad a la que reaccionan el cuerpo y la mente a los pensamientos y emociones es más rápida que la capacidad para darte cuenta de lo que está pasando.

JĪNZHĒN: *¿Cuál sería la causa de las alteraciones en el Shen? ¿Por qué todo lo que sentimos, pensamos y vivimos afecta de manera tan directa nuestro cuerpo?*

LǍOSHĪ: "Cuando un ser no ha sido vulnerado por su entorno y es protegido por su manada, cuando ha sido cuidado por sus padres y cuando la pureza original no ha sido transgredida, el Shen se expresa buscando la armonía. Cuando se agrede al ser, la grieta del dolor fractura la mente y crea caos en el interior, desconectando al ser del Cielo y su propósito. Todo lo que hay en la mente, como el agua del lago, refleja turbulencia o paz. Las emociones no gestionadas y las enfermedades del Espíritu llevan al Shen a perder la armonía, lo cual desencadena enfermedades mentales o enfermedades físicas en las que los síntomas son inseparables unos de otros".

Yŏuyìsi: La conexión profunda del cuerpo y el Shen es a través del nervio Vago. Te he nombrado este nervio en varias ocasiones, pero ahora quiero mostrarte la verdadera revelación sobre comprender que somos una red indivisible. En realidad, la enfermedad es una forma de separación, de división, que nos aleja de la salud con la que venimos diseñados. En la Medicina China son importantes el Pericardio y el Triple Recalentador, como órganos y canales en la superficie corporal, dado que el canal de estos órganos nos permite tratar con acupuntura o moxibustión alteraciones de la mente en el cuerpo.

El Pericardio es una capa fina que recubre el Corazón. Lo protege y le filtra toda la información que le llega, como un ministro al emperador. Es por eso que al Pericardio lo llamamos el Fuego Ministerial. La pareja del Pericardio es el Triple Recalentador. El canal del Pericardio es bilateral e inicia cerca de los pezones y las areolas mamarias, en el cuarto espacio intercostal. Asciende y toma un trayecto por la parte anterior del brazo, luego desciende y termina en la punta del dedo medio y, alternativamente, en el lado radial[21] del ángulo de la uña, a 0,1 cun (medida usada para la localización de cavidades). Si lograste seguir este recorrido en tu mente, habrás visto cómo desde el pecho, donde está el corazón, nos desplazamos por los brazos hasta llegar a las manos. Es por esto que decimos que los brazos y las manos son la extensión del corazón. Así que cuando abrazamos o trabajamos con las manos, en verdad estamos usando el Corazón, pues los brazos son una extensión de él, como se explica por el recorrido del Canal del Pericardio, uno de los más importantes en la Medicina China.

---

21 Lado radial: la descripción de la anatomía en las manos usa la referencia de radial o cubital con respecto a los huesos radio o cúbito del antebrazo. Lado radial hace referencia al lado donde está tu pulgar, lado cubital hace referencia a donde está tu meñique.

En ese trayecto hay una cavidad muy importante, conocida como el Pericardio 6, llamado en chino NeiGuan 内关, que significa "la compuerta interna". Esa "compuerta interna" nos habla de la comunicación entre nuestro interior (emociones) y el exterior (cómo nos relacionamos con el mundo). Aunque ya debes estar respirando con agitación por la posible complejidad de lo que estás leyendo, es momento de respirar para seguir comprendiendo lo que quiero entregarte.

NeiGuan, o Pericardio 6, es una cavidad con muchísimas indicaciones digestivas: para vómito, náuseas o mareo, pues regula el estómago, calma el espíritu y maneja el Qì en el pecho. En anestesiología se conocen sus efectos poderosos como antiemético (evita el vómito y las náuseas) y cada vez se hace más popular en ese gremio. De hecho, es tan poderoso que se han desarrollado pulseras anticinetósicas, las cuales marcan el punto en la muñeca que se debe presionar para las personas que se marean en diferentes medios de transporte. El efecto sobre NeiGuan hace que las vísceras y los órganos internos se comuniquen de nuevo con el sistema nervioso autónomo, ya que todos estos síntomas son producidos por un nervio Vago hiperactivo y lo queremos en equilibrio, ni activo ni inactivo, sino que se adapte con facilidad a lo que ocurre en el medio, que esté regulado y se ajuste a las necesidades del cuerpo con facilidad. Si te das cuenta, los síntomas de náuseas, mareos, vómito, vértigo y crisis emocionales pueden ser tratados con NeiGuan o Pericardio 6. Este es solo uno de los muchos ejemplos que encontramos en la Medicina China para tratar la mente en el cuerpo físico o los síntomas "subjetivos" de una forma tangible. Los síntomas digestivos de los que hablé anteriormente también se pueden presentar durante una crisis de ansiedad, ataques de pánico, miedos o fobias. Esto quiere decir que el inicio de la manifestación de los síntomas físicos, si bien son tangibles, empezó con un pensamiento o sentimiento. Es por eso que, en la Medicina China, cuando se hacen tratamientos psiquiátricos, se deben armonizar el Corazón y, por supuesto, el Pericardio.

El nervio Vago tiene la capacidad de unir lo consciente con lo inconsciente, pues es una bisagra que une lo que percibimos con lo que bloqueamos. En el cerebro existen circuitos neuronales, los cuales son los extremos de las dendritas de las neuronas que se extienden hasta las otras, desde una región del cerebro a otra, a través de señalizadores celulares en la "sopa nutritiva" llamada la *glía*, que es donde "nadan" esas neuronas y sus paticas, las maravillosas dendritas. Nuestra mente recurre a dichos circuitos neuronales, que son la activación de programas y creencias que tenemos en la psique. La activación de esos circuitos neuronales es la premisa central de una de las teorías del trauma y el psicotrauma. La activación de circuitos neuronales con conexiones relacionadas con el trauma genera respuestas corporales y manifiesta experiencias que el cerebro no ha logrado procesar. Por lo tanto, toman el control de la forma de actuar y reaccionar sin que podamos hacer nada.

Sin embargo, en 1987, con la doctora Francis Shapiro, la psicología y la psiquiatría, basadas en estudios sociobiológicos, se dieron cuenta de que los mecanismos de lucha o huida (de los que hablamos en el capítulo del Agua) se hicieron más importantes en las terapias somáticas, como EMDR[22], que tratan el trauma complejo y trastorno de estrés postraumático. Si recuerdas, en el capítulo del Agua explicamos tres mecanismos de supervivencia: lucha, huida y parálisis.

---

22 EMDR: Eye Movement Desensitization and Reprocessing. Terapia usada para tratar el trastorno de estrés postraumático, que combina estímulos que generan la integración cerebral. Se desensibiliza un evento traumático a la vez. Es una terapia que trata la mente a través de las sensaciones y los estímulos físicos, lo cual, a la larga, logra la integración neuronal de los circuitos en disociación.

Existe una cuarta reacción aún más compleja: la disociación. La disociación es un mecanismo del cerebro luego de haber estado sometido a un trauma considerado severo. El cerebro responde con la desconexión de un núcleo neuronal, donde esas células se encapsulan para no tener relación con el resto de los circuitos neuronales de todo el cerebro. Este mecanismo complejo es una desconexión para sobrevivir que, a largo plazo, puede conducir a la enfermedad mental o física. Según las terapias somáticas (integración de mente y cuerpo, en las cuales tratan el trauma en el cuerpo con la intervención del nervio Vago)[23], las enfermedades tienen una raíz en un trauma no elaborado de mayor o menor grado.

Recuerda que **la enfermedad es causada por la desconexión de la pureza con la que venimos diseñados.** Cuando perdemos esa conexión que nos hace ser y estar "completos" y sanos es cuando empieza la enfermedad. El llamado de esa desconexión es a recorrer un camino para volver a estar sanos, pues el cuerpo lo sabe hacer, pero en el viaje es donde comprenderemos varias lecciones.

La enfermedad ocurre cuando nuestro sistema de creencias o programas bajo los que actuamos, están dictados por un trauma oculto o activo no identificado. No digo que los traumas deban tratarse solo con terapias de Medicina China (hierbas chinas, acupuntura, moxibustión o masaje), pero si logramos que las terapias de la Medicina China se complementen con las de un terapeuta especialista en psicotrauma, el resultado para el paciente será mejor, incluso si el paciente somos nosotros mismos.

---

23 La Teoría Polivagal de Stephen Porges, con intervenciones físicas mejoradas por su alumno Stanley Rosenberg, explica cómo las manifestaciones físicas de enfermedades mentales pueden ser tratadas mediante la integración del nervio Vago con una serie de ejercicios que favorecen el equilibrio del Vago para el sistema nervioso autónomo.

En mi consulta diaria veo cómo el trauma oculto y no trabajado es el origen de muchas enfermedades que se perpetúan en el tiempo. Ahora bien, mi recomendación es explorar las grietas de la mente y el dolor del alma con un terapeuta profesional que pueda hacerse cargo de lo que va surgiendo durante la exploración mental, pues no todos los terapeutas tienen las herramientas para tratar a los pacientes con estas condiciones.

También es válido que escojas no hacerlo porque la psicoterapia requiere tiempo, esfuerzo, voluntad e inversión económica. También ocurre que las personas no saben que el trauma emocional es un motivo de consulta. A pesar de que el trauma está en nosotros, también nos trae un crecimiento y una sabiduría que son invaluables.

Así como existe el *trastorno de estrés postraumático*, también existe el *crecimiento postraumático*, en el que varias partes de nosotros sublevan el dolor para reponernos a pesar del trauma y servir a los demás de la mejor manera, aun sin haber superado del todo la dificultad traumática propia. La vida nos ocurre, transitamos por ella y somos el resultado de lo que hacen el trauma y el dolor en nosotros.

REVELACIÓN PARA SANAR

Lograr que las heridas no se infecten con resentimiento y amargura es el objetivo para salir victoriosos de los momentos de adversidad.

El trauma no necesariamente es un evento enorme y abrupto como la guerra. Presenciar violencia, sufrir abusos físicos o sexuales o vivir eventos que quiebran la mente y marcan la memoria de forma importante también pueden causar un trauma. El matoneo (*bullying*), el abuso emocional y psicológico, las relaciones patológicas con padres, parejas, familiares, amigos, compañeros de trabajo o jefes, así como las respuestas maladaptativas a las situaciones, van en detrimento de la salud mental. Es por eso que afrontar la vida es un reto, pues el Corazón procesa todo lo que nos ocurre y éste se afecta en el corto, mediano o largo plazo.

A todo lo anterior debemos sumar el estrés, que termina haciendo un gran daño en el sistema cardiovascular por la compleja unión que hay entre lo que vivimos y cómo lo vivimos. Un nervio Vago en equilibrio nos ayuda a amortiguar muchas de las situaciones de estrés en la cotidianidad. En las siguientes páginas aprenderás a identificar si tu Vago necesita ayuda (si estás hiperalerta o en vigilancia). Además, te daré herramientas para que se regule y entre en armonía.

Recapitulemos. Hemos hablado del elemento Fuego, del Intestino Delgado y sus alteraciones con disbiosis, de las enfermedades cardiovasculares y ahora terminamos en lo profundo de la psique con el psicotrauma y las emociones. Como verás, las emociones y los intestinos responden a estos estímulos y la microbiota se altera de forma importante por lo que sentimos. No es cuestión de más o menos probióticos, aunque sí son fundamentales. Lo que hay que entender es que nuestro lago en calma, nuestro Shen, responde a lo que vivimos, y esa reacción la experimentan el sistema cardiovascular y la armonía de la microbiota intestinal, que es determinante para que muchas funciones del organismo sean correctas.

Todo esto es lo que hace el elemento Fuego por ti. Las emociones no gestionadas, que también deben pasar por el filtro del Corazón, están implicadas en la aparición de enfermedades y de tu salud en general.

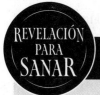

La relación es de doble vía: una microbiota saludable se traduce en un sistema cardiovascular saludable, con un sistema de emociones y estados de ánimo equilibrados. De la misma manera, un estado de ánimo equilibrado mantiene una microbiota saludable, que a su vez cuida del sistema cardiovascular.

EMOCIONES NO GESTIONADAS

Si bien puedes creer que el caso anterior, donde hablamos de trauma, no es el tuyo (aunque todos tenemos un trauma mayor o menor por trabajar), la gestión emocional es fundamental. Viejas creencias sociales y culturales que se expresan en frases como "no le haga caso a eso", "el tiempo lo cura todo", "supérelo y siga adelante" no son los mecanismos de afrontamiento más saludables en la modernidad. La vida actual es exigente en la productividad y nos obliga a negar las necesidades emocionales.

Así como debes cuidar la salud porque nadie lo hará por ti, a nadie le importan más tus emociones que a ti mismo. El discurso no es sentir menos o ser menos vulnerable, sino estar más conectados y tener más momentos de introspección para identificar lo que nos molesta o no nos gusta y poder expresarlo de forma asertiva. Es recomendable trazar límites que cuiden nuestro ambiente emocional y le muestren al otro hasta dónde puede llegar y dónde debe parar.

Es probable que las habilidades relacionales con nosotros y con los demás sean de las más retadoras. Para aprender matemáticas o gramática, pasamos años en el colegio, pero cuando se trata de emociones no hay ningún tipo de enseñanza en las familias y menos en el entorno de la educación formal. La dificultad en el manejo de las emociones deja a la sociedad "manca" en cuanto a relaciones e impide que la resolución de conflictos ocurra de una manera sabia. La vulnerabilidad hace crecer, lo incómodo engrandece las relaciones, las conversaciones difíciles muestran un verdadero interés por nosotros y por el otro y la empatía creará humanos con corazones sanos y con menos heridas que nos lleven al caos interior. Cuanto menos caos interior tengamos, menos caos exterior proyectaremos. Si queremos menos conflictos en el mundo exterior, debemos cultivar la sanación en cada ser humano. Esa es la verdadera revolución para acabar el conflicto que vemos afuera. El conflicto que vemos en el mundo es dolor no sanado. Para sanar el mundo cada uno de nosotros debe sanar primero adentro, o al menos hacernos cargo de lo que nos corresponde y no dejar que las reacciones emocionales sean las que dicten nuestros comportamientos.

UNA REVOLUCIÓN SOCIAL O UNA REVOLUCIÓN ESPIRITUAL

Gestionar las emociones hace que la sociedad sea más consciente, sepa hasta dónde puede llegar y nos muestra nuestros propios límites morales. No podemos hacer grandes cambios si antes no efectuamos los más pequeños. Por eso las grandes revoluciones empiezan por nosotros mismos y no por tratar de cambiarlo todo afuera.

Por eso creo que una revolución espiritual e interior es más importante porque el mundo ha visto suficientes revoluciones sociales y nos han traído más caos. Regresar adentro, observar lo que nos ocurre y examinar primero nuestro actuar consciente e inconsciente, nos llevará a revelar qué es lo que no funciona en nosotros para cambiarlo y así aportar algo al mundo.

Hay que doblegar el dedo del juicio ante la fuerza del amor porque el juicio es el deseo de tener la razón. Si el otro actúa desde su ego, que a su vez activa nuestro propio ego, podemos tener compasión tanto con el otro como con nosotros. Los limitantes que tiene el otro para cambiar activan la propia arrogancia de pretender que sea el otro el que cambie. Muchas veces lo que ocurre es que nuestro corazón está cegado por la propia realidad. Dejar la necesidad de dividir a las personas entre quienes están en lo correcto y quienes están equivocadas sería un ejercicio saludable en la mente humana.

Siente el miedo, obsérvalo y déjalo ir. El miedo hace que tu entorno te cuide y te mime. Si se queda contigo, se enquista por la falta de voluntad, la inseguridad y el deseo de control, afectando al Riñón.

Siente la ira, pues te da fuerza para moverte en otra dirección y cambiar la realidad actual. Siéntela y déjala ir. Puedes repetir en tu mente: "sintiendo, sintiendo, sintiendo". Siente el enojo, pero no te aferres a él, pues terminarás siendo un neurótico y huraño que no recuerda por qué estaba enojado. Si no lo liberas, con el tiempo esa puede volverse tu forma de ser.

Siente la tristeza y deja que esté contigo solo el tiempo necesario. Esta emoción hace que te sientas cobijado por tu entorno, pero si te quedas en ella se vuelve el motor de la queja y la victimización, dejándote vacío, con una soledad que no se llena con nada y que regresa una y otra vez, como una nube negra que te absorbe y te lleva incluso a la desconexión total y al deseo de muerte.

Siente la preocupación, pues hace que tengas múltiples posibilidades y realidades. Pero si te quedas en ella mucho tiempo, terminarás por activar el patrón obsesivo que trae el exceso de enfocar tu mente en un solo objeto. Deja ir la preocupación y pregúntale a lo más sabio que ya vive en ti cuál es el camino por tomar. Tu corazón sentirá paz con la respuesta correcta y tu cuerpo se sentirá liviano.

Siente nostalgia y melancolía, pues te recuerdan que tienes un corazón y eres humano. No dejes que la nostalgia se quede en ti, pues añorarás el pasado como si aún existiera y te sentirás miserable por anhelar lo que no está o ya pasó.

Regresa a ti, al presente de respirar, una inhalación y una exhalación a la vez. La vida es una serie de días comunes que se van encajando en el hilo que los conecta. Esta vida no nos pertenece, cada exhalación y cada latido son unos menos, pero si estamos firmes en el Corazón y el Fuego que nos une, lo único por construir es el próximo momento.

ENFERMEDADES DEL ESPÍRITU: LA SOMBRA QUE ECLIPSA AL EMPERADOR

La Medicina China comprende que la unidad de cuerpo, mente, Shen y Espíritu es total. De hecho, concibe a las enfermedades asociadas con situaciones espirituales con un carácter específico, el cual está en varios de los nombres de las cavidades que tratan las enfermedades del espíritu.

Los 13 puntos Fantasma de Sun Si Miao son un conjunto de cavidades de acupuntura localizadas en diferentes partes del cuerpo, las cuales ayudan con las enfermedades mentales y con las enfermedades de las que vamos a hablar a continuación. Sun Si Miao vivió en el siglo V d. C. y, entre muchos aportes, se le adjudica haber descrito esta combinación poderosa que he usado en mi práctica para tratar las enfermedades del espíritu y las enfermedades mentales. El caracter para Gui 鬼 de cada uno de nombres de los 13 puntos se traduce como "fantasma" y es el mismo que se usa para "espíritu", ya que en el plano espiritual existen diferentes entidades en constante movimiento y acción, aunque no podamos verlas con nuestros ojos físicos. En la historia de la humanidad se han asociado las enfermedades de la mente a posesiones de demonios y durante mucho tiempo ha sido difícil diferenciar si de lo que sufre la mente es de un desequilibrio netamente de neurotransmisores o si hay una entidad en las personas. La Medicina China no ha sido la excepción al coincidir con esta idea. Los puntos de los que hablaré tienen en común el concepto de "fantasma" y "espíritu", pues se sabe que se está tratando una condición que no es tangible, pero es tan real como la mente que maneja los cuerpos que habitamos. Las cavidades son los Sun Si Miao y todas tienen como objetivo tratar la mente, el Shen, la calma del espíritu, aclarar el calor en el Corazón y tratar alteraciones psicoemocionales.

LOS 13 PUNTOS FANTASMA DE SUN SI MIAO

CAVIDAD	NOMBRE	NOMBRE ALTERNATIVO/ TRADUCCIÓN	INDICACIONES
Du-26.	Renzhong.	Gui Gong/ Palacio del fantasma.	-Trata alteraciones psicoemocionales, manía, depresión, epilepsia, cambios del llanto a la risa. -Restaura la conciencia. -Calma el espíritu.
Pulmón-11.	Shaoshang.	Gui Xin/ Verdad del fantasma.	-Despierta la conciencia. -Elimina calor y beneficia la garganta. -Agitación psicomotora y manía.
Bazo-1.	Yinbai.	Gui Yan/ Ojo del fantasma.	-Detiene el sangrado. -Regula el Bazo. -Descongestiona el tórax. -Calma el Corazón y el espíritu y restaura la conciencia.

Cavidad	Nombre	Nombre alternativo/ Traducción	Indicaciones
			-Usado en manía-depresión, exceso de sueños, insomnio y pérdida de conciencia.
Pericardio-7.	Shenmai.	Gui Lu/ Carretera del fantasma.	-Elimina el calor del Corazón y calma el espíritu. -Armoniza el Estómago y los intestinos. -Descongestiona el tórax. -Disipa el Wei Qì y enfría la sangre.
Vejiga-62.	Shenmai.	Gui Lu/ Carretera del fantasma.	-Pacifica el viento interno y elimina el calor exterior. -Calma el espíritu y trata la epilepsia. -Beneficia la cabeza y los ojos. -Abre y regula el *yang* Qìao. -Activa el canal y alivia el dolor.
Du-16.	Fengfu.	Gui Zhen/ Almohada del fantasma.	-Elimina el viento. -Nutre el Mar de las Médulas y beneficia el cuello y la cabeza. -Calma el espíritu. -Calma el cerebro, la manía, la agitación, la ideación suicida, la tristeza y el miedo con palpitaciones.
Estómago-6.	Jiache.	Gui Chuang/ Lecho del fantasma.	-Elimina el viento y beneficia la mandíbula y los dientes. -Activa el canal y alivia el dolor.
Ren Mai-24.	Chengjiang.	Gui Shi/ Mercado del fantasma.	-Extingue el viento y beneficia la cara. -Regula el Ren Mai. -Usado en desórdenes faciales: neuralgia del trigémino y parálisis facial. -Exceso de producción de saliva o boca seca. -Rigidez de la nuca.

Cavidad	Nombre	Nombre alternativo/ Traducción	Indicaciones
Pericardio-8.	Laogong.	Gui Ku/ Cueva del fantasma.	-Elimina el calor del Pericardio y revive la conciencia. -Elimina el calor del Corazón y calma el espíritu. -Armoniza el Estómago y aclara el Jiao Medio. -Elimina el Wei Qì y enfría la sangre.
Du-23.	Shangxing.	Gui Tang/ Salón del fantasma.	-Beneficia la nariz y los ojos. -Elimina el viento, beneficia la cara y mejora la inflamación. -Calma el espíritu.
Ren-1.	Huiyin.	Gui Cang/ Fantasma oculto.	-Regula el yin anterior y posterior. -Drena el calor húmedo. -Calma el espíritu. -Despierta de desmayos y revive de ahogamientos.
Intestino grueso-11.	Quchi.	Gui Chen/ Secretario del fantasma.	-Elimina calor. -Refrigera el cuerpo, elimina el viento, drena la humedad y alivia el prurito. -Regula la sangre y el Qì. -Activa el canal y alivia el dolor.
Extra.	Hai Quan.	Gui Feng/ Sello del fantasma.	-Aclara el calor y reduce la inflamación. -Genera fluidos. -Beneficia la lengua.

▲ Estos puntos se utilizan para tratar enfermedades mentales, espirituales y cuadros de difícil manejo por la naturaleza de la mente del paciente. Fuente: Maciocia G. *La psique en la medicina China: tratamiento de desarmonías emocionales y mentales con acupuntura y fitoterapia China.* La Ciudad Condal, España: Elsevier Masson; 2011.

Sin embargo, es importante entender que no solo nos enfermamos por lo que ocurre en el cuerpo, la mente o las emociones. Estas enfermedades del espíritu son las últimas de las que queremos hacernos conscientes, pues se requiere mucha valentía para aceptarlas, trabajarlas y, finalmente, cambiarlas. Todas las culturas y tradiciones han tenido en cuenta estas enfermedades que pueden apoderarse de todo lo que somos y traer consecuencias graves para la sociedad. Este es el verdadero caos que vemos en el mundo y en las relaciones.

Es posible que estés más familiarizado con los "siete pecados capitales". Más allá del término "pecado", cada uno está asociado a una enfermedad del espíritu: infestan el alma, abren grietas en la mente, fracturan el espíritu y vuelven rígido el cuerpo, dando origen a una serie de manifestaciones físicas que afectan cada uno de los órganos y, por consiguiente, traen enfermedades tangibles.

LAS SIETE ENFERMEDADES DEL ESPÍRITU

1. Soberbia: sentirse superior a los demás. Ver en el otro un inferior y no tener compasión por las dificultades o la incapacidad del otro. La soberbia afecta al Hígado. Las enfermedades más frecuentes asociadas a la soberbia son las musculoesqueléticas, siendo la fibromialgia una de las más frecuentes. También están la polimiositis y algunas de las enfermedades autoinmunes que comprometen las articulaciones. El dolor crónico en las rodillas puede estar asociado a la falta de humildad, pues para ser humilde debes ser capaz de bajar la cabeza y arrodillarte, doblegar el ego. Algunas de las enfermedades mentales relacionadas con el *cluster* B de personalidad[24] se asocian con la soberbia, ya que la falta de introspección es tal que no permite

---

24 Clasificación de los tipos de personalidad. Existen *Cluster* A, B y C. *Cluster* B incluye personas con rasgos de personalidad antisocial, histriónica y narcisista o con trastorno límite de la personalidad.

ver bien. Estas personalidades son las histriónicas, las narci- sistas y las límites (emociones intensas tanto hacia la extrema felicidad o la extrema tristeza). En los casos más marcados de la soberbia, la persona cree tener la verdad última, casi como si fuera la única dueña de la opinión, así que todo lo que no se alinee con ella será rechazado y denigrado. El orgullo y la va- nidad son variaciones de la soberbia y al acentuarse pueden llegar a la sociopatía o la psicopatía. Para mejorar la soberbia podemos trabajar la humildad. Un ejercicio para lograrlo es arrodillarse al lado de la cama, con las manos en posición de recibir y la cabeza inclinada. Haz esto e identifica qué sientes al bajar la cabeza. Puedes usar esta frase: "Que se haga tu vo- luntad y no la mía".

2. Avaricia y codicia: querer todo para sí mismo, sin querer soltar nada ni en lo material, lo emocional o lo relacional. Está dado por la necesidad de acumular más bienes materiales y la inca- pacidad para compartirlos. Las personas avaras y codiciosas quieren poseer todo a su alrededor: la razón, las personas, las opiniones y el dominio de las relaciones, así como los objetos materiales. La avaricia y la codicia afectan al Riñón y la Vejiga, ya que el Agua en la naturaleza es la abundancia y la vida misma. Cuando se detiene la capacidad para fluir y para dar, se afectan los órganos con la capacidad de hacer que todo se mueva y dé vida. Al acumular, guardan no solo lo material, sino también cargas en la vida, en la mente y en el corazón. La avaricia apa- rece por el miedo a no tener, a la sensación de pérdida. Para evitar la avaricia debemos cultivar la generosidad haciéndonos estas preguntas: ¿cuál es mi miedo? ¿Por qué le tengo miedo a perder? ¿Por qué tengo miedo a la carencia? ¿Por qué no me siento seguro en donde estoy? Mediante la donación constan-

te y bondadosa de tiempo, dinero o conocimiento a iniciativas benéficas se puede deconstruir el patrón avaro en el espíritu.

3. Lujuria: tener exceso de deseo y no solo sexual, como se asocia a esta palabra, sino de todo, del consumismo. La manera más fácil de enfermar es utilizar la energía sexual de manera incorrecta. Afecta la Vesícula biliar y el Triple recalentador. Ocurren enfermedades relacionadas con estos órganos, alteraciones digestivas y afecciones en la piel, como alergias. En la lujuria, el deseo original es lograr conectar consigo mismo y con el entorno. Es una necesidad de contacto físico, pero, al no poder conectar alma con alma, se termina activando el deseo de depredador que todo lo consume sin medida. Para trabajar la lujuria se debe cultivar la castidad y resguardar la energía sexual como energía creadora y de cohesión social, así como también la familiar. La castidad en el cuerpo y en la mente es una forma de guardar la necesidad de consumirlo todo. Se debe usar la energía sexual en la relación de pareja con compromiso a largo plazo y con cimientos firmes de fidelidad, pero no se debe usar la sexualidad para manipular o controlar al otro. Mi consejo es rechazar los comportamientos de cualquier filia, de la hipersexualización y de la pornografía.

4. Ira y enojo: ocurren cuando se pierde la capacidad de adaptarse a lo que no se puede controlar. El órgano que se afecta es el Hígado y la enfermedad se manifiesta como colesterol alto, hígado graso, cálculos en la vesícula, cólico biliar y enfermedades digestivas (colon irritable, estreñimiento y alteraciones en el sistema cardiovascular). La ira puede ser, a veces, una forma de relacionarnos que hemos aprendido de uno de los padres. Se nos dificulta darnos cuenta de que esta forma de actuar es

lesiva, pues comprendemos el mundo según lo que nos enseñan durante la crianza. Los niños o niñas con comportamientos llenos de ira pueden llegar a la edad adulta en descontrol porque han sido incapaces de entender que no todo funciona de la manera que cada uno quiere. Esto denota impaciencia y, por lo tanto, cultivar la paciencia es una de las facultades a desarrollar cuando el enojo es frecuente y excesivo. Las personas que han sido irascibles por mucho tiempo tendrán dificultades para lograr un cambio profundo, dado que la sociedad justifica y acepta ese tipo de carácter, amparándose en el "yo soy así". Para cambiar, lo primero es empezar un proceso de introspección. Para cultivar la paciencia se debe ser muy consciente de la respiración. Hay que ser más dulces y tiernos en el trato con los demás, incluso si no están a la velocidad de respuesta a la que nosotros queremos o no actúan como nosotros lo haríamos. Asimismo, debemos trabajar la autocompasión, ya que la impaciencia también puede ser hacia nosotros cuando nos enfrentamos a situaciones que no podemos controlar.

5. Envidia: desear o tener lo que otra persona tiene o es. Cuando el reconocimiento de lo propio y de lo ya obtenido falla, la persona solo observa y calibra lo que tiene el otro. La envidia es difícil de identificar, pero podemos preguntarnos qué anhelamos y aún no tenemos. Pasa con frecuencia en la mujer que anhela el cuerpo (casi siempre más delgado) de otra mujer. Eso sí, generalmente lo desea, pero no trabaja para obtenerlo. En el hombre ocurre ese mismo anhelo con el dinero o la posición social de otro hombre. La envidia afecta el Pericardio y este, a su vez, al sistema cardiovascular, al sistema vagal y al intestino delgado. Para trabajar la envidia debemos cultivar la bondad,

la generosidad y el agradecimiento. Evocar y practicar estas facultades permitirán el contentamiento por el éxito de los demás y por el propio, pues sabremos que lo que recibimos es el resultado de lo trabajado y construido. Alegrarnos por el éxito de otro con gozo genuino hará que pongamos en marcha nuestro plan de acción para llegar a donde queramos estar. Usaremos a los demás como motivación e inspiración, no como motivo de envidia. En otras palabras, hay que convertir la envidia en contentamiento y motivación para los logros propios.

6. Gula: sentir ansiedad por la comida, no encontrar saciedad porque no se activa el mecanismo de retroalimentación de distensión gástrica y comer sin límites, aunque se esté haciendo daño. También ocurre cuando la persona come a una velocidad excesiva o desea comer lo que hay en el plato de otros. El exceso de comida intenta llenar el vacío interior, pero nada es suficiente para aliviarlo y por eso es imposible saciar el "hambre". Es usual que ese vacío profundo esté relacionado con el afecto y el alimento. Los trastornos alimenticios se conectan directamente con la madre, ya que ella es la que proporciona el alimento en el inicio de la vida durante la lactancia. Para tratar la gula se debe revisar la relación con la madre y la posible dificultad en la lactancia. Además, se deben buscar deficiencias nutricionales crónicas que eviten que la saciedad ocurra. El órgano afectado en la gula es el Bazo-Páncreas, el cual maneja el equilibrio y el centro del cuerpo, así como al ser. En balance, la sabiduría y la psique logran tener templanza, que es el antídoto de la gula. Las enfermedades relacionadas con la gula son los trastornos de la conducta alimentaria: anorexia nerviosa, bulimia, obesidad y también la diabetes mellitus tipo 2.

7. Pereza: falta de voluntad y discernimiento para emprender las tareas. Es el origen de la popular procrastinación. La pereza afecta al Pulmón y al Intestino grueso, los dos órganos en donde reside el psiquismo que controla el discernimiento, según la Medicina China. El discernimiento tiene que ver con la capacidad de separar lo puro de lo impuro y de eliminar los desechos físicos. Funciona igual con la mente: discrimina lo que se hace y lo que no. La voluntad y el discernimiento también funcionan como músculos que debemos ejercitar para tonificarlos lo suficiente como para que fluyan sin problema. Las enfermedades asociadas pueden ser estreñimiento, obesidad, fatiga y enfermedades crónicas no transmisibles, todas asociadas al sedentarismo. El antídoto a la pereza es establecer rutinas amorosas y construir hábitos. Además, acompañarse de otras personas que también necesiten combatir la pereza puede ser de gran ayuda. Cabe anotar que la pereza puede ir de la mano de algunas de las otras enfermedades del espíritu, así que debemos ser muy hábiles para saber cuáles se están activando.

JĪNZHĒN: *¿Cómo cuidar el Corazón y el elemento Fuego?*

LǍOSHĪ: "Para cuidar el Corazón, el gozo del momento presente debe surgir con naturalidad, así como el propósito de la existencia, para que el hilo de la vida pueda guiar la senda trazada desde antes de ser concebidos en la mente de la Creación".

Existen alimentos y hábitos en los que se le da prioridad al Emperador. Es probable que para este momento estés pensando "todos los órganos son importantes, hay que hacer muchas cosas para cuidarlos y yo no tengo tiempo para eso". Déjame darte la mala noticia: si no tienes tiempo para cuidarte, es posible que se abra un espacio para la enfermedad. Este panorama no es muy alentador porque en realidad sí hay otras formas de vivir más y mejor; por eso estás leyendo este libro. Esto solo ocurrirá si mantienes la intención dominante de hacerte una vida para la salud y no una vida para cuidar de una enfermedad crónica.

Cuando me refiero a una enfermedad, no me refiero a que te duela algo en el cuerpo o a que tengas algún síntoma físico, sino también al estado de la mente y la paz del espíritu. Con el tiempo me he dado cuenta de que cada vez debemos ser más dependientes del Fuego del Espíritu, en vez de apoyarnos en la realidad física manifestada. El Corazón ardiendo es lo único que mantiene el propósito de vida alineado con el Cielo para que el verdadero potencial espiritual y físico ocurra. Por eso, lo que revisaremos a continuación es la forma de cuidar tu Corazón y el Elemento Fuego con sus órganos.

GOZO Y PROPÓSITO EN LA VIDA

El gozo por la vida es una actitud que mantiene la esencia del presente. El budismo de diferentes linajes y la técnica occidentalizada del *mindfulness*, basada en una de las meditaciones más antiguas del mundo, llamada Vipassana, ha hecho que Occidente comprenda la importancia y el poder que tiene mantener una mente centrada en el presente.

La vida frenética occidental te dirá "preocúpate por todo" porque la mente acelerada y cegada por la hiperproductividad es fácil de convencer para que esté fuera del presente y para llevarla al pasado y al futuro todo el tiempo. Si estás en el presente, sabes que lo único importante ahora es esta frase que estás leyendo. Los sabios chinos y de otras culturas toman una serie de acciones repetidas día tras día, hechas en el momento presente, porque la rutina trae disciplina. Cuando no logramos conectar con el momento presente, las acciones repetitivas del día a día se vuelven monótonas y sin sentido.

El gozo por las acciones que se repiten a diario estimula la capacidad de disfrutar únicamente lo que ocurre cuando ocurre, sin activar el apego o la adicción a algo, para mantener el mismo nivel de estímulo en el cerebro. Esa es la definición de apego a algún estímulo: deseo sin saciedad, el cual se relaciona con los niveles de dopamina en el cerebro. Si el gozo está presente, la mente entra en un estado contemplativo capaz de apreciar la armonía, la estética y la belleza de cada fenómeno cautivador, aumentando los niveles de serotonina. El estado contemplativo es cuando te quedas mirando a la nada, cuando observas las flores que te gustan o cuando los gatos se quedan quietos y parece que no están haciendo nada, pero la verdad es que "están" presentes. Este ejemplo de los gatos es muy utilizado por los meditadores de las tradiciones budistas en Tailandia. Se dice que los gatos con los ojos cerrados, en postura de esfinge, se encuentran en estado Samatha, o concentración de la mente. Cuando están con los ojos abiertos, con mucha atención en el presente, se dice que están en Vipassana, sin juzgar nada y observando activamente los fenómenos que ocurren a su alrededor. La naturaleza es un claro ejemplo de cómo se puede estar presente y en estado contemplativo de lo que ocurre.

Es posible que no encuentres el propósito de la vida tan fácil como quisieras o no puedas disfrutar con gozo por las diferentes situaciones adversas a las que nos exponemos, pero en realidad el sentido de la vida más sencillo es lograr darnos a los demás *en servicio* para sublimar la capacidad máxima del amor. Servir es un acto de amor en movimiento que, si continúa, será una fuente inagotable de vitalidad y el verdadero latir del corazón.

La enfermedad llega cuando hay una gran desarmonía en el interior y un profundo desencanto por la vida, pero aun así no debes sentirte culpable por eso. Es posible que te ocurra y yo también he estado ahí. En definitiva, el propósito es aquel que alinea tu voluntad con la voluntad del Cielo. Encontrar ese balance es la única forma de hacer todo aquello para lo que fuiste creado, pues has venido a construir para dejar un legado en la Tierra. Cuando el Corazón no encuentra este cauce de vida, se acumulará una profunda desolación que aumentará con el tiempo y dejará un vacío que no se llenará con nada material ni relacional. Si ese vacío está en ti, busca servir cada vez más a los que están cerca. Poco a poco recuperarás ese movimiento natural para conectar con la armonía propia y del otro. La adversidad crea en nosotros una capacidad de sobrepasar las dificultades, ya sean aflicción o sufrimiento. A pesar de eso, siempre podemos servir.

JĪNZHĒN: *¿Cómo cuidar el Shen?*

LǍOSHĪ: "Para cuidar el Shen se necesita hacer un correcto uso de la palabra y prestarle atención al pensamiento correcto. Para un Shen equilibrado deberás evocar la ternura y mantener la bondad amorosa siempre presente. También observar la mente y los fenómenos de la existencia, no apegarte a ninguna sensación o pensamiento y estar atento al surgir y cesar de los cinco impedimentos que nublan la correcta visión".

YǑUYÌSI: En la Medicina China observamos la lengua para hacer el diagnóstico. Además, con la lengua nos expresamos, hablamos. Lo que está en la lengua sale del Corazón, tanto lo que decimos como lo que muestra de la salud de cada órgano. Es preferible arrancarse la lengua antes de hacer un uso indebido de la palabra o de usar el lenguaje para dañar, calumniar o conspirar contra alguien o algo. Un Corazón limpio depende de tu correcta habla y de las palabras que salen de tu boca.

Para la Medicina China, la lengua es el órgano de los sentidos que se corresponde con el Elemento del Fuego y el Corazón. Es a través de la lengua que se hace la observación global del cuerpo, del Corazón y del Intestino Delgado. Para que el Corazón y el Shen estén sanos es necesario vigilar el contenido de la mente y de las emociones, pues los pensamientos y lo que decimos verbalmente son la representación de lo que está en el Corazón. La lengua emite lo que hay en el corazón y la mente lo proyecta, como una pantalla de cine. No se puede hablar con bondad si no la tienes en el corazón y no hay forma de bendecir al otro con la palabra si en el corazón no hay un "bien decir" sobre ti mismo. No hay forma de ser y actuar siendo incoherente con respecto a lo que está en el corazón. Cuando alguien nos hiere con su forma de actuar nos preguntamos: "¿qué le ocurre a esta persona? Antes no era así". La verdad, el cómo actuamos dice más de nuestro Corazón que lo que decimos. Las acciones son la forma más real de comunicación. No podemos actuar de una forma diferente a como nos sentimos. Si en el Corazón hay vacío, crearás vacío a tu alrededor; si en tu corazón hay frialdad, crearás hiel en las relaciones. Pero si en el corazón hay gozo y plenitud, serás como un faro de calor que atrae a los demás porque es una flama ardiente que no quema, sino que acoge y cobija.

Al Corazón lo afecta tanto lo que hay adentro como afuera. Existe un gran valor en cuidar la palabra, el habla, el correcto lenguaje, la escucha atenta, el entendimiento y la mirada, pues todos afectan al Corazón y, así mismo, con un efecto bumerán, lo influencian. Para alinear la mente, el corazón, el habla, la escucha y la correcta visión es necesario que el actuar sea consciente y coherente. Si siembras en el Corazón bondad amorosa, compasión y cordialidad, cosecharás acciones con estas características de forma natural.

La verdadera bondad surge después de cultivarla en una mente que ha sido entrenada para ver el mundo a través de la compasión. Esto ocurre cuando deseamos para nosotros y para los demás estar bien, felices y en paz. Cultivar la bondad amorosa trae una profunda paz acerca de lo que no podemos controlar, que en realidad es muy poco, pero sí podemos llevar la mente al estado de compasión, de empatía. No es despreciable lo que pueden hacer la bondad, el amor y la compasión en el corazón y en el mundo. La compasión se puede cultivar mediante una meditación poderosa llamada Metta, de la tradición budista del norte de Tailandia, en donde la mente es como un lago en calma que logra asentar el ruido del control para entrar en el mar de la bondad amorosa. Trae apaciguamiento a la mente que sufre y activa la compasión. Al final de este capítulo, encontrarás la meditación Metta, la cual puedes practicar una vez al día, sea cual sea tu creencia espiritual.

Es importante que la mente no caiga en una falsa bondad y falsa cordialidad. Muchas personas ven en la bondad un aspecto para impresionar a los demás, pero esa es otra trampa del ego, que quiere alabarse a sí mismo y mostrarse como "muy buena" persona. Actuar sinceramente refleja lo que hay en el Corazón, pues en él anida la realidad interna de cada uno.

Activar la creatividad es la mejor forma de cuidarlo. Cuando el Shen está en calma, tiene la capacidad de aportar y gestar proyectos, ideas e incluso hijos, que primero aparecen en la mente, pero que en realidad son un llamado poderoso del Cielo al Corazón. La creatividad es amor en movimiento y cada emanación desde el alma es una manifestación. Es como si el corazón fuera un útero capaz de crearlo todo: desde arte hasta un puente, una invención, una relación, una empresa o cualquier idea imaginable.

Evocar la inocencia nos conecta con la capacidad innata de ver el mundo con ojos nuevos. Esa inocencia es el motor para mantener la confianza. A pesar de que afuera el mundo sea imperfecto, la invitación constante es verlo con ojos nuevos, cuantas veces sea necesario, para crear algo diferente a lo que ya vemos manifestado. La inocencia es una característica de la pureza y la gracia.

La ternura es un sentimiento que genera ondas electromagnéticas cerebrales que hacen resonar el campo magnético del corazón en una frecuencia armónica que restaura el sistema nervioso de una forma poderosa. En uno de los momentos emocionales más difíciles que he vivido, comprendí que este sentimiento posee una fuerza inconmensurable. El doctor Jorge Carvajal, padre de la sintergética[25], invita a las personas que atraviesan episodios de depresión y ansiedad a evocar la ternura de una forma activa, así como a practicar el agradecimiento constantemente. La ternura que inspiran un bebé, un osezno, un perrito, un gatico, el gesto de un niño o la voz dulce de una madre que dice que nos ama tienen el poder de ser un bálsamo para el alma y elevar la frecuencia de cada célula, pues de ellas emana nuestro campo electromagnético.

Lo anterior es poderoso tanto para el cerebro de quien evoca la ternura como para aquellos que están a nuestro alrededor. Un ejercicio sencillo al despertar es traer a la mente cinco razones por las cuales estamos agradecidos: desde lo más banal (una comida que nos encante) hasta lo más obvio (poder despertar en una cama cómoda). Debes nombrar cinco razones diferentes todos los días

---

25 La medicina sintergética, creada por el doctor Jorge Carvajal Posada, hace una evaluación energética integral y accede a los biosistemas: estructural, químico, emocional, energético y chakras. Las emociones, la información y la conciencia son fundamentales para comprender la salud. La enfermedad y los síntomas se vuelven vehículos de la consciencia para recuperar el sentido del equilibrio. Se hace uso de filtros y dispositivos láser tanto para diagnóstico como para tratamiento y se hace uso del pulso como método diagnóstico.

como una práctica para despertar con una sonrisa. Cuando lo hacemos, un hábito surge de forma espontánea para conectarnos a la mente unificada de Dios.

LOS CINCO IMPEDIMENTOS MENTALES

Una de las herramientas para poder observar la realidad como se presenta es la del Vipassana, que es la técnica de meditación en la que está basado el *mindfulness*. Esta explica que existen tres fenómenos que nos permiten observar el mundo sin los velos de la mente:

- La impermanencia, donde nada queda igual y todo es cambiante, te enseñará que no hay nada que puedas controlar y que todo es transitorio.

- La insustancialidad del mundo te hará darte cuenta de que la realidad está vacía en sí misma y que lo que ocurre es una creación de quienes estamos en ella.

- La insatisfacción, en la que surgen situaciones y vivencias que no nos agradan, es la causa del sufrimiento que experimentamos. Observar los impedimentos mentales nos permitirá revelar lo que debemos ver adentro y afuera de nosotros.

Una vez que hemos comprendido y aceptado que existen estos tres fenómenos de la existencia, debemos conocer los cinco impedimentos mentales: el deseo, el enojo, la pereza, la ansiedad y la duda. Cuando cualquiera de estos surge, actúan como un velo que nubla la visión mental y no nos permiten observar el mundo como realmente es. Si esto ocurre, es difícil saber cuál de todas las emociones es la que estamos transitando. Estos impedimentos surgen en la mente con una naturalidad tal que creemos que son normales. La importancia de saberlo es que, una vez logras ver con el ojo de la mente consciente, que es la mente de Dios en ti, es posible superar el sesgo que creaste.

Lo importante es observar la mente y el cuerpo de forma tal que puedas dejar ir cada emoción, sensación o pensamiento que surja. Cuando los impedimentos mentales aparecen, debes darte cuenta y saber que su función es hacerte regresar al momento presente, en donde están tus sensaciones físicas o mentales. Un ejercicio sencillo para esta práctica es sentarte en una posición cómoda e inhalar y exhalar lentamente, dejando que el abdomen se mueva hacia adentro y hacia afuera. Ese movimiento va a ser tu ancla. Mientras continúas respirando, observarás las sensaciones físicas o mentales, las dejarás ir y regresarás a tu movimiento abdominal de adentro y afuera. Puedes practicar dos veces al día en sesiones de diez a quince minutos. Con el tiempo, tu mente se entrenará para observarlo todo y luego dejarlo ir.

UN ARTISTA CON EL CORAZÓN ROTO

Hace años tuve en consulta a un paciente, que era un artista muy talentoso, con un dolor en la escápula izquierda. Era un dolor que había comenzado cuando él hacía un doctorado fuera del país. Tenía un Corazón endurecido y un dolor del alma que se escondía en el dolor físico de la escápula. Cuando me mostró el área adolorida, ubicada en el trayecto del canal del Intestino Delgado en la escápula izquierda, supe que el dolor era del Corazón (recuerda que la pareja del Corazón es el Intestino Delgado). Le pregunté por su pareja y me contó que había roto una relación muy larga y compleja, lo cual les creó un conflicto a ambos. Había mucho dolor acumulado físicamente y, por supuesto, él esperaba que el tratamiento de acupuntura se enfocara en el área de dolor, pero en realidad el tratamiento era para el Shen y el Co-

razón. Hubo lágrimas durante la sesión, incluso con la dificultad que tienen los hombres para llorar, pero sabía que la emoción se había procesado, transformado y liberado. Al final de la sesión el dolor era mucho menor y a la semana siguiente había desaparecido. El tratamiento consistió en manejar el duelo y la tristeza "enquistada".

Aunque él no creyera en nada, pues se proclamaba ateo, me dijo que sí creía en esto que habíamos encontrado. Usé el trayecto de las 7 Estrellas, que vimos en la primera sección del libro, y mejoró tanto el dolor físico como el emocional porque, como ya habrás aprendido, no se pueden separar el uno del otro.

Jīnzhēn: *¿Qué sabores o temperaturas en alimentos y bebidas ayudan al Corazón, al Intestino Grueso, al Triple Recalentador o al Pericardio?*

Lǎoshī: Lo amargo desciende el Fuego, el calor lo mantiene vivo, el dulce lo pacífica y el ácido lo recoge. El calor mantiene activo el Triple Recalentador. El consumo de bebidas y alimentos calientes, ya sea en temperatura o por la naturaleza de las plantas y alimentos, es fundamental para un Fuego en balance.

Yǒuyìsi: La fitoterapia y las hierbas chinas que usa la Medicina China con fines terapéuticos eran las mismas que se usaban en la cocina. La explicación poderosa de por qué funcionan los sabores tiene que ver con los movimientos que producen en el cuerpo. Los vectores de movimiento (adentro o afuera, arriba o abajo, contraer o expandir) son la forma en la que la naturaleza se manifiesta en los factores climáticos y es así cómo ocurren el día y la noche, el frío y el calor, la vida y la muerte y la creación y la destrucción.

La naturaleza del calor es ir hacia arriba y expandirse. Esos son sus movimientos y, por ende, cuando el Corazón se enferma, puede ser por calor en desequilibrio hacia el exceso. El calor en sí es movimiento: si hay mucho, habrá agitación, coloración rojiza en la cara y la lengua, aceleración en la mente, palpitaciones en el corazón y tensión elevada, pero si hay frío, la sangre se estancará, la coloración de la lengua será violeta y la piel no brillará y será poco luminosa.

En las hierbas chinas se analizan tanto el sabor como la naturaleza de la planta para ayudar a nutrir los órganos internos. A continuación, te presento algunas plantas que tienen la capacidad de actuar en el Corazón y el elemento Fuego.

SABORES AMARGOS:

- Fenogreco: semilla de leguminosa. Su naturaleza es tibia y su sabor amargo. Actúa en el Hígado y el Riñón, órganos que ayudan a descender el Fuego del Corazón. Contiene quercetina, trigonelina, colina y vitamina B1. Previene úlceras, que son manifestación del Fuego, ayuda a controlar la diabetes mellitus tipo 2 y por sus antioxidantes puede considerarse un anticancerígeno. Calienta el *yang* de Riñón y fortalece su esencia. En personas de constitución seca[26] o con deficiencia de líquidos, se debe tener precaución si hay síntomas vasomotores. En la menopausia se debe consumir con moderación. Las semillas, enteras o molidas, se pueden agregar a las comidas. Su sabor es casi imperceptible, pero nutrirá al Corazón.

- Anís estrellado: las Cinco Especias Chinas son una mezcla de especias que nutren los cinco órganos, y el anís estrellado es una de ellas. Este hace descender el calor del corazón, trae mejoría a la digestión y presenta propiedades antimicrobianas. Su sabor

---

26 Se refiere a aquellas personas que tienen tendencia a la resequedad, que se manifiesta en la piel, el pelo y las mucosas. Suelen tener líneas de expresión tempranas y pronunciadas.

es similar al del regaliz por su aroma dulce y especiado. Elimina el frío acumulado y mejora la circulación de Qì y de la Sangre. Una taza de anís estrellado infusionado en agua caliente, con un poco de cáscara de naranja y miel, trae bienestar para la digestión si se bebe después de las comidas.

- Cacao: los mayas, en Centroamérica, cultivaban este fruto de sabor amargo hace más de 2.500 años. Es una excelente fuente de magnesio. Muchas personas quieren comer chocolate o cacao cuando están tristes. La respuesta está en la capacidad de lo amargo para nutrir el Corazón. Su capacidad para activar la conexión con nosotros mismos y con los demás es tal que en diferentes culturas se ha utilizado en ceremonias y es considerado sagrado. En todas las culturas el Corazón tenía que estar nutrido y es por eso que varias coinciden en el uso del cacao como fuente de vitalidad. Sobra decir que el chocolate del que hablo es sin azúcar, sin lecitina de soya, sin grasa de palma o cualquier otro aditivo que la industria haya querido vendernos como "chocolate".

- Café: es tibio en naturaleza, estimulante y diurético. Es amargo y dulce a la vez. Calienta y tonifica el Corazón y el Riñón, ayuda a despejar la mente y elimina la humedad; sin embargo, en exceso seca los tejidos y órganos y desestabiliza la mente.

- Cebada: dulce y neutra a la vez. Es fresca en naturaleza, diurética, elimina el calor, desintoxica, fortalece el Bazo, el Estómago y la Vejiga y ayuda a crear Qì y sangre.

A continuación, te comparto la receta de las Cinco Especias Chinas, presente en varias preparaciones de la gastronomía de ese país. Al usarlas, nutrirás cada uno de los órganos, equilibrando sus funciones y el psiquismo de cada uno.

- 6 estrellas de anís (nutre el Corazón).
- 1 ½ cucharadita de clavo entero o 1 ¼ de cucharadita de clavo molido (nutre el Riñón).
- 1 astilla de canela de 6 centímetros o 2 cucharadas de canela molida (nutre el Bazo-Páncreas).
- 2 cucharadas de semillas de hinojo (nutre el Hígado).
- 2 cucharaditas de pimienta Sichuan o 3 cucharaditas de pimienta convencional (nutre el Pulmón).

Muele todas las especias en un molino (puede ser de café) o en un mortero. Luego consérvalas en un frasco de vidrio con cierre hermético, es decir, uno al que no le entre aire. Utilízalas en recetas con carnes o verduras.

ALIMENTOS PARA EL CORAZÓN

BRILLANTES/ROJOS/PICANTES	
• Albahaca.	• Pimienta negra.
• Arroz integral.	• Menta de gato.
• Pimienta de Cayena.	• Manzanilla.
• Semillas de chía.	• Crisantemos.
• Hierba de eneldo.	• Frutas.
• Jengibre fresco.	• Limón.
• Lechuga.	• Menta.
• Moras.	• Hongos (todos los tipos).
• Té de paja de avena.	• Productos lácteos de calidad.
• Pimiento rojo y picante.	• Valeriana.
• Grano integral.	

▲ Fuente: Kushi M. *El libro de la macrobiótica.* Edaf Antillas; 2012.

MANTENER LOS FOGONES PRENDIDOS

Para cuidar el Triple recalentador (TR) y su función de calentar los órganos del tronco del cuerpo, es fundamental mantener los fogones prendidos. Cuando tomamos bebidas frías es como si vertiéramos un balde de agua fría a la estufa, es decir, al TR. El agua apaga el fuego. Lo mismo ocurre con los *smoothies*, los extractos, los batidos y los jugos que llevan la etiqueta de "saludables". Sin embargo, según la Medicina China, debemos comer y beber de acuerdo con la temporada y el clima en el que nos encontramos. También es importante obedecer a la constitución[27] de cada persona y alimentarnos conforme a la necesidad particular. Es necesario entender que, si hay problemas digestivos como estreñimiento, cólicos menstruales y abdominales, incontinencia urinaria, problemas de próstata, disfunción eréctil, infertilidad masculina o femenina, baja libido, asma, alteraciones del corazón o distensión abdominal frecuente, es porque el TR probablemente esté apagado.

La respuesta a la pregunta de cómo cuidar el TR es y será: AGUA CALIENTE. Cuando paseas por las calles de China o de Japón, ves que casi todas las personas llevan un termo con té caliente sin importar la temporada del año o la hora del día. En la estación del metro, del bus, en el centro comercial, en el aeropuerto o en cualquier lugar hay un dispensador de agua caliente. El agua caliente ayuda también a remover la humedad acumulada en el cuerpo.

Se debe consumir agua caliente en infusiones, té o con alguna especia que ayude a condiciones particulares o solo para cuidar tu

---

27 En la Medicina China las personas tienen una constitución que determina los elemento (Agua, Madera, Fuego, Tierra o Metal), según su estructura física, mental y emocional. También se puede hacer una clasificación de la constitución de acuerdo con las plantas. El tratamiento con una planta será más benéfico cuando esta coincida con la familia de la planta constitucional de la persona.

TR. El agua caliente tiene, además, la gran ventaja de que nadie la cobra. Si compras una botella de agua, siempre deberás pagar por ella. En cambio, en cualquier cafetería puedes pedir agua caliente y es muy probable que sea gratis. El agua caliente te hidrata con la temperatura adecuada para cuidar los órganos. Tomo agua caliente incluso cuando estoy haciendo ejercicio y la sensación es más que placentera. Recuerda, no estás cuidando tus órganos para el presente, sino que estás cultivando longevidad, salud y vitalidad.

UNA HISTORIA DE UNA BEBIDA CALIENTE PARA EL VERANO

Al segundo día de haber llegado a China fui a almorzar con un gran amigo y colega a la Torre de Tianjin, TianTa, con una vista de 360 grados de la ciudad. Mi amigo había estudiado acupuntura en Beijing hacía varias décadas. Él pidió un "Júhuā chá" (té de crisantemo), un tipo de manzanilla china. Me pareció absurdo que pidiera algo caliente en pleno verano. Yo venía de una ciudad fría y de un país sin estaciones y quizás por eso no podía imaginarme tomando té caliente en una playa del trópico, aunque sí era muy fácil pensar en una bebida helada y un vaso repleto de hielo. Sin embargo, cuando me fijé en las demás mesas, vi que todos los chinos habían pedido una jarra de té de crisantemo. Aquello debía responder a una lógica que, por supuesto, yo desconocía. Cuando le pregunté el porqué a mi amigo, me contó que siempre se deben tomar bebidas calientes, así sea verano, porque en el verano se recoge el calor y se guarda en el cuerpo para después usarlo en el invierno y adaptarnos mejor a los cambios. Además, el crisantemo es una planta que tiene la capacidad de drenar calor, por eso se utiliza en verano. La manzanilla y todas sus variantes también tienen esa capacidad. Así que, si eres de las personas que toma una infusión de manzanilla en lugares o climas fríos, estás cometiendo un grave error, pues estás perdiendo calor del cuerpo al drenarlo con esta planta.

En la actualidad de Occidente solemos pensar que todas las costumbres que nos han llegado de los alimentos fríos, frescos y crudos son beneficiosas para la salud en todos los climas y en todas las condiciones. Es curioso que la dieta mediterránea y la alimentación cruda de California nos han hecho pensar que la temperatura no importa. Sin embargo, hemos evolucionado gracias a los estofados, las sopas, los cocidos y otras comidas calientes y cocinadas.

En la cultura popular de cualquier parte del mundo se sabe que para aliviar un dolor de barriga (casi siempre referido a dolor en alguna parte del aparato digestivo) es recomendable tomarse un caldo caliente y nutritivo y ponerse una bolsa de agua caliente en el abdomen. Llama la atención que esta sea una práctica común desde la Antigüedad. Sin saber la explicación, lo ponemos en práctica. La respuesta está en el Triple Recalentador. Este órgano que, aunque no se haya podido encontrar su correspondencia anatómica (a pesar de que su existencia se ha confirmado por sus acciones en los órganos), nos hace saber que una forma de mantener todas las funciones del cuerpo es mediante el calor. Todo lo que está vivo necesita mantenerse encendido: el fogón en la cocina, el corazón de los seres vivos para que la vida siga fluyendo y la llama que enciende las ganas de vivir.

Con mis pacientes he visto que tratar el Triple Recalentador trae grandes beneficios para la salud. Durante mis años de estudiante de medicina me fascinaba y maravillaba ver, durante las cirugías, cómo somos por dentro. Cuando vemos todo en la realidad nos damos cuenta de que nuestra arquitectura interna no tiene ningún detalle en vano. Así es ver el abdomen por dentro. Cuando observamos los intestinos expuestos, estas vísceras que están moviéndose cada tres segundos sin parar, en armonía, sabemos que ese fuego del Triple Recalentador es real. Pero más impresionante aún es ver el Peritoneo. Este órgano es una capa que recubre, a modo de delantal, todo el sistema digestivo. Es un tejido de grasa, con una doble capa que recubre tanto la cavidad completa como los órganos individualmente, cuya función es mantener la temperatura y el calor en el tronco, lo cual activa el sistema inmunológico, que es fundamental para el organismo (ver diagrama del Peritoneo).

EL PERITONEO

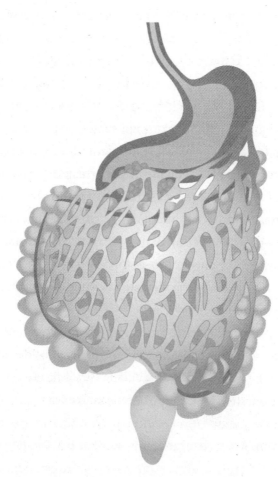

▲ Fuente: Media Storehouse. (n.d.). *Prints of Illustration of greater omentum, or epiploon*. Media Storehouse Photo Prints. https://www.mediastorehouse.com/uig/science-technology/anatomy-medical/illustration-greater-omentum-epiploon-9597727.html.

HISTORIA DEL MESERO CHINO PREOCUPADO POR MI TRIPLE RECALENTADOR

Al tercer día de mi llegada a estudiar la Maestría en Acupuntura en China, en el verano de 2013, me sentía muy confiada y saludable porque siempre comía ensalada al almuerzo. Una ensalada grande y fría, como hacemos en Occidente cuando creemos que sabemos sobre nutrición. Lo que no esperaba era recibir una gran lección de un mesero.

Llegué a un restaurante que presentaba la insalubridad propia de China, la cual no describiré para no generarte náuseas. Es posible que muchas cosas hayan cambiado después de la pandemia o de pronto no. En mi chino mandarín precario, que había estudiado en Colombia durante los tres años previos al viaje (aunque nunca es igual escuchar el idioma en el país), pedí algo con proteína y también una ensalada que se llama "Shālā". El mesero me miró y me dijo algo que no entendí, así que le pregunté: "Shénme?" ("¿Qué, qué?", en chino). Me volvió a responder, hizo gestos, se tocó la barriga y señaló la mía. Entendí que algo me caería mal. Pensé que debía ser por estar crudo (y albergar posibles parásitos), pero en realidad él estaba pensando en otra idea muy arraigada en la cultura, pues la medicina permea todas las costumbres de una sociedad que cree en ella y en el aporte que hace en la vida cotidiana.

Al aprender sobre el Triple recalentador todo tuvo sentido. Dije: "Cuánta sabiduría la del mesero". Le pregunté a mi profesor Zhong Lǎoshī por qué no se debía consumir ensalada si era tan saludable y me dijo: "Si se apaga el San Jiao (Triple Recalentador), se debilita el Bazo".

Si vas por la vida con ojos nuevos todo el tiempo, no te sorprenderá recibir enseñanzas poderosas de quien menos lo esperas. El mesero me dio una lección que ahora llega a ti.

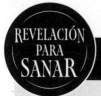

El Peritoneo, de color amarillo por la grasa y todos sus rebordes de tejido blando y friable, es el órgano físico con el que se podría asociar el Triple Recalentador que describe la Medicina China. Esta observación no está escrita en ningún texto hasta ahora. Aún estamos por descubrir que la sabiduría de ver el cuerpo como un todo integrado se corrobora cada vez con más fuerza. Pensemos que en la antigua China y en Occidente era muy difícil ver la anatomía real a través de las disecciones, ya que la forma de preservar los cuerpos no permitía conservar intactas las estructuras. Dado que el Peritoneo es un tejido graso, es el primero que se descompone después de la muerte. Antes las disecciones eran arduas y por eso no era fácil apreciar el Peritoneo, así como cualquier tejido compuesto a partir de grasa, como las Suprarrenales y demás glándulas del sistema endocrino.

TEMPERATURA DE LOS ALIMENTOS Y BEBIDAS PARA CUIDAR EL TRIPLE RECALENTADOR

Hasta ahora sabemos que comer de seis a ocho porciones de verdura es lo ideal y que eso beneficia al Hígado. Ahora bien, la temperatura de la mayoría de las hojas verdes es de naturaleza fría. Es importante que incorpores este concepto para entender mejor la Medicina China. Los sabores, los colores y la naturaleza de los alimentos son fundamentales para cuidar los órganos. La forma en la que podemos cambiar la naturaleza de los alimentos, así sean fríos, es a través de la cocción. La forma sencilla es hacerlo a altas temperaturas y por un tiempo muy corto, como se hace en Asia con el llamado *stir fry*. La ventaja de esta forma de cocción es que se cambia la naturaleza del alimento y además se conservan sus nutrientes.

Es importante cuidar la temperatura de lo que comemos. En general, consumir alimentos calientes cuida el Triple recalentador. Los alimentos crudos se pueden comer en climas calientes, en altitudes menores a los 1.200 metros sobre el nivel del mar (clima templado) o en el verano. Cuando este órgano está "apagado", se producen condiciones como el estreñimiento, las alteraciones digestivas, la incontinencia, la impotencia, los cólicos menstruales y las alteraciones de la próstata. Cuidarlo con la temperatura de los alimentos será fundamental.

Con las frutas la precaución debe ser similar, pues las frutas tienen también una naturaleza fría. De hecho, en chino, "fruta" se dice "shuǐguǒ" 水果, donde "shuǐ" es "agua" y "guǒ" es "fruto", es decir, "fruto de agua". Si recuerdas, el agua es de naturaleza fría y afecta el Riñón. Además, donde hay agua, hay frío. Entonces, una forma en la que apagamos el Triple recalentador es con el alto consumo de frutas que no corresponden a la temporada, a la altura, o al clima donde naturalmente crecen. Para los que vivimos en el trópico, es natural pensar que, como no tenemos estaciones y disponemos de los frutos durante todo el año, no nos aplica esta regla de los frutos de temporada y estacionales.

Pero la verdad es que, si vemos cuáles son los frutos que crecen en donde vivimos, es fácil saber cuáles comer. En la alimentación macrobiótica esto se explica muy bien. Entre más yang (calor, en este ejemplo) haya en un ambiente, más *yin* (agua, en este ejemplo) es el fruto y viceversa. Es decir, una sandía o patilla crece en verano o en climas calientes. Su tamaño es grande, es muy jugosa, dulce y su crecimiento es rastrero. Por lo tanto, se debe consumir en el verano o en climas calientes. A casi a nadie se le ocurriría comerse un trozo de patilla en clima frío o en invierno extremo.

Los frutos que crecen en los climas fríos o en alturas mayores a los 2.600 ms. n. m. son pequeños o medianos, dulces y menos jugosos que una sandía. Como por ejemplo: las manzanas, el durazno, el caqui, los frutos rojos, las bayas silvestres y la papayuela, que se da en ciudades como Bogotá. El ambiente donde crecen los frutos determina su tamaño y contenido de agua. Lo recomendable es saber en dónde y cuándo comer cada fruta y alimento de acuerdo con la cosecha local y de temporada.

Si vas a consumir frutas fuera de la temporada o si estás en un clima frío y la fruta es muy jugosa y, por lo tanto, fría, puedes acompañarla con una bebida caliente después de comerla. Recuerda que los frutos con alto contenido de agua apagan tus fogones, ese Triple recalentador que tanto debemos cuidar.

JĪNZHĒN: *¿Cómo están presentes el Fuego y el Emperador en todas las extensiones del cuerpo (el Imperio)?*

LǍOSHĪ: El Dū mài, presente a lo largo de toda la columna, comanda desde lo más alto del Cielo hasta lo más terrestre del cuerpo. Un enviado del sistema nervioso se encarga de acatar el mandato del Dū mài.

YǑUYÌSI: Un canal fundamental en Medicina China es el Dū mài. Su significado tiene varias explicaciones, pero la que más me abruma es la del Du como la costura posterior de los ropajes en la antigua China, cuando las camisas no se abotonaban por delante, sino en la parte posterior, en donde está la columna. Pensar en este canal como un cierre es maravilloso, ya que, al igual que en la evolución dentro del vientre de la madre, en el desarrollo embriológico, el tubo neural, que más adelante se convertirá en la columna, tiene un cierre y un "abotonado" similar a este que describimos del Dū mài en la columna. Independientemente de su interpretación u origen, lo más potente que nos trae este canal es la capacidad de estar presentes y saber todo en el cuerpo de una manera casi divina. Todo en una conciencia rítmica que trae armonía al sistema cuando se está en equilibrio. Una traducción aceptada en español para el nombre de este canal es "vaso gobernador". El significado del carácter en chino para Du, en DuMai, también se utiliza en el carácter que significa "gobernador de los territorios que daban cauce a los ríos e impartían fertilidad a la tierra". Es decir, el canal o vaso como estructura que transporta una sustancia es tan principal como un gobernador de un territorio. El canal DuMai gobierna, desde la espalda, todo el cuerpo.

EL DŪ MÀI Y EL REN MAI

Desde el periné, la región localizada entre el ano y los órganos genitales externos, pasando por la base del sacro o cóccix (el hueso que está entre los glúteos), ascendiendo por el centro de la columna, la línea media de la espalda, justo por encima de las apófisis espinosas (los huesos que sobresalen de la columna), discurre este canal de forma ascendente. Luego pasa por el cuello en la región posterior, sigue el trayecto hacia la cabeza, llega a la coronilla y desciende por la frente, el entrecejo. Termina debajo de la nariz, en la unión del surco inferior, llamado filtrum. Los que han asistido a acupuntura saben que usamos mucho la cavidad Ren Zhong, 人中, que significa el centro 中 del hombre 人. Sabio nombre para denominar esta cavidad en la que se une lo inferior con lo superior y con un canal llamado el Ren Mai, que podría ser traducido como "el vaso de la concepción". El vaso de la concepción, o Ren Mai, asciende por la parte de adelante del cuerpo, en la línea media que divide el lado derecho del izquierdo, y es justo el canal que se necesita para concebir hijos tanto en el hombre como en la mujer. De ahí la importancia de este canal que permite que el Qì se mueva libremente para conectar con el Dū mài en la parte posterior del cuerpo. Ambos hacen un circuito de circulación continua de Qì. Si estos dos canales están en conexión y en movimiento, habrá salud; si se detienen, inicia la enfermedad. Las prácticas de Taichi y Qì Gong armonizan estos dos canales para su preservación y correcto funcionamiento.

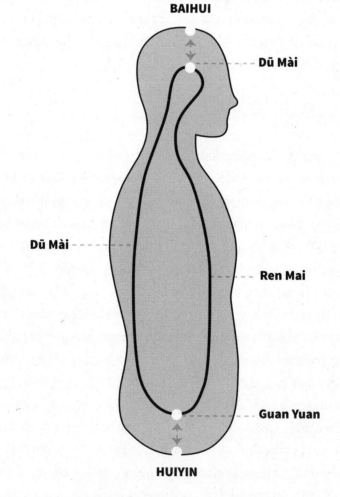

▲ Fuente: Deadman, P., & Al-Khafaji, M. (1998). *A manual of acupuncture.*

Sé que todavía esto parece muy etéreo, pero la gran revelación es que podemos explicar la Medicina China a la luz de la anatomía y la fisiología de la medicina occidental. En la espalda se encuentra localizado el canal Dū mài y en él se representa cada uno de los órganos internos. Allí también están localizadas las cavidades Shu del canal de Vejiga, que comandan la función de los órganos internos, así como las cavidades Benshen, que manejan el psiquismo (miedo, ansiedad, enojo, tristeza, nostalgia) de cada uno de los órganos. Si me vas siguiendo, el Sistema Completo de la Espalda permite hacer un manejo integral de los órganos internos tanto en función como en la regulación emocional. Por eso es que el tratamiento en la espalda, bien sea con terapia manual o con acupuntura, es tan útil para el bienestar general. En anatomía occidental, este sistema de espalda se corresponde con los segmentos neurológicos de *dermatomas* (sección sensitiva) y *miotomas* (sección motora).

SISTEMA DE LA COLUMNA (BENSHEN, SHU Y DŪ MÀI)

Cuando se activa el sistema de la columna ocurre una relajación del sistema nervioso autónomo, y esa es la razón por la cual se siente un estado de relajación tan importante. Posiblemente has visto a un burro restregándose la espalda en el tronco de un árbol o a un perro revolcándose en el piso y rascándose el lomo después de haber ladrado mucho. El instinto los incita a restaurar el equilibrio del sistema nervioso que tiene representación en la espalda, por eso buscan restregarse con alguna superficie. Incluso a nosotros, los seres humanos, nos encanta que nos rasquen, traten o consientan la espalda y esto, más allá del contacto físico para el vínculo social, es en realidad una terapia para la salud en general.

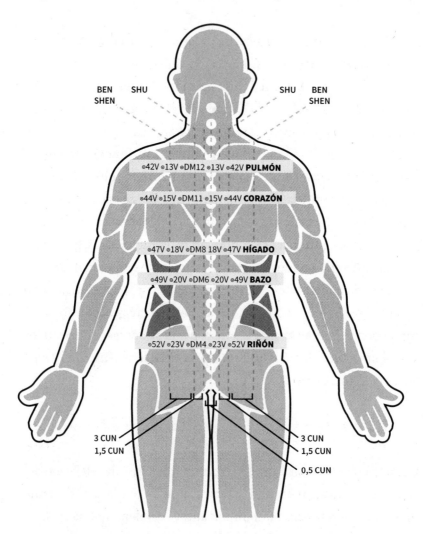

BEN SHEN   SHU   SHU   BEN SHEN

○42V ○13V ○DM12 ○13V ○42V **PULMÓN**

○44V ○15V ○DM11 ○15V ○44V **CORAZÓN**

○47V ○18V ○DM8 18V ○47V **HÍGADO**

○49V ○20V ○DM6 ○20V ○49V **BAZO**

○52V ○23V ○DM4 ○23V ○52V **RIÑÓN**

3 CUN
1,5 CUN

3 CUN
1,5 CUN
0,5 CUN

▲ Fuente: Deadman, P., & Al-Khafaji, M. (1998). *A manual of acupuncture.*

Sé que ahora lo entiendes mejor y conoces los beneficios de tratar la espalda, pero ¿cómo ocurre esto? En la medicina occidental, la neuroanatomía nos explica cómo el sistema nervioso logra estar en todas partes al mismo tiempo. El sistema nervioso central está compuesto por el cerebro dentro de la bóveda craneana y la masa encefálica, con su extensión de la médula espinal, la cual discurre a lo largo de la columna y va por dentro de las vértebras desde la base del cuello hasta la columna cervical, torácica y lumbosacra. Las vértebras, además de contener el orificio vertebral por donde va la médula espinal, contienen el surco para el nervio espinal. En cada nivel de las vértebras, con sus nervios espinales, hay una correspondencia con los órganos internos en el sistema nervioso autónomo a nivel de sensibilidad y movimientos voluntarios en las diferentes partes del cuerpo. Es decir, la forma en la que recibimos la información de lo más periférico del cuerpo hacia el cerebro y la manera en que el cerebro puede actuar en órganos, extremidades (brazos y piernas) y tejidos es una comunicación persistente y de doble vía que no para ni un segundo, ni siquiera cuando duermes. Debido a esta correspondencia tan poderosa es que podemos hacer un tratamiento en la columna e incidir sobre todo el cuerpo, incluyendo órganos internos y tejido musculoesquelético voluntario.

A su vez, esta capacidad está dada por un nervio muy poderoso llamado el Neumogástrico o Nervio Vago. Este nervio se encuentra ubicado en el tallo cerebral, la porción de la base del cráneo que contiene los centros vitales de la respiración y el latido del corazón. Este nervio es un par craneal[28], una serie de nervios esenciales para diferentes órganos de la cara y el cuello. Este en particular es el que más se extiende por fuera de cuello. Tiene la capacidad de ir a todos los órganos internos, empezando por la faringe y la laringe, pasando por el estómago, el intestino delgado, el páncreas, el hígado y la vesícula biliar. Y aunque no va directamente a los órganos de la pel-

---

28 Ver explicación de nervio Vago al inicio de este capítulo 3. Todos los pares craneales tienen recorridos muy cercanos a la cara, órganos de los sentidos y el cuello. El nervio Vago llega hasta el colon transverso, un lugar muy distante a la base del cráneo. Por eso este nervio es único en sus funciones y acciones.

vis, se relaciona con los nervios de esta área. Lo impresionante es que este nervio es el que conecta la columna y sus raíces nerviosas y que el equilibrio del nervio Vago armoniza el sistema nervioso. Cuando el Vago está en desequilibrio, puedes tener mareo o náuseas con la comida, reflujo gastroesofágico, síncope vasovagal, mareo con los cambios de posición (de acostado a sentado o de sentado a de pie), diarrea crónica, ansiedad, depresión, estados alterados del ánimo, insomnio e infecciones respiratorias repetidas.

Una prueba sencilla para diagnosticar un nervio Vago con función disminuida es la activación del reflejo nauseoso. En el examen físico, tomamos un bajalenguas que ponemos en la base de la lengua (la parte de atrás) para activar el reflejo, es decir, las ganas de vomitar. Así se demuestra cómo está el circuito del estímulo y la respuesta del cerebro a esa señal. Lo normal es que el reflejo se active en unos tres segundos. Si sale antes o después, estamos ante una alteración. Si se demora más de tres segundos, el nervio Vago está con la función disminuida, es decir, no logra activarse para equilibrar el sistema nervioso. De este modo, solo se mantiene la función de estar hiperalerta y no hay una activación de la relajación del sistema.

Para esto sirve el nervio Vago: cuando está activo y sabe cuándo funcionar, equilibra el sistema y controla lo que nos exalta para después volver a un estado de armonía natural. Por el contrario, si el Vago estuviera activo siempre, tendríamos diarrea todo el tiempo, no podríamos aumentar el ritmo cardíaco y podríamos estar vomitando sin parar. Por eso la gran magia del Vago está en su equilibrio y en la restauración de la armonía natural para la que venimos diseñados.

EJERCICIOS PARA MEJORAR EL TONO VAGAL

Respiración diafragmática	Lenta y rítmica
Zumbar ("humming")	Estimulación de cuerdas vocales activa mecánicamente el Vago
Hablar o cantar	Estimulación mecánica del Vago por cuerdas vocales
Gárgaras hasta llorar	Gárgaras durante 1 minuto 5 veces al día
Agua fría en rostro	Estimulación de respuesta vagal vía olfativa (mecanismo de los cetáceos para activar el Parasimpático)
Meditación de Bondad Amorosa	Aumenta compasión, solidaridad y vínculo social, mejora el tono vagal
Equilibrar el microbioma	Activa retroalimentación positiva vía Vago y aumenta su tono

▲ Fuente: Christiansen, J. (2019). *Vagus nerve exercises: Complete Self-Help Guide to Stimulate Your Vagal Tone, Relieve Anxiety and Prevent Inflamation - Learn the Secrets to Unleash Your Body Natural Healing Power.* Independently Published.

El nervio Vago, con su diversidad de funciones en todos los órganos, trae armonía y paz al cuerpo. Es la razón por la que también se le conoce como el "nervio de la compasión". La compasión es una de las prácticas más poderosas que deben cultivarse porque trae paz a la mente y al Corazón y, en consecuencia, el Emperador, el Fuego y la Omnipresencia se activan en el organismo. Además, remueve el remordimiento y elimina la culpa. Cuando la compasión está activa en la mente, podemos sentirnos conectados con el todo, entendiendo que somos parte y a la vez totalidad. Esta práctica ha sido una de las más poderosas para liberar la mente del sufrimiento desde el budismo, donde se entiende que una mente en paz remueve todas las raíces insanas del sufrimiento. Su base fundamental es el cultivo de la compasión hacia nosotros, hacia los demás y hacia todos los seres sintientes. Cuando conectamos con el otro es porque tenemos una profunda capacidad de empatía y, aunque no podamos cambiar la situación, sí podemos tener una mente en calma para ver la realidad, aceptarla tal cual es y para transitar con mayor sabiduría, gracia y equilibrio. La compasión es una de las prácticas más liberadoras que puede hacer cualquier ser humano.

La meditación de Bondad amorosa, de la tradición del budismo Theravada del norte de Tailandia, es la que más me ha traído revelaciones en los años de práctica. Existen algunas otras corrientes que tienen su propia versión de esta meditación, pero te compartiré la que ha funcionado para mí y para muchos de los pacientes.

METTA[29] O MEDITACIÓN DE BONDAD AMOROSA

Siéntate cómodamente en un cojín o en una silla con la espalda recta, las manos en postura de oración o con una palma encima de la otra, derecha sobre izquierda. Luego repite cada una de las siguientes frases con la intención de iluminar a quienes vas nombrando. Así, la emanación de la mente y el corazón se extenderá como una gran irradiación que trasciende el tiempo y el espacio y llega a los lugares más distantes de ti, haciendo una conexión en red con todos los seres sintientes. Esta meditación se puede hacer por lugares o por círculos familiares. La de ahora será por lugares. En caso de que quieras hacerla para familiares y amigos, empezarás por ti, luego pasarás a tus padres, hermanos, abuelos, tíos, primos, amigos, amigos de los amigos, conocidos y desconocidos y finalizarás con la extensión de la Bondad amorosa a todos los seres sintientes.

---

29 "Metta", en pali, significa "gran compasión". Pali es el lenguaje antiguo índico de los inicios del budismo, utilizado para los textos clásicos y cánticos del Buda.

Metta por lugares (repite cada frase al menos 10 o 15 veces y luego pasa a la siguiente):

- Que mi ser esté bien, feliz y en paz.
- Que todos los seres en este cuarto estén bien, felices y en paz.
- Que todos los seres en esta casa estén bien, felices y en paz.
- Que todos los seres en este barrio estén bien, felices y en paz.
- Que todos los seres en esta ciudad estén bien, felices y en paz.
- Que todos los seres en este departamento o estado estén bien, felices y en paz.
- Que todos los seres en este país estén bien, felices y en paz.
- Que todos los seres en este continente estén bien, felices y en paz.
- Que todos los seres en este planeta estén bien, felices y en paz.
- Que todos los seres que están por nacer estén bien, felices y en paz.
- Que todos los seres en todos los planos de conciencia estén bien, felices y en paz.
- Que todos los seres visibles o invisibles estén bien, felices y en paz.
- Que todos los seres que sienten dolor se liberen de ese dolor.
- Que todos los seres que sufren se liberen de ese sufrimiento.
- Que todos los seres que sienten miedo se liberen de ese miedo.
- Que todos los seres en el universo estén bien, felices y en paz.

Después extendemos méritos para que nuestro esfuerzo llegue a todos los seres, aquellos que puedan o no meditar, diciendo:

"A todos los seres les comparto los méritos que he recibido en esta práctica para que estén a su vez bien, felices y en paz, no se alejen del éxito ya obtenido y puedan acceder a todo tipo de felicidad".

SADHU, SADHU SADHU
(Significa "bien hecho", en pali)

Con esta meditación quiero hacerte reflexionar sobre la importancia de mantener un Corazón y un Fuego sanos, en armonía. Quiero que sea una radiación de calor que abriga y no de Fuego que quema y que entiendas que tu relación contigo mismo, en el discurso interior de lo que te dices y cómo te hablas, es fundamental. Si bien esta puede ser una de las bases de la autoestima, la construcción de esta depende de la personalidad, el carácter e historia de vida.

Si hay un trauma no sanado, lo más importante es que reconozcas que hay situaciones por trabajar y que después pidas ayuda. Guardar el dolor no lo hace desaparecer. El dolor emocional tendrá dos vías para hacernos daño: o lo ignoramos y empieza a manifestarse en cualquier parte del cuerpo o diferentes áreas de la vida o hará que los rasgos de personalidad más difíciles se hagan más rígidos con el tiempo hasta que terminemos actuando bajo el comando del programa que tengamos activado en el inconsciente. Y es allí donde será más difícil darnos cuenta de que necesitamos ayuda.

Todos los seres humanos hemos tenido experiencias dolorosas en el cuerpo o en el alma que no se mejoran con el tiempo. El tiempo no lo cura todo, pues para la mente el tiempo no existe y menos para la memoria. Cuando cargamos con situaciones no resueltas, crece una maleza que irrumpe en la mente y todo empieza a expandirse a donde no queremos. Cuando perdemos esta armonía, vamos por la vida haciendo daño a quienes amamos o dañando a otros por nuestras limitaciones. Y todo sin saber que tenemos un programa del cuerpo del dolor activado. Si no nos hacemos cargo de lo que nos corresponde, el miedo creará una coraza de protección que nos hará comportarnos como depredadores emocionales para subsistir en un mundo hostil. Cultivar la compasión es una facultad mental que podemos activar mediante la práctica frecuente de la Bondad amorosa. La meditación Metta es una de las herramientas más poderosas que conozco.

La única forma de cambiar el caos que vemos afuera es que cada uno se comprometa a cambiar lo que sí puede, es decir, nuestro mundo interior, desde la conciencia, la gracia y la bondad. El cambio de lo que no nos gusta en el exterior empieza en la transformación del mundo interior. No todos estarán dispuestos a sanar lo que duele, pues para ello se requiere una valentía rebelde e incesante. A pesar del dolor podemos crecer y a pesar de la adversidad podemos expandir nuestras dificultades para que sean una fortaleza. Permitir la vulnerabilidad nos hace profundamente humanos y experimentar la sensibilidad nos dará un corazón de carne con el que es posible conectar con otros seres humanos.

Por más traumas que hayamos sufrido debemos saber que no *somos* el trauma. Más que lo que hacemos con el trauma, es qué hace el trauma con nosotros. En compasión con nosotros mismos y con los demás, con cada paso en el ejercicio del perdón y sabiendo que el alma es una con Dios, podemos conectar los cabos sueltos de las experiencias para crear una imagen completa de quiénes somos. Para poder estar en equilibrio y armonía, no solo se necesita al Corazón, sino que se requiere el centro, la Tierra, nuestro siguiente elemento.

Para saber más sobre gestión emocional, relaciones interpersonales sanas, automasaje para ansiedad, www.dralinarubiano.com/revelaciones-eluniverso.

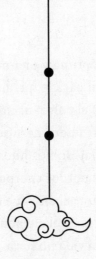

4. CUIDAR LA TIERRA DEL CUERPO ES CUIDAR EL BAZO-PÁNCREAS

JĪNZHĒN: *¿Qué es la Tierra? ¿Qué significa este elemento en el cuerpo?*

LĂOSHĪ: "La Tierra es lo que se hace nuevo todos los días, es lo que se renueva sin cesar, es el vientre eterno de la creación. La Tierra es el cuenco totipotencial de lo no creado, la perfecta existencia del alimento y la vida misma. La Tierra es el punto equidistante entre el Cielo y la materia, donde el centro del ser humano conecta la fuerza de lo no manifestado con la capacidad de concretarlo todo. El centro del cuerpo es la Tierra que hace posible la emanación del Todo en nuestro sol interno, alrededor del cual todos los demás elementos orbitan. Es la Fuerza ordenante, localizada en el camino medio entre tu coronilla y tus pies: tu Estómago y tu Bazo".

YŎUYÌSI: Si sientes que lo que has leído antes ha sido lo suficientemente revelador, podría decirte que la Tierra, entendida como el centro que mantiene todo en equilibrio, es la forma más eficaz de preservar una salud óptima y una mente clara. Mantener el centro es un camino fácil para lo que necesita cualquier humano. Creados de la tierra y el polvo, nacidos de la evolución de los átomos por siglos, manifestados de la separación de los cuerpos de agua y la Pangea inicial, somos hijos de los alimentos dados por el suelo y sostenidos por los cuerpos de tierra que nos permiten caminarlos y respirar el aire que cae sobre ella. Es la casa que nos soporta. La Tierra es el elemento que contiene la creación misma y sin la cual la vida no sería posible: vivimos en ella y nos alimenta. Es hogar y sustento al mismo tiempo. Estamos sujetos a ella de una forma magnética y gravitacional. Tanto que la separación de ella nos hace profundamente miserables en salud y conciencia.

La Tierra irradia el sol que recibe y lo transforma en alimentos, los cuales contienen energía en forma de glucosa y dan vida a toda la fauna existente. En la Tierra todas las semillas germinan y se transforman en cultivos o bosques. Dentro de la Tierra está toda la nutrición posible para cada uno de los frutos y cosechas que podemos imaginar. La Tierra tiene la capacidad de darle vida a todo, al tiempo que contiene las cenizas de todo lo que muere, que se usan para fertilizar el ciclo de vida, que vuelve a crearse porque la creación hace nuevas todas las cosas.

El color de la tierra oscila entre el marrón oscuro y el amarillo. Para la Medicina China, la Tierra se representa con el color amarillo. Como decía Lǎoshī: "El centro del cuerpo es la Tierra, que hace posible la emanación del Todo en nuestro sol interno, alrededor del cual todos los demás elementos orbitan", lo cual significa que la Tierra en nuestro cuerpo es "la boca del estómago", como le dicen mis pacientes y como se conoce popularmente. En anatomía, esta parte del cuerpo se conoce como el epigastrio.

DIAGRAMA DE ANATOMÍA TOPOGRÁFICA

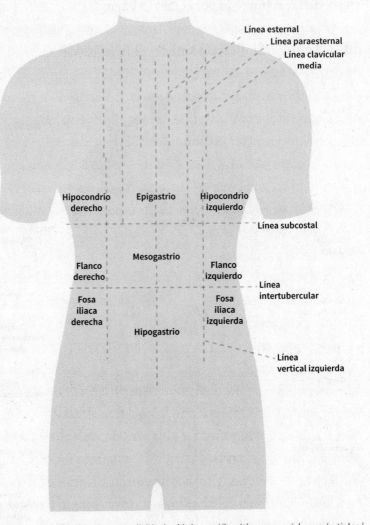

Línea esternal
Línea paraesternal
Línea clavicular media

Hipocondrio derecho

Epigastrio

Hipocondrio izquierdo

Línea subcostal

Mesogastrio

Flanco derecho

Flanco izquierdo

Línea intertubercular

Fosa iliaca derecha

Fosa iliaca izquierda

Hipogastrio

Línea vertical izquierda

▲ Fuente: *Colon, gallbladder & appendicitis.* (n.d.). https://healthcarespanish.com/articles/colon-and-gallbladder.

Además del epigastrio, seguro has oído otro nombre para esta parte del cuerpo: plexo solar o plexo celíaco. Independientemente de las enseñanzas de la tradición en la India y de la anatomía energética del Ayurveda aplicada a las prácticas de yoga asanas, el plexo solar o plexo celíaco es en realidad una red de neuronas del sistema nervioso, dadas sobre todo por el nervio Vago.

DIAGRAMA DEL PLEXO CELÍACO ANATÓMICO

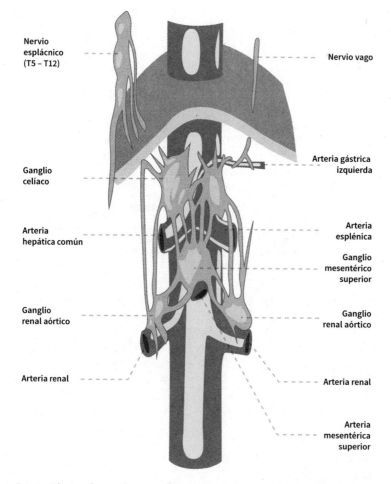

▲ Fuente: *Plexo celíaco o plexo solar | Dolopedia*. (n.d.). https://dolopedia.com/categoria/plexo-celiaco-o-plexo-solar.

Como lo indica su nombre, "solar", su color asociado es el amarillo. Soy insistente con el color porque aquí es donde hablaremos de la importancia de los alimentos y cuáles son los que hacen que regresemos al centro. Si estás fuera del centro, estás fuera de ti. Enfermamos porque estamos fuera del centro y solo volviendo a él podremos mantener la salud, el equilibrio y la ecuanimidad del Shen, la mente y el cuerpo.

JĪNZHĒN: *¿Qué órganos le corresponden a la Tierra? ¿Cómo se asocian entre sí y cuál es su relación con el psiquismo?*

LǍOSHĪ: "La Tierra es lo tangible, lo que se puede palpar. En el cuerpo, la Tierra se corresponde con el Estómago, que transforma todo con el fuego ácido y las enzimas del Páncreas, además de con el tono muscular que da el Bazo y el vector de movimiento que hace que todo en el cuerpo vaya hacia adentro y hacia arriba. La Tierra mantiene los órganos internos en su lugar y evita abortos; preserva la mente en equilibrio en el justo medio, anclada en la voluntad, y evita la obsesión y el exceso de mente, que se torna en preocupación y ansiedad. Además, es el asiento de los alimentos que logran que el dulce de la vida no se convierta en veneno que encostra el metabolismo y crea placas pegajosas que deterioran el cerebro y sus funciones de memoria, atención, ejecución y el raciocinio en general. La Tierra se encarga de la fuerza centinela que nos resguarda de los patógenos internos y externos. La Tierra hace que estés en el centro, en equilibrio, en ti mismo, pues así es como fuimos creados en la paz y ecuanimidad del Cielo".

YǑUYÌSI: En la Medicina China, la Tierra es el elemento que maneja los alimentos en la naturaleza. En el cuerpo eso les corresponde a los órganos que degradan los alimentos, a la bolsa que mezcla los alimentos y al órgano que hace que la primera depuración ocurra. Su correspondencia es con el Estómago como órgano sólido y con el Bazo-Páncreas. Los nombro así porque las funciones que hoy en

día conocemos como las de la glándula del Páncreas se corresponden con las que fueron descritas para el Bazo en los textos de Medicina China. A pesar de que se nombre solo el Bazo en los textos
clásicos, en la actualidad vale la pena hacer esta desambiguación
para tratar de llegar a un consenso.

La función del Estómago es mezclar los alimentos ingeridos usando el fuego del Triple recalentador para iniciar la primera depuración
y separar lo puro de lo impuro. Lo puro son los nutrientes, que son
absorbidos en el Intestino Delgado, mientras que lo impuro continuará en este bolo alimenticio que será desechado por el intestino
grueso. En el estómago encontramos un ácido fundamental que se
encarga de mantener un pH ácido, entre 1 y 2, que nos protege de
los microorganismos presentes en la comida (vuelve aséptico el bolo
alimenticio) y hará la descomposición inicial de los alimentos, que
ya se había activado con las enzimas de la saliva en la boca. Al dis-
tenderse, el estómago libera una hormona llamada leptina que hace
que sintamos saciedad y paremos de comer. A su vez, el estómago
envía una sustancia a la vesícula biliar, llamada colecistoquinina,
para que se contraiga y empiece a liberar bilis para descomponer las
grasas. ¡Todo esto lo hace un Estómago sano! Si el Estómago está libre de humedad, orquesta de forma perfecta una sincronía de funciones que permiten una digestión adecuada y nos evitan molestias.

Sin embargo, el Estómago es uno de los órganos con más alteraciones en la actualidad. Las ganancias que generan los medicamentos para controlar las enfermedades gástricas son altísimas y
la población está entregada a tomar medicamentos para todas estas dolencias. Lo peor es que el consumo de estos medicamentos
es "por el resto de su vida", como dicen los médicos convencionales
que aún ignoran la capacidad del cuerpo para sanarse. Es por eso que
la Medicina China es maravillosa y me encanta, pues explica cómo
un órgano afectado tiene tanto síntomas locales como síntomas en

otros órganos, pues el cuerpo funciona con un sistema perfectamente orquestado, integrando todo lo que ocurre en las diferentes partes de nosotros. Al encontrar por qué ocurre un síntoma, desde la Medicina China podemos no solo solucionar la causa, sino aliviar el síntoma a través de las diferentes terapias milenarias.

En la Medicina China, el Bazo-Páncreas cumple una función fundamental que debes recordar muy bien: sostenerlo todo, pues su vector de movimiento es hacia adentro y arriba. Eso quiere decir que mantiene a los tejidos y órganos en el lugar adecuado. Se encarga de hacer que los tendones y ligamentos suspensorios de los órganos tengan tono y se queden en su lugar y hace que el tono de los músculos sea el que se necesita. Por ejemplo, decimos que una persona "maciza" en su corporalidad tiene "buen Bazo". Es por eso que el estilo de vida sedentario aumenta el riesgo de enfermedades metabólicas, como la diabetes mellitus tipo 2 y la obesidad. La capacidad de mantener y crear masa muscular depende de este órgano y de metabolizar los nutrientes de manera eficiente.

Además, tiene la capacidad de manejar el sistema inmune de una forma muy armoniosa. En la Medicina China, el sistema inmune se conoce como el Wei Qì, donde Wei traduce "afuera" o "externo", y "Qì" se traduce como la sustancia de la que hemos hablado. Este Wei Qì es como una capa externa que recubre absolutamente todo el cuerpo, justo encima de la piel, como un escudo impenetrable. Del grado de indemnidad de esa capa dependerá que nuestro cuerpo se adapte a lo que ocurre en el exterior, ya sean patógenos, microorganismos o diferentes tipos de climas a los que nos exponemos. La vitalidad del Bazo-Páncreas es importante para que esto ocurra de una manera natural, lo cual elimina la idea de que el sistema inmune debe "pelear" o "luchar" contra lo maligno.

En realidad, la capacidad adaptativa del Wei Qì puede compararse con los artistas marciales que usan la fuerza del oponente para devolverla en una maniobra que hace que su contrincante se quede sin la potencia inicial. Esa es la capacidad del Wei Qì: danzar en la adaptación para que solo se activen los mecanismos de la superficie del cuerpo y las mucosas con la inmunidad innata, la cual consiste en la activación de las células que tienen la capacidad de reconocer lo propio y eliminar lo no propio. Sin embargo, un sistema inmune reactivo en exceso es un desequilibrio para la fuerza del Wei Qì, mi querido aprendiz *Jīnzhēn*.

Cuando hay enfermedades del sistema inmune, como las autoinmunes, intolerancias, alergias y sensibilidades alimenticias, es el Bazo-Páncreas el que está afectado. Cuando el sistema digestivo entra en contacto con los alimentos que ingerimos, durante la absorción de los nutrientes que entran en contacto con el torrente sanguíneo y con el sistema inmune de las mucosas del intestino mismo, se producen anticuerpos que reconocen cuáles no le hacen bien al organismo. Dichos anticuerpos deberían morir alrededor de 21 días después de creados, ya que todas las células tienen una muerte celular programada. En las enfermedades autoinmunes, así como en las sensibilidades, intolerancias o alergias alimentarias, esa memoria persiste. Cuando persiste, los anticuerpos continúan su curso por la circulación sanguínea, llegan a lugares distantes del intestino, se unen a estructuras de articulaciones (por ejemplo, hacia las que tienen afinidad) y activan así síntomas lejanos al intestino.

Lo anterior quiere decir que si el alimento hacia el cual hay reacción es eliminado, también los síntomas lejanos del intestino desaparecerán. Si por 21 días se deja de consumir un alimento al que reaccionamos, aquellos anticuerpos morirán y los tejidos que estaban siendo atacados tendrán la capacidad de repararse, ya que no estarán bajo la influencia de la producción de dichas células. Pero si no mueren esos anticuerpos, el Bazo-Páncreas estará débil y la enfermedad relacionada con el sistema inmune se desarrollará. Para la Medicina

China, las enfermedades autoinmunes o relacionadas con la inmunidad están estrechamente relacionadas con el Bazo-Páncreas.

Cuando hablo del sistema inmune en su acción adaptativa, debemos ir directamente al psiquismo del Bazo-Páncreas: la memoria. Este órgano es el encargado tanto de la memoria física del reconocimiento de las células del sistema inmune como de la memoria de la mente. Alguien con una buena memoria o un buen sistema inmune tiene un "buen Bazo", y viceversa. En general, toda la cognición, es decir, las funciones ejecutivas superiores, aquellas del lóbulo frontal, lo que nos hace humanos, es controlada por el Bazo-Páncreas.

Un cerebro sano requiere de una Tierra que permita el asiento de la mente y del Espíritu en un órgano con la capacidad de razonar con las funciones de atención, orientación, memoria, nombres de los objetos y personas, así como con su significado, uso, lenguaje, habilidades visoespaciales, memoria de trabajo, planeación, razonamiento, flexibilidad, inhibición, toma de decisiones y ejecución dual o multitarea. Para la evaluación de estas funciones en el examen mental de psiquiatría o neurología, medimos la orientación, la abstracción, la atención, la memoria, las comparaciones, el juicio, el cálculo, el lenguaje y la coordinación. La respuesta de la mente a estas funciones nos da el estado de salud del Bazo-Páncreas.

La reflexión, la sabiduría y la ecuanimidad son las características de un Bazo-Páncreas equilibrado y de una Tierra en su lugar. Una mente en calma es en realidad una mente que está en el centro y que mantiene su capacidad de adaptarse y moverse según los altos y bajos. Una persona con mucha sabiduría es una persona con un Bazo-Páncreas armonioso. Si estás con plena atención, estarás prediciendo que todas las alteraciones relacionadas con la ansiedad y ataques de pánico tienen que ver con el Bazo-Páncreas. Si la lección del capítulo anterior quedó interiorizada, me dirás "pero también hay que equilibrar el corazón para tratar las enfermedades mentales". Estás en lo correcto, pues somos un todo y el corazón también interviene, pero si se pierde el centro, la enfermedad tiene vía libre para expresarse.

Los tendones deben estar en su lugar para sostener los músculos y los huesos en la posición adecuada. Algunas alteraciones del colágeno hacen que las personas puedan padecer de tendones laxos y tener el riesgo de subluxaciones de las articulaciones. Por eso, desde la Medicina China, antecedentes como esguinces a repetición o torceduras de tobillos son considerados un trastorno de tejido conectivo porque este y el colágeno son controlados por la salud del Bazo-Páncreas. En una persona con hiperlaxitud ligamentaria, fortalecer el Bazo-Páncreas será eficiente para evitar nuevas lesiones. De hecho, favorecer este tejido conjuntivo y de colágeno sano será uno de los secretos para el antienvejecimiento o, mejor dicho, para un envejecimiento saludable.

El Bazo-Páncreas se expresa en los labios. Unos labios sanos, hidratados, rojizos y rozagantes denotan un Bazo-Páncreas saludable, nutrido, en equilibrio, con adecuado uso de líquidos y una cantidad suficiente de hidratación.

Si bien todas las glándulas son comandadas por el Riñón, por su relación de tejido neuroendocrino, a la glándula tiroides le corresponde, en buena medida, al Bazo-Páncreas. La tiroides es la directora de la sincronía del eje endocrino y es fundamental para el control de las hormonas. Las hormonas producidas por el hipotálamo estimulan la hipófisis y esta, a su vez, estimula a la tiroides, la suprarrenal y las gónadas (testículos y ovarios).

La tiroides, una glándula en forma de mariposa, localizada en el centro del cuello y en la parte anterior, es la encargada de hacer que todo nuestro metabolismo se mantenga activo, que podamos usar adecuadamente la energía dentro de las células, que los tejidos de rápido recambio (como el pelo, la piel, la uñas y las células del intestino) se puedan regenerar, que tengamos energía en el día y que tengamos atención y concentración. Tal cual son las funciones del Bazo-Páncreas y es por eso que, según la Medicina China, si hay una alteración en la tiroides, el tratamiento estará orientado a equilibrar y mejorar el estado del Bazo-Páncreas.

SISTEMA ENDOCRINO

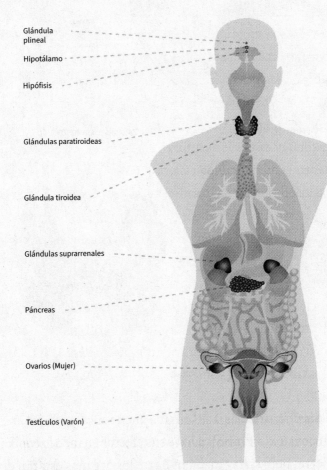

Glándula plineal
Hipotálamo
Hipófisis
Glándulas paratiroideas
Glándula tiroidea
Glándulas suprarrenales
Páncreas
Ovarios (Mujer)
Testículos (Varón)

▲ Fuente: William F. Young, MD, MSc, Mayo Clinic College of Medicine. Glándulas Endocrinas [Internet]. Msdmanuals.com. [Recuperado el 20 de septiembre de 2022]. Disponible en: https://www.msdmanuals.com/es-cl/hogar/trastornos-hormonales-y-metabólicos/biolog%C3%ADa-del-sistema-endocrino/glándulas-endocrinas.

ANATOMÍA DE LA TIROIDES Y LA PARATIROIDES

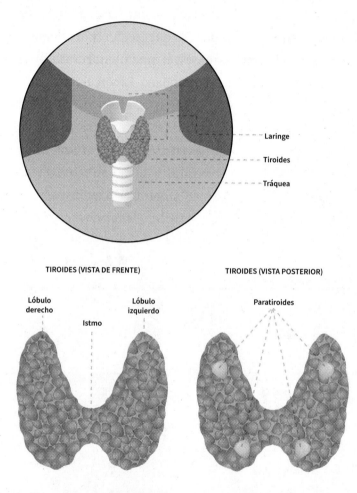

▲ Fuente: Cáncer de tiroides [Internet]. Cdc.gov. 2022. [Recuperado el 20 de septiembre de 2022]. Disponible en: https://www.cdc.gov/spanish/cancer/thyroid/index.htm

El Bazo-Páncreas, además, es el órgano que se encarga de mantener todo en su puesto. La gravedad hace sus efectos en todo lo conocido en esta Tierra, pero si hay un buen Bazo, los órganos estarán donde deben estar. Recuerda que arriba te dije que la acción de la Tierra era mantener todo adentro y arriba. Venimos diseñados para que cada órgano esté en su lugar y para que la cantidad adecuada de grasa nos haga bien y no sea la causa de enfermedad. Además, venimos con la estrategia perfecta de soporte para que el abdomen sea un sostén de la columna y evitemos dolores o lesiones de esta. El abdomen, con sus paredes de músculo, el peritoneo, del que ya hablamos, y los ligamentos suspensorios de los órganos internos, hacen que mantengamos ese cinturón de fuerza, que es donde reside el centro y el equilibrio cuando somos adultos.

El abdomen y su fuerza son tan importantes que allí se asienta el Mar del Qì, donde la tradición samurái en Japón hacía el conocido harakiri: en este ritual de suicidio se usa una espada que hace el corte justo debajo del ombligo. Esta práctica se hacía para morir con honor luego de haber combatido y para evitar ser prisioneros de guerra o asesinados por el enemigo. Con este ejemplo verás que tu verdadera fuerza y tu poder residen en esta área del cuerpo, la cual es comandada por el Bazo-Páncreas.

Cuando los órganos internos empiezan a ir hacia abajo y hacia afuera, en vectores contrarios a la acción del Bazo-Páncreas, los órganos como el útero, la vejiga o el recto se salen de la cavidad pélvica y generan toda clase de complicaciones. Aunque en la modernidad se pueden intervenir quirúrgicamente la vejiga caída (cistocele), el útero caído o salido (histerocele) o el recto salido (rectocele), la razón por la que ocurrieron estos desplazamientos de los órganos es porque, por mucho tiempo, el Bazo-Páncreas no pudo recuperar la fuerza para sostener los órganos en su lugar y al final sucumbieron a la fuerza de la gravedad.

Cuando hay abortos a repetición, en la Medicina China se trabaja el Bazo-Páncreas desde todas las acciones, no solo para evitar una pérdida, sino para nutrir adecuadamente este órgano del centro. Un embarazo que va bien y que llega a término cuenta con un Bazo-Páncreas muy poderoso, pues logra mantener al bebé dentro del útero y lo deja allí hasta el momento del nacimiento. Para la Medicina China, la progesterona y el Bazo-Páncreas están muy relacionados. A buenos niveles de progesterona, buen Bazo.

El Bazo-Páncreas controla los vasos sanguíneos y linfáticos para que los líquidos transportados en ellos se queden donde deben estar: dentro de los vasos. Si hay sangrados excesivos, como en menstruaciones abundantes, hemorroides, epistaxis (sangrado nasal recurrente) y hematomas (moretones) frecuentes, espontáneos y en cualquier parte del cuerpo, entonces es porque el Bazo-Páncreas está débil. Las várices en las piernas o en las regiones pélvica, uterina y rectal también tienen que ver con un desequilibrio del Bazo. Es usual que cuando hay várices aumente la presión intraabdominal, lo cual repercute en la circulación tanto del Jiao Inferior como de las piernas. En la consulta hemos encontrado que los síntomas ginecológicos se correlacionan con problemas circulatorios y várices en muslos y piernas. Si el Bazo-Páncreas no se fortalece, estos eventos no dejarán de ocurrir.

En la Medicina China, como he explicado, cada elemento se relaciona con un factor climático. El factor climático que maneja el Bazo-Páncreas es la humedad. Junto con la acción del Estómago y adecuados niveles de acidez en el cuerpo, los líquidos que producimos deben mantenerse en estado líquido o de fluidez para que permitan la lubricación de los órganos, sus serosas (las capas que recubren los órganos), los ojos, la saliva y para que se preserve el equilibrio del moco en las vías respiratoria, digestiva y vaginal. Todo debe estar hidratado o lubricado, dependiendo del caso.

Cuando hay exceso de líquidos y estos se hacen más densos, según la Medicina China, se trata de humedad en el cuerpo. El exceso de producción de líquidos o secreciones en el cuerpo creará dificultad para mantener la salud. Si perdura y empeora esa condición, las secreciones se convertirán en flema y esa flema densa puede transformarse en un tumor o masa. Si vas siguiendo esta línea de pensamiento, esta es la forma en la que se aborda el cáncer desde la Medicina China: la acumulación excesiva de humedad, sostenida en el tiempo, es uno de los causantes de esta enfermedad. Por lo tanto, para prevenirla podemos eliminar de manera más eficiente la humedad y así fortalecer nuestro Bazo-Páncreas.

Las personas que sufren de rinitis, infecciones respiratorias frecuentes, infecciones vaginales con flujos de diferentes tipos e infecciones urinarias seguidas tienen una gran acumulación de humedad. Para evitar que recurran los factores que producen humedad, deben ser controladas las causas.

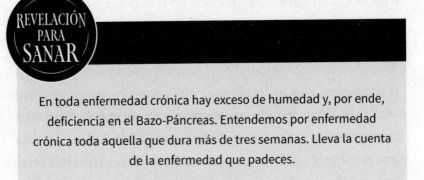

REVELACIÓN PARA SANAR

En toda enfermedad crónica hay exceso de humedad y, por ende, deficiencia en el Bazo-Páncreas. Entendemos por enfermedad crónica toda aquella que dura más de tres semanas. Lleva la cuenta de la enfermedad que padeces.

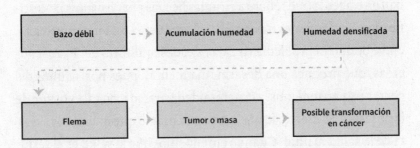

Bazo débil ⇢ Acumulación humedad ⇢ Humedad densificada

Flema ⇢ Tumor o masa ⇢ Posible transformación en cáncer

Cuando un cuerpo está en equilibrio, todas sus funciones ocurren normalmente y podemos mantener un peso estable y saludable para nuestra constitución. Esto quiere decir que tenemos un Bazo-Páncreas sano. En este órgano reside una de las claves para evitar el sobrepeso y la obesidad. Debes entender que cuando estés en balance y tu cuerpo regrese a su centro, para el que viene diseñado, es cuando vas a estar en la mejor versión de ti mismo.

Sin embargo, el centro no se mantiene en su lugar a punta de fuerza o coerción. El centro se logra mediante la *inacción* (recuerda el concepto wú wéi) y al permitir que todo lo que está alrededor se organice por sí mismo. Como resultado, el centro caerá en su lugar.

He tenido pacientes que están en el peso que siempre habían querido porque creen que se ven bien, pero su mente está en desequilibrio y ansiedad. Entonces ese no es el peso en el que tienen que estar. Por lo tanto, lo saludable será un peso que permita que el cuerpo sea el asiento de la mente, con una masa muscular adecuada y un índice de masa corporal conforme a su constitución.

Por el contrario, he tenido pacientes que dicen que están bien y conformes con su obesidad o sobrepeso, pero en realidad su mente está enlentecida y su creatividad y su capacidad de acción en la vida están debilitadas. Eso tampoco es saludable. No es saludable estar obsesionado con el peso, vivir tomando productos para eliminar grasa localizada y mucho menos someterse a prácticas que terminan en tragedia (me refiero a cirugías hechas por cirujanos no certificados, a infecciones o a complicaciones por el material inyectado, entre otras). El problema de raíz es el desequilibrio del Bazo-Páncreas, que produce una desarmonía mental, pues nos salimos del centro y ya no tenemos la ecuanimidad para no irnos al extremo de la obsesión, haciendo lo que sea para lograr lo que queremos a costa de la salud mental. Cuando entendemos que la salud es el resultado global de nuestras acciones tanto para la mente como para el cuerpo, encontramos el sendero para una corporalidad adecuada: mente y cuerpo balanceados. El cuerpo para sostener la mente y la mente para cuidar del cuerpo.

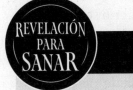

REVELACIÓN PARA SANAR

Mente sana en cuerpo sano significa tener un cuerpo lo suficientemente fuerte (la materia) como para sostener a una mente saludable (energía-materia no densificada).

JĪNZHĒN: *¿Cómo se lesionan el Bazo-Páncreas y todos los órganos que gobierna? ¿Cómo se lesiona el Estómago?*

LǍOSHĪ: "Se lesiona por la acumulación de humedad, ya sea interna o externa. La humedad interna se produce por ansiedad, preocupación y obsesiones. La humedad interna también puede ser producida por patógenos que infestan el organismo y producen la humedad. La humedad externa se produce por el consumo de la comida que no es real y por seis alimentos. La dificultad para procesar los azúcares, el consumo en exceso de alimentos y bebidas frías, así como vivir en climas, ambientes o lugares húmedos aumenta la humedad en el cuerpo. El Bazo detesta la humedad.

El Estómago se lesiona por una alteración entre el ácido saludable y una mucosa expuesta, por mezclar grupos de alimentos que producen alcohol y gas no saludables, por consumir bebidas y alimentos fríos sin preparar el Estómago para eso y por ingerir los alimentos cuando estamos de afán, sin conciencia del momento presente, en el trajín de la vida occidental o viendo noticias tóxicas por televisión".

YŎUYÌSI: La humedad interna se produce por el exceso de mente y cuando nos salimos de la ecuanimidad y de la sabiduría que todos tenemos adentro. Un Bazo-Páncreas en equilibrio se caracteriza por una mente reflexiva que sabe qué hacer, que deja ir el momento anterior y que no tiene anhelos de saber qué pasa en el segundo siguiente. Lamentablemente vivimos en un mundo que promueve la mente en desequilibrio: las tareas son para ya, los mensajes del celular hay que responderlos de inmediato, los correos electrónicos se deben contestar ahora y los estímulos continuos no dan tregua. Esta dinámica solo trae ansiedad y preocupación. La mente tiene sobreestimulación del mundo externo y lo que ocurre es que estamos fuera de nosotros mismos, fuera del centro.

En la consulta veo pacientes que tienen marcas de dientes en el borde de la lengua, como si la lengua fuera más grande que la boca, y con una saburra (capa blanca, gruesa y pegajosa que recubre la lengua). Apenas veo esto les pregunto: "¿Estás ansioso?". La cara de mis pacientes es de impresión y la respuesta es siempre: "sí, estoy muy ansioso, mi mente no para. Dame algo para que la mente pare". Es triste, pero no tengo el remedio, pues así como la función de los ojos es ver, la función de la mente es pensar. Entonces el problema no es la mente, sino el filtro con el que vemos el mundo. Lo que vas a leer a continuación te mostrará qué te ha hecho salir de tu centro, del equilibrio normal con el que venimos diseñados.

Cuando piensas mucho o estás muy preocupada, estás acumulando humedad. Esa humedad, fangosa y pegajosa, será el caldo de cultivo perfecto para que las enfermedades se expresen. Recuerda que toda enfermedad crónica (más de tres semanas) tiene como base la humedad. El exceso de preocupación y ansiedad lleva a alteraciones mentales severas, como el trastorno obsesivo compulsivo, el ataque de ansiedad o las crisis de pánico, el trastorno de ansiedad generalizado o mixto (con depresión) y las compulsiones u obsesiones por personas, objetos, situaciones o ideas. El Shen, o la mente, puede ser el origen del daño al Bazo-Páncreas, o bien puede ser la manifestación de un Bazo-Páncreas alterado. En la Medicina China, lo que le pasa a la mente, le pasa al cuerpo; por eso, si equilibramos lo físico, mejorará lo mental y viceversa.

Si acabo de describir tu estado de ánimo, tendrás que poner mucha atención a lo que debes comer para que tu Bazo-Páncreas esté fuerte y tengas cómo sostener la mente. Puedes comer alimentos que te ayuden con el Bazo-Páncreas o que lo lesionen. Estar desnutrido o comer alimentos procesados te llevará a transitar estados de ánimo que no te gustarán. Esta es la razón por la cual un trastorno de la conducta alimenticia es en realidad de la mente y se manifiesta en el cuerpo. En algunos casos de ansiedad, la mente consume al cuerpo, y las personas pueden llegar a la extrema delgadez, dado que el exceso de pensamientos obsesivos y reverberación mental compromete el sistema nervioso y activa el catabolismo (proceso de degradación acelerada de nutrientes) en el organismo. En algunos otros casos, cuando una persona tiene una carencia afectiva, busca llenar el "vacío" emocional con alimentos, donde se puede crear un comportamiento de sobrealimentación o atracones de comida debido a situaciones emocionales. Según el DSM V (Manual diagnóstico y estadístico de enfermedades mentales, quinta revisión, de la Asociación Americana de Psiquiatría) el aumento o ganancia de peso es uno de los criterios para diagnóstico del trastorno depresivo mayor y los trastornos ansiosos.

CONTROL DE GLUCOSA E INSULINA

La verdad no tan dulce de esta historia es que realmente la alimentación moderna está plagada de diversos nombres para el mismo mal: somos adictos al sabor dulce. La gran paradoja de este sabor tan apetecido es que un poquito del sabor nutre el órgano, pero el exceso lo daña. Es importante tener esta premisa en la mente con cada sabor que revisemos. A la Tierra (ya sabes que me refiero al Bazo-Páncreas y al Estómago) la nutren los sabores insípidos o dulces. Aun así, la premisa anterior sigue siendo válida: un poquito del sabor la nutre, pero el exceso la daña. Por eso el consumo de alimentos dulces, con endulzantes agregados, no solo causa los daños de los que hablamos en el capítulo del Hígado, sino que además lesiona mucho el centro y el equilibrio.

Las enfermedades no llegan solas: si tienes Hígado graso, es probable que además tengas gastritis de larga data y resistencia a la insulina. Lo que parecen tres padecimientos diferentes en realidad están vinculados directamente por el azúcar. Una vez que el Bazo-Páncreas está desequilibrado, la mente se vuelve necia y nos tornamos testarudos. No enfermamos porque la cura no exista, sino porque nuestra personalidad no nos permite hacer lo que tenemos que hacer para mejorarnos, pues estamos cómodos, aunque sufrimos las consecuencias de nuestros actos.

El consumo de alimentos con azúcares añadidos, los cuales están en casi todo (si tienes dudas, vuelve a la sección en donde están los diferentes nombres que tiene el azúcar modificado), nos está llevando a que el Bazo-Páncreas no pueda procesar de manera adecuada estos alimentos. Cuando consumes cualquier tipo de alimento, ya sea un postre, arroz, carne, frutas o verduras, se absorbe en el intestino delgado y pasa al torrente sanguíneo. Es en ese momento cuando se elevan los niveles de glucosa. Una vez que está la glucosa en la sangre, independientemente de que hayas consumido algo dulce u otro tipo de alimento, es necesario que se introduzca a los tejidos que la necesitan para funcionar, es decir, a TODOS LOS TEJIDOS. Así como lo lees. Todos los tejidos necesitan glucosa para funcionar: cerebro, músculos, ovarios, útero, hígado, corazón, todos. Pero ¿cómo hace el cuerpo para meter toda esa cantidad de glucosa a cada uno de los tejidos? La respuesta es esa glándula maravillosa, el páncreas, con su función endocrina (lo relacionado con las hormonas), que libera insulina, la hormona encargada de introducir glucosa a los tejidos. La función exocrina del páncreas (la capacidad de producir enzimas digestivas para los diferentes tipos de alimentos) descompone proteínas, grasas y carbohidratos.

Cuando consumimos alimentos con una carga glicémica alta o azúcar de cualquier tipo, dañamos la función de la insulina de detectar cuánta glucosa hay. El proceso alterado, o patológico, en el que hay mayor cantidad de moléculas de glucosa, obliga al páncreas a liberar más insulina para bajar los niveles de glucosa en sangre mediante la introducción del complejo glucosa-insulina dentro de los tejidos y, por lo tanto, dentro de las células. En el intento por aumentar la cantidad de insulina, el tejido se vuelve insensible a la acción de esta hormona y, como resultado, el tejido no permite que los mecanismos normales para introducir la insulina y la glucosa ocurran. Por lo anterior, la glucosa persiste elevada en sangre, así como los niveles de insulina, que indican que la acción normal de introducir la glucosa no está ocurriendo. Esto es lo que conocemos como resistencia a la insulina. Si esta condición perdura entre 13 y 15 años, puede desatar una diabetes mellitus tipo 2. De hecho, los pacientes que están diagnosticados con diabetes tuvieron una resistencia a la insulina por tiempo prolongado.

Ahora deberás recordar al Triple Recalentador y su tarea de hacer que todo se mantenga a fuego lento, persistente y encendido.

El Bazo-Páncreas necesita temperatura para poder mover los líquidos que deben estar fluidos, pues si se hacen pegajosos empezarán a causar problemas. Esto de los fluidos se extiende a otros órganos como el pulmón, donde ocurren las infecciones respiratorias frecuentes o la rinitis. Debemos cuidar el Triple Recalentador con las recomendaciones del capítulo anterior, entre ellas, la de beber y comer alimentos calientes el 80% del tiempo.

Para terminar con lo que daña al Bazo-Páncreas, explicaré lo que produce humedad del exterior. Primero, los seis alimentos que producen humedad. Si no quieres tener una enfermedad crónica, debes eliminar la humedad del cuerpo y limitar el consumo de estos seis productos. Si estás enfermo, debes eliminarlos por completo de la dieta. Es fundamental comprender por qué esta restricción te va a traer bienestar y cómo así estarás cuidando y favoreciendo tu Bazo-Páncreas.

Los seis productos que crean humedad son:

1. Lácteos.
2. Azúcares.
3. Alcohol.
4. Carnes rojas.
5. Conservantes y colorantes.
6. Alimentos ultraprocesados de harina de trigo (principalmente).

UNA HISTORIA DE CLIMA HÚMEDO Y LA COMIDA MÁS PICANTE DE CHINA

En mi primer día de la maestría en China, un ángel de crespos exorbitantes y de al menos 1,75 metros de estatura me rescató en mi llegada. Era Sermin Dozen, una sinóloga (estudio de la cultura china, pues "sino" en latín es "China") turca que había vivido al menos cinco años en ese país. En uno de nuestros encuentros posteriores me llevó a comer su comida china preferida: mápó dòufu (麻婆豆腐). Cuando el plato estuvo en la mesa, me aventé a probarlo con emoción. La textura del tofu blando y sancochado me impresionó. Ella pensó que me había picado y estaba muy asustada porque así hubiera sido. Aunque sí estaba picante, era un sabor de picantes que mi paladar desconocía. Estaba servido en un plato pando, con una salsa roja encendida y viva en la que nadaban trozos de tofu blando. Ella me contó que cuando vivía en la provincia de Sichuan, en la capital Chengdu, había comido mucho este plato. Me describió esta ciudad con bruma permanente, entre montañas, con una cantidad de bosques de bambú, donde viven los osos panda. La comida de Sichuan es la más picante de toda China. El principio es sencillo: la humedad que se acumula en el cuerpo por el ambiente en el que se está debe compensarse mediante la apertura de los poros en la piel, los cuales harán que la humedad de adentro del cuerpo sea eliminada con éxito. Esta es la razón por la cual la comida en Sichuan es tan picante. Y de ese lugar es una pimienta deliciosa, cada vez más famosa en Occidente, conocida como pimienta Sichuan. Aunque el mápó dòufu no es mi plato preferido, debo decir que el sabor aromático de la pimienta Sichuan es una sensación exquisita en el paladar. Sin duda, amar el picante tiene que ver con conocer sus beneficios. Y si tienes tendencia a acumular humedad, es probable que empieces a encontrarle mayor placer a este sabor.

La humedad externa del cuerpo se adquiere por vivir en lugares húmedos, en ambientes donde la temperatura promedio está alrededor de los 18 grados centígrados y con precipitaciones mayores a la evaporación del lugar. En otras palabras, son aquellos lugares en donde te sientes en un baño turco y cuesta trabajo respirar. Si has estado en un lugar así, sabrás que se presenta dificultad para inhalar y el aire se siente denso. Hay climas en donde te sientes más cómoda que en otros, y eso tiene que ver con tu constitución y su correspondencia con los elementos.

Los climas húmedos promueven el crecimiento de microorganismos, principalmente hongos (y no de los buenos), sobre todo del moho tóxico. Este se acumula en el ambiente, en las paredes, en las casas viejas y en los lugares donde no hay ventilación. La humedad y la falta de luz es el caldo de cultivo perfecto para varios tipos de moho tóxico que son muy lesivos para el cuerpo. Al ser inhalados por la vía respiratoria, son absorbidos por el organismo y se guardan en los senos paranasales. En los casos con sobrecrecimiento de hongos, como *Candida glabrata*, *Candida albicans*, *Rhodotorula* o *Aspergillus*, se manifestarán fatiga, cansancio, la sensación de tener una columna de aire sobre la cabeza, dificultad para abrir los ojos, niebla mental, digestión con flatulencia o distensión e inflamación en manos y pies. Si vives en un lugar húmedo y estás experimentando algunos de estos síntomas, es posible que tengas una infección por alguna de estas toxinas y micotoxinas. En ese caso, es útil revisar por qué tu cuerpo está siendo el lugar perfecto para alojarse.

Sé que quisieras saber el nombre del examen que le pueda comprobar a tu mente occidental la presencia de dichos microorganismos, pero si no se sospecha, no se diagnostica. Si una persona tiene síntomas de humedad (que nombraré en detalle a continuación) y además vive en un lugar con clima húmedo o está expuesta a estas toxinas, sería útil revisar el ambiente y solucionarlo.

He visto en mi consulta cómo a los hongos que no son beneficiosos para la salud les encanta vivir en personas que tienen una deficiencia de Bazo-Páncreas y eso corrobora que el ambiente húmedo promueve un estado de salud deplorable.

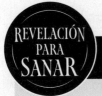

REVELACIÓN PARA SANAR

Diagnosticamos lo que sospechamos y sospechamos lo que sabemos. Lo que no sabemos, lo omitimos. Y es posible que en aquello que ignoramos esté la respuesta.

LO QUE DAÑA AL ESTÓMAGO

El Estómago tiene la función de hacer que todo descienda y no se devuelva. Si has tenido reflujo gastroesofágico, sabes exactamente de lo que hablo. El Estómago tiene la función de mezclar, así como de separar lo puro de lo impuro. Cuando esto no ocurre, el fuego y el calor aumentan y se produce esa gastritis que se siente como un dragón que expulsa llamas y que crea un dolor visceral indescriptible.

Contrario a lo que estás pensando, el Fuego que se siente en las situaciones de reflujo gastroesofágico, gastritis crónica o aguda y dispepsia (conjunto de síntomas del tracto digestivo superior como eructos constantes, hipo espontáneo o regurgitación de alimento no digerido por el esófago) es el resultado de una alteración en la acidez normal y sana del estómago. En realidad, esto también se aplica para las enfermedades de esófago porque este depende de esa acción descendente que tiene el estómago.

Un estómago sano debe tener un pH entre 1 y 2[30]. Cuando este valor se aumenta, es decir, cuando se vuelve más alcalino, lo que ocurre es que los jugos gástricos están alcalinos y queman la mu-

---

30 Potencial de hidrogeniones. Escala que va de 1 a 14, en la cual el 7 es pH neutro, el 1 es ácido y 14 es alcalino.

cosa gástrica (la capa que recubre el estómago). Cuando pasa esto tenemos dos problemas: una alteración en la producción normal de ácido clorhídrico por parte de las células parietales, localizadas en el cuerpo gástrico y, en menor proporción, en el antro gástrico (ver imagen). Si el ácido gástrico está sano y normal, no habrá gastritis, reflujo gastroesofágico ni enfermedades que se encubren con Omeprazol, alginato de sodio o carbonato de calcio.

Las células que producen el ácido gástrico también se encargan de crear una sustancia que se llama el factor intrínseco, el cual es fundamental para la absorción de la vitamina B12 cerca de la válvula ileocecal, el lugar donde se unen el intestino delgado con el colon, en la parte inferior derecha del abdomen. Además, para la correcta digestión de las proteínas que consumimos, necesitamos la enzima pepsina, que se produce cuando las células del estómago secretan una proteína llamada pepsinógeno. La pepsina debe transformarse a pepsinógeno, para que esta última pueda degradar las proteínas ingeridas en la alimentación. Para que dicha reacción ocurra, se requiere que el ácido gástrico esté saludable, y así el proceso de degradación de las proteínas ocurra normalmente.

Cuando el ácido gástrico está alterado, aparece un segundo problema: los líquidos gástricos se convierten en una sustancia alcalina que quema la mucosa y destruye el moco gástrico protector de la pared interna del estómago, causando dolor visceral y la sensación de ardor en el estómago. O sea, los líquidos alcalinos queman más que los ácidos. Así lo siente la mucosa del estómago.

ESTÓMAGO Y SUS PORCIONES

Por síntomas como estos es que la medicina convencional receta medicamentos que solo alivian los síntomas temporalmente, pero que no solucionan el problema y que, en realidad, lo agravan,

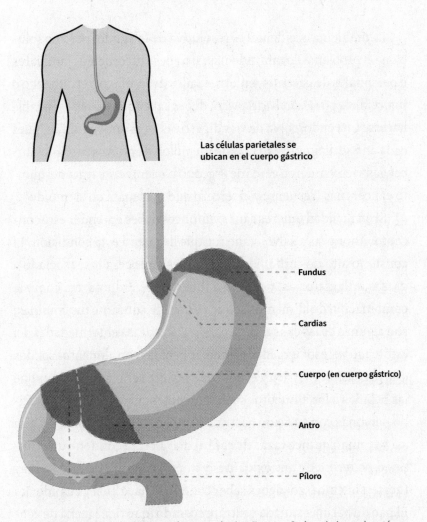

Las células parietales se
ubican en el cuerpo gástrico

Fundus

Cardias

Cuerpo (en cuerpo gástrico)

Antro

Píloro

▲ Las células parietales se ubican en el cuerpo gástrico. Fuente: ¿Qué es el cáncer de estóma-go? [Internet]. Cancer.org. [Recuperado el 20 de septiembre de 2022]. Disponible en: https://www.cancer.org/es/cancer/cancer-de-estomago/acerca/que-es-el-cancer-de-estomago.html

ya que estos medicamentos mantienen alcalinos los jugos gástri-cos. Cuando tienes una crisis de gastritis está bien recurrir a estos medicamentos e incluso está bien asistir al servicio de urgencias, pues esta sustancia podría lesionarte y las complicaciones de úl-ceras en el estómago o duodeno son situaciones que no queremos que ocurran.

La medicina occidental es resolutiva de lo agudo, pero no soluciona el problema de raíz. Además, si tienes antecedentes familiares o personales de gastritis, enfermedades del esófago o el duodeno o infecciones por *Helicobacter pylori*, debes saber que es recomendable hacerse una endoscopia de vías digestivas altas una vez al año, pues cada año se diagnostican más de un millón de nuevos casos de cáncer gástrico y mueren cerca de 850.000 pacientes. Se trata del quinto cáncer más frecuente y el tercero que más mata en el mundo[31].

Si en realidad quieres sanar, entonces debes entender este concepto. Ahora vas a saber cómo fue que llegaste a esta condición. El consumo alto de carbohidratos simples y procesados, asociado a grasas inflamatorias, y una baja ingesta de verduras, así como la combinación de alimentos sólidos y líquidos durante tus comidas, son algunas de las causas de la persistencia de las enfermedades del estómago y el esófago. El consumo de bebidas con alimentos sólidos diluye el ácido gástrico y el bolo que resulte será irritante, aunque las bebidas o los alimentos sean saludables en general. He conocido personas con su ácido gástrico completamente lesionado y aun así se toman quince tazas de café al día. El café contiene una cantidad poderosa de antioxidantes y nuestra cultura de café es muy fuerte; sin embargo, debes saber cuándo te hace bien y cuándo no. El pan de harina refinada y ultraprocesado (que tiene fecha de vencimiento a más de seis meses) disminuye el ácido gástrico normal y saludable y no hace bien.

Te dejo dos recomendaciones al comer:

---

31 Oliveros-Wilches et, marzo 2022. En Colombia, el cáncer gástrico tiene una alta prevalencia. Según Globocan (2018), se estima que ocurren 7.419 casos nuevos por año, lo que representa el tercer lugar en frecuencia (7,3%) y la primera causa de mortalidad por cáncer, con 5.505 casos (13,7%). Colombia tiene una tasa media de mortalidad por cáncer gástrico cercana a 11,5 por cada 100.000 habitantes.

- Antes de empezar, el Estómago activa su fuego normal, ese fuego del Triple Recalentador. Una bebida caliente en la mañana o antes de las comidas es lo más beneficioso que puedes hacer para que el Estómago sonría.

- Ingerir primero los carbohidratos complejos, como las verduras, después las proteínas y, por último, los carbohidratos simples es una forma de cuidar el ácido gástrico y amortiguar la elevación de la glucosa en sangre.

El consumo crónico de analgésicos comunes, como el ibuprofeno, el naproxeno, el metocarbamol y todos los medicamentos del grupo conocido como antiinflamatorios no esteroides (AINES), es lesivo para la mucosa gástrica, ya que inhiben las prostaglandinas, que son fundamentales para mantener un equilibrio en la producción de moco por parte de las células mucosas superficiales del estómago. Las prostaglandinas protegen el estómago, así que, si las destruyes, tendrás síntomas de gastritis. El mecanismo de acción de los AINES funciona por la inhibición de la cascada inflamatoria a expensas de bloquear las prostaglandinas, lo que da como resultado en gastritis aguda causada por analgésicos. Los más comunes no deben ser utilizados por más de cinco días, o como máximo siete, por sus efectos adversos. Solo se deben prescribir para el dolor agudo y ocasional y por un período limitado de tiempo, pero no son el tratamiento para ningún tipo de dolor crónico. Si padeces un dolor crónico y usas un AINES, estás lesionando el estómago, cargando al hígado y poniendo en riesgo la salud cardiovascular, así como la función de los riñones.

El consumo de alcohol es otra forma de lesionar el ácido gástrico. Aunque algunos tipos de alcohol son beneficiosos para la salud, como el vino, por sus potentes antioxidantes, es importante evitar por completo el alcohol durante un cuadro agudo de gastritis. También se debe eliminar cuando hay un proceso antiinflamatorio con alimentación, drenaje de hígado o mientras se consume algún medicamento por prescripción que sea indicado para ti. Algunos medicamentos son particularmente tóxicos para el hígado.

Como ya lo hemos explicado, la hora adecuada para la primera comida es entre las 7:00 y las 9:00 a. m., pues el Qì está en mayor cantidad en el Estómago. Además del horario, otro factor importante es comer con todos los sentidos puestos en ese momento, siendo conscientes y evitando la interrupción del trabajo o, lo que es peor, de las noticias en el televisor, pues esas imágenes de violencia, conflicto y todo lo que no funciona bien en el mundo ingresan a nuestro sistema. No es una coincidencia que los noticieros se transmitan a la hora en la que nos alimentamos: se sabe que a esa hora es fácil captar la atención porque en general las personas no son conscientes de sus alimentos cuando los ingieren. La actitud del monje, de estar presente en cada bocado, hace que la masticación sea lenta y, por lo tanto, se activa la amilasa en las glándulas salivales. La cavidad de acupuntura Estómago 1 está localizada justo debajo de los ojos. Para la Medicina China, la información que entra por los ojos influye en la calidad de la digestión y es allí, en los ojos, donde inicia el trayecto del canal del Estómago. La sabiduría popular cree en que la comida "entra por los ojos", lo cual está muy en sintonía con la Medicina China.

Los altos niveles de estrés alteran el nervio Vago y, cuando esto ocurre, la calidad del ácido gástrico disminuye, razón por la cual el estrés produce crisis de gastritis e incluso úlceras gástricas o duodenales, que a su vez predisponen para cáncer gástrico. El Estómago es el principal órgano afectado por el estrés de la vida moderna, donde es normal hacer varias actividades al mismo tiempo sin con-

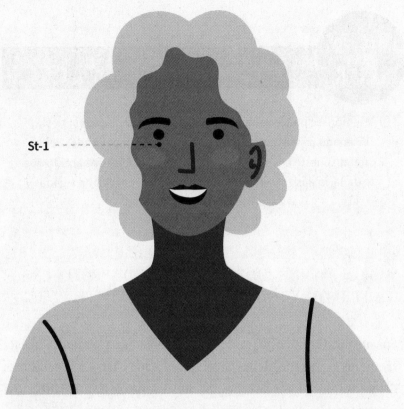

St-1

▲ Cavidad de Estómago 1. Fuente: Deadman, P., & Al-Khafaji, M. (1998). A manual of acupuncture.

centrarse en una sola, vivir fuera del presente y valorar más el hacer que el ser. Si no te detienes, si no te haces consciente y si no pones límites, difícilmente lograrás estar en el centro.

La primera pregunta que les hago a los pacientes que me consultan por gastritis crónica es: "¿Qué te quita la paz y te aflige?". En general, la reacción a esta pregunta es el llanto. Necesitamos saber qué nos aflige para tomar acción y poder mejorarlo. Padecer gastritis es una de las manifestaciones de que estás fuera de tu centro y, por ende, tu Tierra no te sostiene y te causa problemas. Regresa a tu centro, ordena lo que te afecta y toda tu salud caerá en el lugar adecuado. Volverás a estar sano y tal como has sido diseñado.

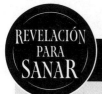

Siempre se puede sanar. Sin importar la edad que tengas, estás diseñado para estar sano. Tu cuerpo sabe cómo hacerlo. Debes estar dispuesto a hacer lo que toca hacer y a dejar de hacer lo que te daña, incluso si sanar implica modificar creencias arraigadas y aspectos de tu personalidad.

SOBRE LOS INHIBIDORES DE BOMBA DE PROTONES (OMEPRAZOL Y TODOS SUS DERIVADOS)

Su consumo crónico ha traído serios problemas a la salud. Por eso, si quieres estar sano, debes hacer que el ácido gástrico se equilibre. El uso de inhibidores de la bomba de protones se ha asociado a una mayor prevalencia de algunas patologías, como la metabólica ósea, la osteoporosis y la osteopenia (disminución de la densidad ósea), así como a la propensión a fracturas en adultos jóvenes[32]. En diferentes estudios clínicos, incluido un metaanálisis[33], se encontró un incremento del riesgo de fracturas vertebrales, no vertebrales y de cadera, más que todo en ancianos, siendo el consumo de IBP un factor de riesgo independiente para la propensión a fracturas.

---

32 Freedberg DE, Haynes K, Denburg MR, Zemel BS, Leonard MB, Abrams JA, Yang YX. Use of proton pump inhibitors is associated with fractures in young adults: a population-based study. Osteoporos Int. 2015 Oct;26(10):2501-7. doi: 10.1007/s00198-015-3168-0. Epub 2015 May 19. PMID: 25986385; PMCID: PMC4575851.

33 Yang SD, Chen Q, Wei HK, Zhang F, Yang DL, Shen Y, Ding WY. Bone fracture and the interaction between bisphosphonates and proton pump inhibitors: a meta-analysis. Int J Clin Exp Med. 2015 Apr 15;8(4):4899-910. PMID: 26131063; PMCID: PMC4483859.

Su consumo pone en riesgo la salud de los huesos. En la vejez, lo ideal es tener unos huesos que den estructura y que no se rompan con facilidad. Los huesos y el estómago están completamente relacionados.

SÍNTOMAS DE UN BAZO-PÁNCREAS ALTERADO:

- [ ] Falta de apetito.
- [ ] Distensión abdominal después de comer.
- [ ] Fatiga.
- [ ] Deposiciones blandas.
- [ ] Edemas.
- [ ] Frialdad de manos y pies.
- [ ] Sensación de pesadez en el abdomen bajo.
- [ ] Micciones urgentes (necesidad de entrar al baño con frecuencia).
- [ ] Hematomas en la piel.
- [ ] Sangrado menstrual abundante y por más de cinco días.
- [ ] Respiración corta y falta de aire.
- [ ] Sensación de pesadez en la cabeza.
- [ ] Sabor dulce en la boca.
- [ ] Flujo vaginal blanco.
- [ ] Sensación de pesadez generalizada.
- [ ] Sensación de plenitud en el pecho.
- [ ] Vómitos.
- [ ] Náuseas.
- [ ] Transpiración espontánea (sudoración sin estímulos mientras se está en reposo).
- [ ] Dolor en hipocondrio (región cubierta por las costillas).
- [ ] Mala memoria.
- [ ] Ansiedad.
- [ ] Preocupación.

- ☐ Compulsiones.
- ☐ Obsesiones.

SÍNTOMAS DE UN ESTÓMAGO ALTERADO:

- ☐ Náuseas.
- ☐ Eructos.
- ☐ Distensión gástrica dolorosa.
- ☐ Dolor en el epigastrio.
- ☐ Falta de apetito.
- ☐ Heces blandas.
- ☐ Fatiga, sobre todo por la mañana.
- ☐ Vómitos líquidos y claros.
- ☐ Ausencia de sed.
- ☐ Manos y pies fríos.
- ☐ Sensación de ardor en el epigastrio.
- ☐ Sangrado de encías.
- ☐ Mal aliento.
- ☐ Perturbación mental e insomnio.
- ☐ Saburra amarilla en la lengua.
- ☐ Boca seca.
- ☐ Lengua roja.
- ☐ Dolor en el epigastrio que empeora con el consumo de bebidas frías.
- ☐ Ansiedad.
- ☐ Preocupación.
- ☐ Regurgitaciones ácidas.
- ☐ Hipo.
- ☐ Sensación de distensión y plenitud gástrica.

LO QUE NUTRE EL BAZO-PÁNCREAS

Para cuidar de forma adecuada el Bazo-Páncreas es fundamental entender qué te hace bien y qué no. Así te guste mucho lo que consumes, ahí está el 80% de la raíz de la enfermedad y eso ha sido así desde la Antigüedad hasta ahora.

Vamos a revisar a qué hora comer y qué comer. En la Medicina China, se describe el Horario de Circulación de Qì para cada órgano a lo largo del día. Así, toda la circulación de sangre y Qì se va de un órgano a otro desde que amanece hasta que anochece y ocurre el movimiento del Qì en la noche en ciertos órganos. A medida que el Qì se mueve, nuestros órganos tienen más fuerza para ejercer sus funciones. Cuando estaba en China, veía cómo las personas se desplazaban en masa para desayunar, almorzar y cenar a la misma hora, casi como un régimen estricto y orquestado por la salud y la cultura con respecto a la comida.

HORARIO DE CIRCULACIÓN DE QÌ DURANTE 24 HORAS

Cuando conocí este gráfico entendí por qué el desayuno es a la hora del Estómago, el almuerzo a la hora del Corazón y la cena a la hora del Riñón. Para que, al digerirse la comida, coincida con la hora del Intestino Delgado, que absorbe los nutrientes. Ese es el último momento en que el cuerpo tiene vitalidad para degradar los alimentos. Finalmente, la noche es el momento de reparación y descanso porque, de manera sabia, a medida que se hace más profunda la noche, el descanso del Hígado y la Vesícula Biliar le dará más descanso a la mente. Después de repararnos y de que la mente descanse, eliminamos a través del Pulmón y el Intestino Grueso todos los desechos que deben eliminarse para mantener la salud.

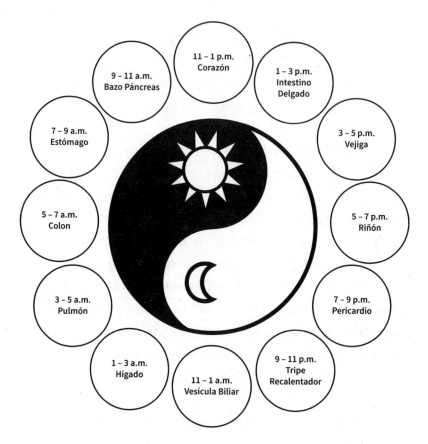

▲ Fuente: Maciocia, G. (2015). *The foundations of Chinese medicine: A Comprehensive Text.* Elsevier Health Sciences

Comer cuando hay sol y es de día. Ayunar cuando es de noche o hay luna.

Aunque en este libro no hablaremos de los diferentes tipos de ayuno (espirituales y terapéuticos) que existen, sí quiero dejarte la reflexión de que debemos dejar momentos para el descanso del sistema digestivo. La digestión solo ocurre mientras estamos en calma, en modo parasimpático, y cuando no estamos en una situación de peligro, una relación, un trabajo estresante o la vida misma. Debemos permitir que el cuerpo entre naturalmente en estados de reparación, regeneración y crecimiento. La única forma de parar el envejecimiento programado es activando nuestra capacidad innata para reparar nuestros tejidos. Y esto no va a ocurrir si estamos demasiado estresados. El tiempo mínimo que debes pasar sin comer son doce horas. Las restantes son para alimentarnos solo tres veces al día: a las 7:00 a. m., a las 12:00 p. m. y a las 6:00 p.m. En algunos casos de fatiga crónica, lactancia, postparto o enfermedad debilitante, se puede comer una vez más al día.

El Horario de Circulación del Qì nos muestra también la hora a la que debemos dormir y descansar. En el capítulo de la Madera hablamos sobre esto y te expliqué cómo para el Agua y el Riñón son fundamentales el descanso y el sueño. Ahora bien, cuando el Hígado está equilibrado, tiene la capacidad de albergar una de las mentes más importantes para todas las funciones vitales. El HunMen es el psiquismo que se alberga en el Hígado. Al irnos a dormir a la hora adecuada (antes de las 11:00 p. m.), estamos cuidando profundamente la salud en general, de modo que la mente podrá regenerarse en el sueño más profundo y reparador de toda la noche, que debe ocurrir entre las 11:00 p. m. y las 3:00 a. m., horarios de la Vesícula biliar y el Hígado. En esas cuatro horas ocurre el milagro de la reparación y la regeneración. Aun así, debes dormir entre siete y ocho horas. Menos es insuficiente y más desequilibra el sistema cardiovascular y parasimpático. Debemos dormir esa cantidad de tiempo en ese horario del día. No es lo mismo dormir siete u ocho horas en otro momento, pues precisamente la reparación que hace el Hígado solo ocurre en ese horario. Para estar en armonía con el exterior y que nuestro cuerpo responda a esa armonía con la que venimos diseñados, es fundamental que entiendas cómo debes danzar con los ritmos de la naturaleza tal cual está creada por el Cielo.

REVELACIÓN PARA SANAR

Ir con los ritmos de la naturaleza mantiene el balance natural del cuerpo.

ALIMENTACIÓN BALANCEADA

Para entender lo que nos hace bien debes conocer estos conceptos de la nutrición: los macronutrientes (que están en cada grupo alimentario: carbohidratos, proteínas y grasas) y los micronutrientes (vitaminas, minerales y oligoelementos que se contienen en los macronutrientes). Una alimentación balanceada tiene que ver con lograr un aporte perfecto para cada condición y debe incluir:

- El perfil completo de aminoácidos: los ladrillos que conforman las proteínas.

- El perfil de fitonutrientes y sus variados colores: se encuentran en las verduras y las frutas. Los colores brindados por sus poderosos antioxidantes nutren cada uno de los órganos.

- La cantidad adecuada de ácidos grasos resultantes del consumo de grasas no inflamatorias.

NUTRIENTES

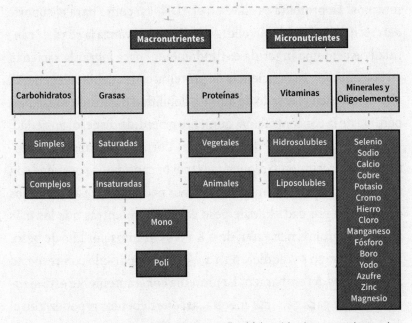

▲ Fuente: https://www.houseofwellness.com.au/health/nutrition/macronutrients-micro
nutrients-nutrition.

PROTEÍNAS

Las proteínas aportan cuatro calorías por gramo. Tu mente no tiene que alarmarse con la palabra "caloría", pues solo es una medida de aporte de energía. En la Medicina China no es una medida a considerar, pero es una información útil para tener una idea de la cantidad de energía que aporta cada nutriente. Están compuestas de aminoácidos (existen nueve aminoácidos esenciales). "Esencial" significa que debemos obtenerlo de la alimentación y no podemos producirlo en el cuerpo. La función principal de las proteínas es la creación de la masa muscular y su mantenimiento, ya que brindan energía a las células y al cerebro. La masa muscular almacena energía para uso posterior y la cantidad de proteína ingerida de la alimentación es vital para el funcionamiento y reparación de los órganos internos. La proteína es clave en el ADN, así como para el soporte del crecimiento y el desarrollo. A medida que avanza la edad, la cantidad de proteína ingerida es fundamental para lograr la saciedad en las comidas. La deficiencia de proteína causa debilidad general, alteraciones en el estado de ánimo, debilidad o pérdida muscular, pérdida de la concentración, aumento o pérdida de peso, ansiedad, malestares articulares y dificultad para dormir y descansar. Durante nuestro crecimiento requerimos mayor cantidad de proteína con relación al peso. Se estima que los niños necesitan de 1 a 1,5 gramos de proteína por cada kilo de peso corporal, mientras que los más grandes y adultos necesitan de 0,8 a 0,95 gramos por kilo de peso. En el embarazo se requieren 1,1 a 1,3 gramos por kilo con respecto al peso antes del embarazo. La proteína constantemente está siendo utilizada para generar energía, así que debemos reponerla en el día a día mediante el consumo de una adecuada fuente, ya sea de origen vegetal o animal.

CARBOHIDRATOS

Los carbohidratos aportan cuatro calorías por gramo. El cuerpo convierte los carbohidratos en glucosa, independiente de que sean complejos o simples, la cual se puede usar de inmediato o almacenar en el músculo o la grasa para uso posterior. Aunque los carbohidratos son una fuente importante de energía, no siempre tenemos que obtenerla de ellos.

Los carbohidratos son digeridos a diferentes velocidades dependiendo de la cantidad de fibra que contengan, así como de la grasa y la proteína. Los carbohidratos simples, refinados o ultraprocesados tienen la capacidad de liberar glucosa más rápido al torrente sanguíneo, lo que lleva a permanentes antojos de más azúcar, deseos de comer de más, aumento de peso y niebla mental. El consumo de alimentos procesados es un riesgo para el desarrollo de diabetes y resistencia a la insulina, así como para muchas de las alteraciones revisadas anteriormente. Los carbohidratos "lentos" o complejos son los vegetales, las frutas, los granos antiguos no modificados (de trigo: espelta, kamut, bulgur, farro y escaña menor; de otros granos: mijo, cebada, teff, avena y sorgo) y las legumbres, que brindan una liberación más lenta de glucosa y un aporte de energía a las células que persiste por más tiempo.

GRASAS

Las grasas aportan nueve calorías por gramo, así que son las más energéticas de los tres grupos de macronutrientes. Las grasas son fuente de energía y son fundamentales para mantener el control del apetito. De hecho, ayudan con el control del peso y la prevención de muchas enfermedades, principalmente las neurodegenerativas. Las grasas saludables protegen los órganos vitales, a partir de ellas se producen las hormonas, ayudan a regular la temperatura, permiten la absorción de vitaminas solubles y son una fuente esencial para el funcionamiento cerebral. Protegen el estado de ánimo y además previenen la depresión y la ansiedad. Se deben consumir una variedad de grasas monoinsaturadas, como el aceite de oliva y de aguacate; de grasas poliinsaturadas, como los omega 3 de pescado, nueces y semillas, y grasas saturadas (no todas son malas), como la carne de pastoreo y el aceite de coco.

MICRONUTRIENTES

VITAMINAS:

Hay dos grupos. Las hidrosolubles, que se pueden excretar a través de la orina (como las del complejo B, el cual se compone de 12 vitaminas), y las vitaminas liposolubles (A, D, E y K), que no se excretan por la orina.

HIDROSOLUBLES

Vitamina B1 o tiamina: es fundamental para el inicio del ciclo de Krebs, un proceso de producción de energía en la mitocondria, la estructura dentro de las células que alberga toda la energía que podemos usar en los procesos bioquímicos del cuerpo. Históricamente fue usada para el "beriberi", una alteración neurológica ocurrida por su deficiencia. Aumenta el apetito y la energía. Mejora la digestión, el corazón y el hígado. Se encuentra en frutos secos, granos integrales, legumbres, semillas y vegetales.

Vitamina B2 o riboflavina: es determinante utilizar la glucosa almacenada con un compuesto llamado FAD (dinucleótido adenina flavina), el cual es usado por los tejidos de rápido recambio. El borde de la boca partido (queilitis angular) es una de sus manifestaciones clínicas de su deficiencia. Ayuda al crecimiento y desarrollo de los tejidos de rápido recambio, como la piel y los epitelios, así como a su reparación. Mejora la visión y la piel. Se encuentra en almendras, derivados de la soya, granos integrales, setas, espinaca y tomate.

Vitamina B3 o niacina: su consumo produce una molécula conocida como NAD o NADH (Nicotinamida Adenina Nucleótido), necesaria para los tejidos de rápido recambio, como la piel y el sistema nervioso, así como para las células del tracto digestivo. La dermatitis, la demencia y la diarrea son manifestaciones de la pelagra[34]. La niacina se produce a partir del triptófano y, si hay deficiencia, de este aminoácido, aumenta el riesgo de enfermedades causadas por la deficiencia de vitamina B3. Se encuentra en granos y legumbres, pescado, carnes y pollo, nueces y semillas como las de calabaza o girasol.

Vitamina B5 o ácido pantoténico: ayuda en la producción de la deshidrogenasa láctica, que es importante en la eliminación de alcoholes en el organismo. Su función es convertir los alimentos en energía. Está involucrada en la producción de colesterol y hormonas. Se encuentra en granos, legumbres, huevos, carnes, pescado, pollo, semillas de girasol, brócoli, repollo, hongos, papas, tomates y en granos integrales, como el arroz y la avena.

Vitamina B6 o piridoxina: su función fundamental se centra en el metabolismo del hierro y en los glóbulos rojos, pues es indispensable para la metilación. Es un importante cofactor en GABA, un neurotransmisor inhibitorio que permite el control del sistema nervioso y su regulación. La vitamina B6 ayuda con los anticuerpos y la hemoglobina. También apoya el uso de las proteínas y mantiene los niveles de azúcar controlados. Se encuentra en garbanzos, tofu, atún, salmón, papa, batata, banano, calabaza, carne, pistacho, semillas de girasol y arroz.

---

34   La pelagra es una enfermedad secundaria por la deficiencia de vitamina B3 o de su precursor, el triptófano. Se caracteriza por dermatitis, diarrea, demencia y muerte. Aunque se trata de una enfermedad rara, hoy en día se ve un repunte, quizás provocado por las diferentes dietas restrictivas de algunos alimentos.

Vitamina B7/B8 o biotina: coenzima para producir energía en la mitocondria mediante el ciclo de Krebs. Su deficiencia causa alopecia, mialgias (dolores musculares) y alteraciones gastrointestinales. Regula la expresión de genes potenciales que podrían producir cáncer y también convierte alimentos en energía. Se encuentra en huevos, pescado, carnes, vísceras (como corazón e hígado), nueces, almendras, semillas de girasol y vegetales como el brócoli y la batata.

Vitamina B9 o ácido fólico: ayuda al crecimiento de los tejidos, con la producción de ADN y los glóbulos rojos y trabaja en conjunto con la vitamina B12 para descomponer y crear nuevas proteínas. Se encuentra en legumbres (como frijoles negros, lentejas y garbanzos) hígado de res, espinaca, espárrago, coles de Bruselas, germinados, lechuga, aguacate, brócoli, arveja, naranja, papaya y banano. También en granos enteros.

Vitamina B12: convierte el alimento en energía. Ayuda en la formación de los glóbulos rojos y en el mantenimiento del sistema nervioso central. Favorece la contracción muscular saludable, evitando la aparición de espasmos y calambres. Es fundamental para evitar la anemia megaloblástica. Se encuentra en huevos, pescados, frutos del mar, carne de res, pollo, levadura nutricional, vísceras y también en algas (kombu, ulce, nori y wakame) disponibles en almacenes de alimentos asiáticos. Las legumbres de tallo o brote, tales como acelga, apio, espárrago, ruibarbo, rábano, bambú y palmito, son altas en vitamina B12.

LIPOSOLUBLES

Vitamina A: ayuda al crecimiento, la reproducción y el desarrollo. Actúa en la piel, los dientes, las membranas, las mucosas y la agudeza visual. Mantiene la resistencia contra las infecciones. Se encuentra en albaricoques, duraznos, brotes de alfalfa, diente de león, perejil, vegetales amarillos, naranja y verduras.

Vitamina C o ácido ascórbico: contribuye al crecimiento y desarrollo de las células y conserva los tejidos a modo de antioxidante, previniendo el envejecimiento de articulaciones, ligamentos, dientes y encías. Potencia la cicatrización y la resistencia a infecciones. Se encuentra en el brócoli, el berro, los brotes, el repollo, la col de Bruselas, la coliflor, las frutas y el perejil.

Vitamina D: encargada de más 600 funciones bioquímicas. Promueve formación de huesos y dientes, el recambio de tejidos y células, la activación de la línea inmunológica antiinflamatoria del organismo[35] y la potenciación del sistema inmune. La transformación con la exposición solar es fundamental. Se debe consumir en conjunto con la vitamina K2 para evitar la disminución de los depósitos de esta.

Vitamina E: ayuda a la fertilidad y apoya la salud cardíaca y el uso de ácidos grasos. Se encuentra en aceites vegetales, frutos secos, semillas, granos integrales y verduras.

Vitamina K: ayuda a la coagulación sanguínea, ya que los factores de ese proceso dependen de ella. Disminuye el riesgo de hemorragias. Se encuentra en las algas marinas, los brotes de alfalfa, los granos completos y los vegetales.

---

35 La mayoría de las enfermedades crónicas de origen inflamatorio tienen activación de la vía inflamatoria de linfocitos T helper 1 y T helper 17. Las vías de linfocitos antiinflamatorios son T helper 2 y 10.

FUNCIONES PRINCIPALES DE LOS MINERALES Y OLIGOELEMENTOS

El prefijo "oligo" significa "poco", lo cual quiere decir que se requiere una cantidad pequeña.

- Selenio: protege del estrés oxidativo.
- Sodio: balancea el equilibrio de los electrolitos.
- Calcio: fija el tejido óseo nuevo.
- Cobre: regula los lípidos en el cuerpo.
- Potasio: controla la presión arterial.
- Cromo: controla la glucosa en sangre.
- Hierro: oxigena el organismo y es fundamental para la sangre.
- Cloro: ayuda a la digestión.
- Manganeso: es un potente antioxidante y da soporte al sistema inmune.
- Fósforo: se utiliza en los huesos.
- Boro: ayuda al cerebro.
- Yodo: produce hormonas tiroideas.
- Azufre: desintoxica el organismo en general, pero en especial el hígado.
- Zinc: potencia el sistema inmune.
- Magnesio: controla el estrés, mejora la contracción muscular, apoya la digestión y protege al cerebro.

COLORES Y SABORES PARA LOS CINCO ÓRGANOS

Seguramente has oído la expresión "comer el arcoíris". En la Medicina China, el equivalente es comer alimentos de todos los colores y todos los sabores, pues cada color nutre un órgano para darle lo que necesita y para que funcione en balance.

Sé que todo lo que has leído es abrumador y que tal vez pensarás "entonces ahora solo viviré en función de cuidar mi cuerpo", pero cuando adoptas prácticas sencillas diarias y eres consciente de que son importantes, todo sale con naturalidad. Claramente hay una parte de planeación sobre cómo vas a lograrlo y que todo esté en sintonía contigo, pues además estarás ayudando a llevar este mensaje del autocuidado a todos los que amas y, por lo tanto, los tendrás más tiempo contigo si están saludables.

REFLEXIÓN SOBRE LOS ALIMENTOS

Al comprender que necesitamos todos los nutrientes que nos da la naturaleza, es mucho más fácil darse cuenta de que el balance está en cómo vienen diseñados los alimentos para nutrir integralmente los órganos. En la medicina convencional no se incluye un eje temático robusto sobre nutrición, aunque la alimentación sea nuestra medicina. Cuando aprendí Medicina China, su teoría de la alimentación y cómo cada color nutre un órgano, quedé maravillada. En la alimentación macrobiótica se enseña a pensar en la naturaleza del alimento y su temperatura. Mediante la naturaleza y la temperatura se equilibra cada uno de los movimientos internos de los factores climáticos que nombramos y que se corresponden con cada uno de los órganos. Según este tipo de alimentación, no es lo mismo comer cualquier alimento en cualquier circunstancia.

La mayor cantidad de minerales y vitaminas se encuentra en los vegetales y en las frutas, razón por la que la alimentación tiene que estar basada en plantas. Aunque esto no quiere decir que todos deban abrazar el veganismo. Independientemente de la escogencia de la fuente de proteínas, todos debemos consumir una alta cantidad de vegetales: la base de la pirámide debe ser verde. La Medicina China explica que cada tipo de proteína (según el animal) nutre un órgano, así como lo hace cada legumbre o cereal[36]. La variedad en alimentos nos aporta los perfiles completos de los nutrientes que necesitamos y así fue como nuestros antepasados evolucionaron: comiendo alimentos diversos y variados, dado que era lo que encontraban disponible.

Nosotros no evolucionamos con la opción de escoger los alimentos: nos los dio la tierra en las cosechas cuando finalmente nos asentamos en comunidades o cuando se recolectaban del camino en la época nómada. Los humanos tendemos al exceso y a la falta de saciedad, casi como el gen tragón que se describe en uno de mis libros preferidos de historia de Yuval Noah Harari, *Sapiens: de animales a dioses*, en donde se explica cómo los humanos comemos más cuanto más alimento tengamos disponible. Esto también obedece a que en nuestra memoria como humanidad persiste la idea de que nuestros ancestros sobrevivieron a hambrunas, sequías, guerras, esclavitud y otras situaciones en las que se luchaba por el alimento cada día. Aún hoy la hambruna continúa en muchos lugares del planeta y, aunque seamos muy ricos en la capacidad de producir alimentos, la distribución de recursos genera un desequilibrio en la alimentación balanceada para todos.

Por otro lado, la industria alimenticia ha logrado instaurar la idea de que todo lo procesado es mejor. La consecuencia es que enfermamos y ahí entra el mercado de la industria farmacéutica, así que el ciclo de destrucción y muerte continúa por la imposibilidad de escoger y ver más allá de lo que es evidente. Si logramos cambiar lo que consumimos, podremos salir del sistema que inci-

---

36 Las plantas leguminosas producen una vaina en la cual vienen contenidas las legumbres, que son semillas y frutos secos comestibles: alfalfa, guisantes, frijol, garbanzo, habas, lentejas, maní, soya, arveja, adzuki (frijol rojo japonés). Los cereales son las plantas que producen granos mayores, como el trigo, el arroz, el maíz, la cebada, la avena, el centeno, y granos menores, como el sorgo, el mijo, el teff, el triticale, el alpiste y las lágrimas de Job.

ta a consumir sin pensar y a enfermar sin cesar. Podemos escoger, podemos alimentarnos de manera adecuada y podemos estar en equilibrio, pues así fuimos diseñados. Si un médico te dice que estarás "enfermo el resto de la vida" o que "no hay cómo revertir o detener la enfermedad", sería mejor que tu mente lo entendiera como "la respuesta no se conoce aún". Recuerda que estamos diseñados para estar sanos, repararnos y tener una vida longeva y con buena salud. Sabes sanar.

AL RESCATE DE UN ESTÓMAGO EN CRISIS

- Prueba con bicarbonato
  Durante cinco días, en ayunas, mezcla una cucharadita de bicarbonato de sodio en medio vaso de agua. Toma el tiempo que transcurre entre beber la mezcla y eructar. Lo normal es que ocurra de uno a dos minutos después. Si el eructo sale después de los dos minutos, se considera que no hay suficiente ácido gástrico. Si el eructo sale antes del minuto, quiere decir que tienes exceso de ácido gástrico. En ambos casos (exceso o deficiencia) se debe equilibrar nuevamente el estómago. Escribe el resultado durante los cinco días para identificar el patrón de ácido que tienes.

- Recuperación de moco gástrico
  Para recuperar la mucosa que recubre el estómago, puedes consumir un remedio muy popular. Su eficacia dependerá de la forma como se aplique el tratamiento. Retira los cristales frescos de una penca de sábila y licúalos sin agregar nada más. La cantidad mínima es de 200 ml. Se debe tomar dos veces al día, distanciado de las comidas y durante al menos un mes. La falta de moco gástrico produce dolor en el epigastrio.

Flujograma para encontrar la dosis
de clorhidrato de betaína

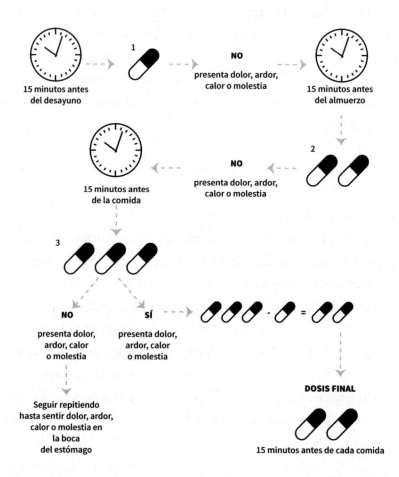

▲ Para encontrar la dosis: quince minutos antes de una comida, toma una cápsula de clorhidrato de betaína. Verifica si hay dolor, ardor o calor en el estómago. Si no te dan estos síntomas, significa que debes seguir aumentando la dosis. En la siguiente comida, toma dos cápsulas de clorhidrato de betaína. Si te da dolor, ardor o calor en el estómago, habrás encontrado tu dosis. De lo contrario, deberás seguir aumentando las cápsulas hasta llegar a un punto en el que tengas dolor, ardor o calor. Si cuando se consumió la tercera cápsula fue que se presentaron los síntomas, resta una cápsula y obtendrás la cantidad de cápsulas que necesita tu estómago para recuperarse. Fuente: basado en uso de clorhidrato de betaína. Guilliams, T. G. (2020, February 1). *Meal-Time Supplementation with Betaine HCl for Functional Hypochlorhydria: What is the Evidence?* PubMed Central (PMC). https://www.ncbi.nlm.nih.gov/pmc/articles/PMC7238915/.

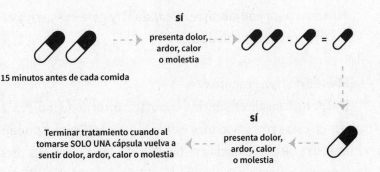

▲ Para terminar el tratamiento, tomarás la cantidad de cápsulas indicadas antes (ejemplo anterior: dos cápsulas) por la cantidad de tiempo que sea necesario hasta que de nuevo tengas los síntomas de dolor, ardor o molestia en el estómago. Cuando los tengas de nuevo, irás bajando de a una cápsula hasta finalmente retirar por completo el clorhidrato de betaína. No serás dependiente de este "para toda la vida", sino que te ayudará a rehabilitar tu estómago y todo el sistema digestivo. Fuente: Guilliams, T. G. (2020, February 1). *Meal-Time Supplementation with Betaine HCl for Functional Hypochlorhydria: What is the Evidence?* PubMed Central (PMC). https://www.ncbi.nlm.nih.gov/pmc/articles/PMC7238915/.

- **Recuperación del ácido gástrico saludable**
Con el clorhidrato de betaína, una sustancia extraída de la remolacha, podemos recuperar la acidez normal y sana del estómago. El potencial de hidrogeniones del clorhidrato de betaína les enseña a las células parietales del estómago a producir el ácido gástrico de nuevo. Este compuesto es de fácil acceso. La dosis varía en cada persona y depende del grado de afectación del ácido gástrico. Para conocer la dosis que necesitas de clorhidrato de betaína puedes seguir el siguiente flujograma:

- **No mezclar sólidos con líquidos**
Este es un hábito que deberíamos aplicar incluso si no hay alteraciones en el ácido gástrico. Cuando consumimos líquidos al mismo tiempo que los alimentos sólidos (sí, es delicioso combinar), el líquido diluye el ácido gástrico y eso provoca una menor eficacia del ácido. Al diluir el ácido, el estómago hará un

esfuerzo para equilibrarse. Cuando hay gastritis activa es necesario tomar esta medida.

- Masaje en tres graneros
  Hacer un masaje en sentido circular, con el dedo índice o anular, en estas tres cavidades (ver la foto de la página 65 donde se muestra de abajo hacia arriba: RenMai 10, 12 y 13). La presión debe ser de superficial a media, sin que sea dolorosa. Detén el masaje cuando sientas que el tejido "cede" a la resistencia. Cuando lo hagas vas a entender de lo que hablo. Puede ser alrededor de 50 veces o tal vez menos. Este masaje también alivia la indigestión o la sensación de plenitud gástrica.

- Levantar la cabecera a 45°
  Esta medida se utiliza para evitar que los jugos gástricos y el bolo alimenticio regresen al esófago y activen el esfínter esofágico inferior, el cual, por el desequilibrio de la enfermedad por reflujo, es incompetente o está hipotónico, es decir que no puede mantenerse cerrado. En los casos de gastritis aguda es muy eficaz y también en los casos de gastritis crónica agudizada.

MACROBIÓTICA

La alimentación macrobiótica explica cómo los alimentos *yang* promueven lo *yin* y cómo los alimentos más *yin* promueven lo *yang*. En el diagrama que está a continuación entenderás mejor este concepto. Voy a usar la sandía como ejemplo. La sandía es de naturaleza *yang*: es grande, crece en clima cálido y es muy jugosa. Al consumirla activará el *yin* en tu cuerpo: bajará la temperatura, te hidratará y te refrescará si la comes en verano. Asimismo, un alimento *yin* por naturaleza (es decir, denso), que crece en clima frío y por debajo de la tierra, como los tubérculos y hortalizas (remolacha), producirá calor en el cuerpo y brindará mucha energía. En el caso de la remolacha, que crece debajo de la tierra, es densa en nutrientes y llena de óxido nítrico, que es un potente vasodilatador que mejora la circulación y la producción de sangre. Las espinacas son de naturaleza *yang* y se les puede cambiar su naturaleza de fría a caliente mediante la cocción, nutriendo así tu *yin*. La espinaca activa el *yang* del cuerpo, haciendo que se produzca sangre, se caliente el organismo y se mejore la circulación. La macrobiótica equilibra los contrarios con el entendimiento de la naturaleza y las temperaturas de los alimentos desde la visión del *yin* y el *yang*.

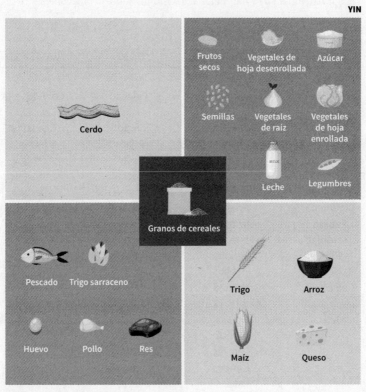

▲ Fuente: Kushi M. *El libro de la macrobiótica*. Edaf Antillas; 2012.

El estudio en profundidad de los alimentos nos muestra el gran poder que tiene incorporar comidas de todos los colores a la ingesta diaria. Cuantos más colores, más nutrientes hay y, por lo tanto, más órganos se van a nutrir. Los fitonutrientes son los que le dan el color a cada alimento y además son poderosos antioxidantes que debemos consumir para amortiguar los procesos normales de oxidación, que se llevan a cabo por los procesos bioquímicos necesarios para la vida.

ALIMENTOS Y SUS PROPIEDADES SEGÚN LA MACROBIÓTICA

Esta tabla muestra el carácter *yin* y *yang* de los alimentos. Te ayudará a tomar mejores decisiones sobre lo que comes.			
YIN		**YANG**	
FRÍO	**FRESCO**	**TIBIO**	**CALIENTE**
Banano	Pera	Arroz	Nueces
Sandía	Hierbabuena	Fideos	Comidas a la
Nabo	Té verde	Pan	parrilla
Apio	Té Oolong	Cerdo	Aguacate
Coliflor	Melón amargo	Pollo	Lichis
Cangrejo	Lechuga	Pavo	Tortuga
Brotes de fríjol	cocinada	Brócoli	Chocolate
Espárragos	Manzana verde	Pimiento verde	Cocoa
Berenjena	Arvejas	Frijol verde	Cebolla cruda
Pepino	Maíz blanco	Huevo	Café
Toronja	Naranjas	Pescado	Cordero
Piña	Repollo	Pimienta	Pato
Mandarina	Soja	Jengibre	Berenjena
Calabacín	Germinados	Ajo	Pimiento rojo
Algas marinas	Cebolla cocida	Tomate cocido	Venado
Tofu	Fresas	Espinaca	Comidas fritas
	Queso	Té negro	
	Cerezas	Nectarinas	
	Hongos	Leche	
	Miso		

▲ Fuente: Kushi M. El libro de la macrobiótica. Edaf Antillas; 2012.

Los alimentos negros, violetas u oscuros (remolacha, berenjena, uvas, arándanos, moras) contienen altos niveles de resveratrol, antocianinas, fenoles y flavonoides. El corazón, el cerebro, los huesos y las arterias, así como la función cognitiva, se benefician con estos alimentos. Permiten un envejecimiento saludable y exitoso. Si estás conectando los puntos, la Medicina China y el estudio de patrones en la Antigüedad ya había mostrado que estos alimentos nutren al Riñón.

ALIMENTOS PARA EL BAZO-PÁNCREAS

NUTRITIVOS/AMARILLOS/DULCES	
• Amaranto.	• Albaricoque/durazno.
• Cebada.	• Repollo.
• Zanahoria.	• Cerezas.
• Garbanzos.	• Comida ligeramente cocida.
• Mijo.	• Melazas.
• Avena.	• Chirivía.
• Arvejas.	• Papa.
• Calabaza.	• Trigo espelta.
• Batata.	• Arroz glutinoso.
• Ñame.	

▲ Fuente: Kushi M. *El libro de la macrobiótica*. Edaf Antillas; 2012.

Los alimentos verdes (brócoli, coles, kale, kiwi, aguacate, melón verde y té verde) contienen luteína, zeaxantina, isoflavonas, indoles, isotiocianatos, sulforafanos y epigalocatequina galato. Mejoran la salud visual (recuerda que el Hígado comanda los ojos), la función arterial, la salud pulmonar, la función hepática en la desintoxicación y la salud celular. Ayudan a la curación de heridas y la salud de las encías.

Los alimentos rojos (granada, arándano rojo, toronja, frambuesas, fresas, bayas goji, cerezas) son altos en licopenos, quercitina, hesperidina y antocianinas. Ayudan al sistema urinario, la próstata, la reparación del ADN y, por lo tanto, trabajan en la prevención del cáncer y las enfermedades cardiovasculares.

Los alimentos amarillos (auyama, calabaza y todas sus variedades, durazno, albaricoque, higo de variedad amarilla, piña, papaya, banano, zanahoria, batata y naranja) contienen altos niveles de alfacaroteno, betacaroteno, betacriptoxantina, luteína y zeaxantina y hesperidina. Ayudan a la agudeza visual, el sistema inmune y el crecimiento y desarrollo saludable de los tejidos de rápido recambio.

Los alimentos blancos (ajo, cebollas, frijoles blancos, lima, coliflor y pera) son altos en epigalocatequina galato, alicina, quercitina, indoles y glucosinolatos, así que mantienen la salud de los huesos, la circulatoria y la arterial. Ayudan a prevenir las enfermedades cardiovasculares y el cáncer.

SOPA DE AUYAMA[37] PARA LA ANSIEDAD Y LA DEPRESIÓN

Yo también he sentido la ansiedad que parece mental, aunque es el cuerpo el que reacciona con el corazón a mil. Es horrible no saber en dónde meterse para que las ganas de huir se vayan. Sé lo que es sentir que algo más grande me persiga y que no cese el deseo de que todo sea normal otra vez.

Entendí que la ansiedad es cuando estoy fuera de mí, fuera del centro. Cuando estoy desconectada de mi Cielo, de mi cuerpo y de mi tierra. En realidad, es no saber cómo se siente "ser normal". Yo he experimentado todo esto.

Cuando atiendo a personas con ansiedad, además de todo lo que hay que hacer para que la cadena de pensamiento interminable pare, la prioridad es

---

37   Conocida como zapallo en otros países. Nombre científico: *Cucurbita*.

traer la mente al cuerpo. En las crisis lo que ocurre es que la mente es como una cometa que tomó más vuelo y se fue elevando al cielo sin que tuviéramos el control y ya no sabemos cómo recogerla. Cuando la crisis es real y no la estamos tapando con comida, no queremos comer como una medida de autoagresión, pero eso justamente es lo que tenemos que hacer. Y no hay que comer cualquier cosa. Debes tomarte una sopa amarilla, potente, resplandeciente y llena de sabores que te conecten de inmediato con el placer. Además, comer ese color hará que el sol vuelva a salir en ti y se plante en el lugar que le corresponde, el centro de tu cuerpo. También activará el Bazo-Páncreas, que tiene la capacidad de traerte a ti mismo, a tu autoestima y al yo verdadero y libre del ego, ese que te contiene por encima de todas las cosas.

La próxima vez que tú o alguien cercano experimenten una crisis, acuérdate de este relato. Hazle una sopa de auyama. Cuando me siento mal, aunque no necesariamente en crisis, pero sí con una baja capacidad de amarme, que nos pasa a todos, regreso al poder del amarillo y me lo como.

Cuando cocino lo hago con el alma y el corazón. Es la única forma en que la comida se transforma en alimento y nutre lo más profundo. Cocinar con el alma es hacer alquimia para poder tomar lo más esencial de la vida. Las recetas son una guía. A veces el alimento debe ser más dulce o ácido, dependiendo de mi ánimo o el de la persona para quien cocino. Otras veces debe ser más aromático o picante. Cuando estamos desconectados de nosotros mismos, los sabores picantes, dulces y ácidos nos regresan al ser. Para conectar con el gozo, las hierbas aromáticas nos llevan a aquello de la vida que sí podemos disfrutar.

Es útil identificar cuál es la forma en que recibes o das amor. La mía es cocinando.

SOPA DE AUYAMA, LECHE DE COCO Y LIMONARIA

Tiempo de preparación: 20 minutos.

Tiempo de cocción: 30 minutos.

2 porciones.

Ingredientes:

- 2 cucharadas de aceite de coco.
- 750 gramos de auyama.
- 100 gramos de cebolla.
- 2 dientes de ajo.
- ½ tallo de limonaria rallado (cortar la parte gruesa en rodajas finas o golpear la hoja y el tallo para extraer su sabor).
- ½ cucharada de jengibre rallado.
- 2 tazas o 500 ml de caldo de verduras o de hueso.
- 200 ml de leche de coco espesa y sin azúcar añadido.
- Puñado de cilantro o al gusto.
- Salsa de pescado.

Si la quieres hacer vegana, puedes reemplazar el caldo de hueso por uno de verduras y la salsa de pescado por salsa de pescado vegana.

Procedimiento:

1. Calentar el aceite de coco en una olla a fuego medio. Agregar la cebolla, el ajo, el jengibre y la limonaria, todos cortados en cuadritos. Cocinar hasta que estén blandos.
2. Agregar la auyama cortada en cubos para que se cocine por un par de minutos.
3. Incorporar el caldo. Cubrir y dejar cocinar hasta que esté blanda la auyama.
4. Agregar el cilantro.
5. Bajar el fuego y cocinar con tapa durante 30 minutos.
6. Dejar reposar y luego licuar hasta que esté cremosa.
7. Agregar la leche de coco y la salsa de pescado.
8. Sirve con chips de kale salteados con sésamo blanco o negro. Escoge el color del sésamo según como te sientas. Puedes agregar un chorrito de limón.

Un abrazo amarillo para tu Bazo-Páncreas, de modo que te lleve de regreso a ti y vuelvas al centro.

GERMINAR GRANOS Y LEGUMBRES: EVITAR LOS ANTINUTRIENTES

Hoy en día hay controversia por el consumo de cualquier alimento. La proteína de fuente vegetal debe consumirse para traer equilibrio entre los diferentes tipos de proteína, como ocurre en China. Esto significa consumir proteína animal la mitad de la semana y proteína vegetal (granos y legumbres) la otra mitad.

Sin embargo, existen detractores del consumo de dicha proteína porque a mucha gente "le cae mal". Esto se debe a una realidad evolutiva de todos los cultivos: una capa protectora que tienen los granos y las legumbres llamada lectina, la cual les permite sobrevivir a sequías y condiciones adversas de la naturaleza. Al consumirlas, a menos que la digestión esté muy bien (teniendo en cuenta que el intestino en la población en general está bastante lesionado), se produce algún tipo de fermentación de más, que son las que causan el malestar o una intolerancia. La lectina se puede disminuir con dos recomendaciones básicas: germinar y cocinar con ciertas plantas que ayudan a la degradación de los antinutrientes o con la lectina propiamente dicha.

Para germinar los granos y potenciar las propias enzimas debes seguir estos pasos:

- Dejar el grano en agua durante ocho horas, asegurándote de que el agua los cubra por completo. Pasadas las ocho horas, eliminar el agua con un colador grande o una canasta de plástico con ventilación suficiente para que entre aire por debajo y por encima. Dejar durante doce horas en ese recipiente. Transcurrido ese tiempo, agregar un chorrito de agua y dejar escurrir el exceso. En climas fríos o grandes altitudes, se debe repetir este procedimiento por tres días. En climas más cálidos, los brotes salen a los dos días. Una vez estén germinados, los puedes cocinar.

Para cocinar una taza y media de granos germinados se puede agregar al agua un trozo de al menos 20 x 10 cm de alga kombu, la cual contiene una actividad enzimática, que ayuda a descomponer aún más la lectina del grano, y ácido glutámico natural, que potencia el sabor de los alimentos. También se pueden agregar cuatro o cinco hojas de laurel, pues tienen la misma capacidad que las algas. Elige la que más te convenga.

MÁS CUIDADOS DEL BAZO-PÁNCREAS PARA MANTENER EL CENTRO

MEMORIA Y COGNICIÓN, SALUD CEREBRAL

Un buen Bazo-Páncreas da un buen tono muscular, hace que el cuerpo se vea saludable, macizo y en el centro, ni más flaco ni más gordo, sino la mejor versión. Una mente que está "bien" es un Shen que puede adaptarse a las situaciones, contener lo que ocurre afuera y ser ecuánime en el ir y venir del día a día. Si piensas en exceso, dándole vueltas a la misma idea, es porque tu mente no está bien; si hay una situación que no logras resolver y no puedes dejar de pensar en ella, tu mente no está en equilibrio; si no decides con rapidez qué ropa usar, tu mente no está bien; si no logras descifrar un plan rápido de acción, tu mente no está bien; si estás ansioso y deprimido, está claro que tu mente no está bien; si eres demasiado rígido y exigente contigo y con los demás, si juzgas todo y a todos, si vives en la queja y caes en llanto, si no te puedes concentrar o concretar una idea, tu mente no está bien. Observar cómo está tu mente es un superpoder y por eso cualquier discurso psicológico o conversación de la mágica técnica para la tranquilidad será ineficaz si no logras autoevaluarte en el instante en el que están surgiendo y cesando los pensamientos.

Ahora bien, esto es una base para que las funciones mentales superiores de las que te hablé anteriormente estén equilibradas. El psiquismo de la Tierra se conoce como Yi, que se traduce como "pensamiento" y depende del Shen. Si el Shen es fuerte, el pensamiento estará claro. Si el Shen está débil o perturbado, el pensamiento será lento y con poca avidez. El carácter para Yi es 意, que significa "pensamiento", el carácter para "pensar" es xiang 想 y el carácter para "pensativo" es 思. Todos contienen el carácter xin como radical[38], que es corazón. La memoria tiene dos tipos diferentes. La memoria explícita consiste en recordar eventos pasados y datos, depende del Shen y, por lo tanto, del Corazón, pero también involucra al Bazo-Páncreas y al Riñón en su psiquismo Zhi. La memoria para aprender datos, ser creativo, estudiar, tener capacidad de asociación, y para el pensamiento complejo y abstracto le corresponde a la Tierra. Por eso es que cuando estás fuera de ti te cuesta trabajo concentrarte y hacer lo que tienes que hacer. Las funciones ejecutivas dependen de qué tan tranquilo esté el Corazón. Aunque puedas disociarte y "hacerte el loco", como nos enseñan en Occidente, en algún momento perderás la capacidad para evadir lo que te abruma y algún aspecto de tu salud se alterará.

---

38 Radical en chino es el componente del carácter que indica su significado, pronunciación o ambos. En el caso de pensamiento o pensar, los caracteres tienen el radical de corazón (xin), lo cual denota que la mente y el corazón se consideran un concepto unificado.

Para que tu mente esté en equilibrio, es importante cuidar el Bazo-Páncreas y el elemento Tierra, pues esa es la base para mantener una buena salud cerebral a largo plazo. Las enfermedades neurodegenerativas, como el alzhéimer y el párkinson, son buenos ejemplos de cómo, con la pérdida de las funciones mentales, las personas se debilitan y pierden su masa muscular. En neurología es frecuente ver cómo las enfermedades que degeneran el cerebro, con pérdida de masa cerebral, a su vez provocan una pérdida de masa muscular. Lo anterior se explica por la respuesta que tiene la unidad funcional motora entre los músculos y los nervios que les dan la orden para la contracción y relajación. Dado que el sistema nervioso no estimula a los nervios y, por ende, al músculo que le corresponde, la pérdida de la masa muscular se hace cada vez mayor. Esto se refuerza por la ausencia de creación de músculo y por no estimular el sistema muscular para que actúe como protector del deterioro cerebral y evite la pérdida neuronal.

Por eso, si has leído entre líneas, habrás comprendido que una de las formas de tener un cerebro saludable tiene que ver con mantener la estimulación cognitiva y crear redes neuronales. Por ejemplo, escribir, aprender algo nuevo, reaprender algo que sabes, estudiar un idioma, tocar un instrumento e incluso cambiar los objetos de su puesto en los espacios para obligar al cerebro a hacer nuevas conexiones. Practicar alguna actividad física que estimule la masa muscular también protege al cerebro. Hoy se sabe que la plasticidad cerebral no se acaba a una edad determinada. Es una capacidad del cerebro, al contrario de lo que se creía en la neurología convencional, que le permite crear nuevos trayectos neuronales y recuperarse[39]. Es importante potenciar el cerebro cuando

---

39 En los casos de infarto cerebral o lesiones puntuales por trauma craneoencefálico, se pueden mejorar las condiciones restantes del cerebro y favorecer las regiones del cerebro que no se hayan afectado.

todavía somos jóvenes, pues es una forma de garantizar una vejez saludable.

La nutrición cerebral está basada en el consumo adecuado de grasas no inflamatorias, la ingesta mínima de azúcares y el consumo suficiente de proteínas que reparen los tejidos. Existe un factor de crecimiento producido por el músculo, el cual estimula al cerebro para favorecer la creación de nuevas redes neuronales y mejora la conexión entre las ya existentes. El factor neurotrófico derivado del cerebro (BDNF, por sus siglas en inglés) es el eslabón entre la mente y el cuerpo. El BDNF es producido cuando estimulamos nuestros músculos mediante la actividad de fuerza con autocarga y el entrenamiento con levantamiento de pesas, siendo esta última mi recomendación y preferencia.

Combinar la estimulación cerebral y el entrenamiento de fuerza es la forma más eficiente para mantener la mente saludable a largo plazo, protegiendo tanto la estructura física como el cerebro y sus funciones. Esto se relaciona mucho con las prácticas de Qì Gong y Taichi, así como con las artes marciales, hoy conocidas como las prácticas mente-cuerpo. Al envejecer, los asiáticos tienen cuerpos flexibles, elongados y con fuerza y eso se debe a una disciplina construida durante toda la vida. Dichas prácticas hacen que conserven la funcionalidad e independencia para sus actividades cotidianas hasta una edad muy avanzada.

AUTOESTIMA Y PLEXO SOLAR: EL SOL EN TI

Si estás en el centro, tu cuerpo estará en su mejor versión, tu mente será ecuánime, tu capacidad de reflexión y sabiduría serán tu fortaleza y, sobre todas las cosas, tu autoestima será una base de la que puedas depender. Ese estado del ser humano, en donde te hablas bonito, vives el momento, te haces bien a ti mismo y no lanzas juicios ni veredictos duros sobre lo que haces o no haces, es el ideal para evitar la culpa y el remordimiento.

Cuando el cuerpo está equilibrado porque te alimentas bien, sientes satisfacción por estar vivo y te das cuenta de que todo lo que vives puede estar sucediendo por última vez, entras en la capacidad de estar en ti todo el tiempo. Esto no es un discurso de superioridad o de narcisismo, sino un discurso de saber quién eres, de hacer el bien y no jugar a ser Dios. Ser y estar en vez de identificarnos con lo que hacemos o tenemos es la forma más poderosa de conservar el centro y evitar que la mente entre en el desequilibrio de cualquiera de las enfermedades del espíritu de las que hablamos en el capítulo del Fuego.

Cuando eres el sol que vive en ti, emanas la misma luz de la que dependemos como materia, proveniente de fotones que alimentan las plantas y la naturaleza para nutrir a toda la cadena alimenticia. Dejar que brille el sol en nosotros es la forma más eficiente de vivir en el punto cero. Estar en el centro, estar con la tierra equilibrada, en realidad es la opción más sencilla para ser el espejo del astro más grande de nuestro sistema solar y emitir luz al mundo. No podemos cambiarlo todo o cambiar el mundo de una sola vez, pero podemos transformarnos uno a uno, de modo que seremos una masa de soles humanos impartiendo reflexión, sabiduría y bondad en un mundo compungido y afligido. Pero cada uno tiene que cuidar de su Tierra para que el mundo afuera sea mejor.

TEMPERATURA DE LOS ALIMENTOS Y LAS BEBIDAS

Recuerda que el Triple Recalentador, así como el Bazo-Páncreas, que tiene la capacidad de transportar y transformar, necesitan calor para funcionar. Pero tienes que darles las condiciones adecuadas para que los fluidos se mantengan en ese estado y no húmedos, pues eso nos enferma. Cuida la temperatura de lo que tomas y lo que comes. Ten a la mano el té de tu preferencia para que reemplaces el consumo de bebidas frías por calientes, pues es la mejor forma de cuidar al Triple Recalentador. Este sencillo hábito puede transformar la salud de una manera radical.

PREPARAR EL CUERPO PARA LA TEMPERATURA

Como somos parte de la naturaleza, seguimos las leyes que también se cumplen en ella. De eso se trata la Medicina China. Somos uno con la creación y, por ende, no hay mucho que tengas que descubrir para vivir en armonía, más que seguir el curso natural de los fenómenos de nuestro universo. Todos los frutos y sus semillas saben cómo es este ciclo. Es la simpleza de iniciar la vida en la primavera, de continuar creciendo en el verano y de regresar al reposo en el invierno. Así mismo, las temperaturas tienen una total influencia sobre la naturaleza y, por lo tanto, sobre nosotros. Si a un fruto o una flor los daña una helada de la madrugada, a nosotros nos afecta igual, aunque no lo queramos creer.

CUIDAR LOS ORIFICIOS DE LA CARA

Contra todo pronóstico debo confesar que tuve que darle la razón a la cultura popular en la que crecí cuando me decían "tápese la nariz y la boca que se va a enfermar". Yo le agregaría: y los oídos, así como las Puertas del Viento, que son el cuello, la nuca, las muñecas y los tobillos. Si alguna vez escuchaste esto, déjame decirte que es cierto. En la Medicina China, cada uno de los orificios de la cara se corresponde con un órgano: oídos con Riñón (y los afecta el frío), ojos con Hígado (y los afecta el viento), lengua con el Corazón (y los afecta el calor), Bazo-Páncreas con los labios (y los afecta la humedad y la sequedad) y nariz con el Pulmón (y los afecta la sequedad). Además, el Wei Qì, del que ya hablamos, circula en el exterior de la superficie corporal y debe haber una mayor cantidad de este sobre las mucosas y los orificios. Por eso es importante cuidar la entrada y la salida de estas partes.

CULTIVAR LA SABIDURÍA Y LA REFLEXIÓN

Cuando estás en el centro ocurre el milagro de ser quien eres de verdad. Eres centro cuando estás unido a todo lo que es, a la mente única, a la gracia y la pureza de lo que realmente somos. Es maravilloso poder sentir esta magia ocurriendo, pero, así como le pasa al punto cero del equilibrio del péndulo, que jamás se queda quieto, el centro es un tránsito entre los extremos. Cuando tu cuerpo está en equilibrio con los factores internos y externos, entre lo que comemos y recibimos del mundo, entre lo que pensamos y reflexionamos, entre nuestros líquidos y su temperatura, es cuando en realidad estamos donde debemos estar. Si el cuerpo no está bien, debemos revisar la mente, y si la mente no está bien, debemos revisar el cuerpo. El bienestar siempre es bidireccional: si estás ansioso, el cuerpo lo muestra, y si el cuerpo no está en equilibrio, la mente lo muestra.

Cuando nos conectamos con la sabiduría y la reflexión, estamos en un constante punto cero del péndulo. Pero debemos entender que es posible estar en el centro y luego salirnos, así no nos guste, porque el movimiento constante del péndulo es un tránsito eterno en el devenir de la vida. Ese movimiento es inherente a la vida, pues lo que se queda quieto se muere. Estamos vivos porque estamos en movimiento.

Conocer el centro es conocer la paz. La Tierra en equilibrio significa encontrar la ecuanimidad; buscar el centro significa ser la mente unificada. Estar en el centro es ser paciente. Evocar la sabiduría se relaciona con equilibrar el cuerpo. De esta manera, trabajar la mente, llenarla con un contenido de buenas semillas para hacer el bien, no hacer el mal y purificarla son algunas de las claves para unirse a la mente de la creación.

La reflexión surge del profundo anhelo de saber cuál es la conciencia correcta que debe ser activada independientemente del dogma que practiques o creas. Lo que está bien puede ser variable a los ojos de muchos, pero lo correcto de verdad es universal. La compasión, la bondad y el bien son lo que transformaría profundamente un mundo herido y enfermo. Cuando la reflexión está activada, hay libre albedrío, el cual permite tomar decisiones para nuestro bien y para el bien mayor. El poder de escoger nos ha sido conferido por el Cielo. Si estamos unidos a la mente única que ya somos y de la que jamás nos hemos separado, podremos tomar la buena decisión.

Para poder concretar la sabiduría y la reflexión es absolutamente necesario que seamos el sol que brilla desde adentro, que seamos el centro que conecta el cielo con la tierra y que seamos el camino entre lo humano y lo divino, donde indiscutiblemente el *discernimiento* será la clave para hacer una clara separación entre lo que es y no es, entre lo de afuera y lo de adentro, entre el aire que limpia y los desechos que salen, entre la inspiración y la espiración. Por eso necesitamos conocer de manera profunda de dónde viene el discernimiento como psiquismo.

Ese órgano que contiene el discernimiento es justo el siguiente y último capítulo, el cual nos enseña todo acerca del elemento Metal, quien gobierna al Pulmón y al Intestino grueso.

La Tierra llega hasta acá con su amarillo dulce e insípido, el cual se modula con los labios en la reflexión y en la sabiduría que nos hace elegir entre el lugar donde queremos estar y donde no queremos estar: esa Tierra firme que nos ancla con fuerte propósito en la existencia para conectar al Elemento que nos permite estar vivos y respirar la vida momento a momento.

Para conocer más sobre recetas asiáticas saludables y sopas medicinales, www.dralinarubiano.com/revelaciones-eluniverso.

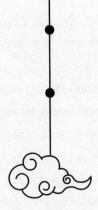

5. CUIDAR EL METAL DEL CUERPO ES CUIDAR EL PULMÓN

JĪNZHĒN: *¿Cuál es la importancia del Metal en la naturaleza? ¿Cómo se representa en el cuerpo?*

LǍOSHĪ: "El Metal es el elemento que destella brillo en donde se exponga. Fundido, en bruto o forjado puede tomar cualquier forma y llenar el espacio mismo. Es concreto y volátil al mismo tiempo, es el límite entre el afuera y el adentro, es el brillo del Aliento divino que inicia la vida y el último soplo en el que se esfuma para convertirla en cenizas y ascender, finalmente, a la unidad. El Metal toma forma en los órganos que contienen aire y que son capaces de separar lo puro de lo impuro, siendo la maquinaria misma y viva de todo lo que contiene aire. El Pulmón y el Intestino Grueso lo representan, pues la superficie corporal es el límite donde empiezas y terminas. Como el Metal de una espada, permite blandir entre lo que es y lo que no es; es el asiento del Discernimiento. Gobierna el Qì, la superficie del cuerpo y los poros de la piel. Le corresponden la nostalgia y la melancolía. Esa es su función. Además, promover los buenos recuerdos es su anhelo superior".

Yǒuyìsi: Resumiría el Metal, con sus órganos, en un solo concepto que además se corresponde con su estación: el otoño. El otoño es la belleza del cambio, es la vida que después de crecer hasta el máximo empieza el tránsito para morir con todos los colores que trae: de verdes a naranjas, de amarillos a rojos. Es una estación en la que las ramas de los árboles estarán desnudas, cosa que también ocurre en el invierno, una estación de recogimiento e hibernación. Después la vida volverá a empezar de nuevo en la primavera. En el otoño hay viento: el movimiento por excelencia de la naturaleza. Tiene la capacidad de secarlo todo y ese es precisamente su factor climático: la sequedad que trae ese viento frío para el cambio de los estados más quiescentes de la vida.

En el otoño sobreviene la nostalgia: lo que era vivo y verde muere, pero con la transformación de los colores. El otoño escoge también qué sucede a la siguiente estación y qué debe terminar. El otoño es repensar y recordar cuando los árboles florecieron en primavera. También llegan los olores de cada uno de los frutos, de la misma forma que llegan los olores de la infancia que nos conectan con los recuerdos. El olfato es el sentido que le corresponde al Metal y por donde se conecta nuestro cerebro de forma inmediata al mundo exterior.

Así habría pensado Swann, el protagonista de *En busca del tiempo perdido*, con las magdalenas de vainilla (bizcocho de origen francés), un sabor que le recordaba a su infancia[40]. "El efecto proustiano",

---

40 *En busca del tiempo perdido* es una obra literaria francesa escrita por Marcel Proust, publicada en 1913. La obra completa consta de siete tomos. Es considerada una de las obras magnas de la literatura francesa y universal.

como se le conoce, es un fenómeno involuntario que asocia la memoria olfativa y el sistema límbico. No es solo poético, sino que tiene una explicación neurológica. El centro olfativo está ubicado al lado del sistema límbico (centro emocional) y el hipocampo (memoria), donde los olores y hedores están unidos a las emociones y la memoria, pues neurológicamente las neuronas y sus axones siempre se extenderán a las regiones aledañas, creando las redes neuronales de las que te hablé en capítulos anteriores.

SISTEMA LÍMBICO

Giro cingulado

Septum

Bulbo olfativo

Hipotálamo

Amígdala

Cuerpo mamilar

Hipocampo

▲ Fuente: Collado, S. M. (2023, May 18). Relación del Sistema Límbico con la memoria y las emociones. PsicoActiva.com: Psicología, test y ocio Inteligente. https://www.psicoactiva.com/blog/sistema-limbico-anatomia-memoria-emociones/.

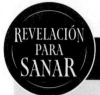

Desde el punto de vista de la Medicina China, la nostalgia que afecta al Pulmón se explica por la cercanía que tiene el centro olfativo (vía respiratoria) con el hipocampo (la memoria) y el sistema límbico (centro emocional).

LA HISTORIA DEL PULMÓN NOSTÁLGICO DE "NENA"

Nena, como le decían desde pequeña, entró a mi consultorio con su concentrador de oxígeno al que se mantenía conectada las 24 horas. No tenía más de 50 años. Cuando se sentó, al lado de su amada hija, le pregunté: "¿Cuál es tu gran nostalgia?". Su respuesta inmediata fue un llanto incontenible y desbordado. Tomé sus manos para consolarla y enseguida noté que sus dedos mostraban hipocratismo digital, o dedos en palillos de tambor, un signo clásico de la insuficiencia pulmonar crónica. Ese cuadro era una prueba de que la Medicina China está en lo cierto cuando asocia un órgano físico con una emoción sostenida en el tiempo. Ella tenía una hipertensión pulmonar desde hacía más de 20 años. Antes de sufrir por el pulmón, había tenido estreñimiento crónico. Era la más pequeña de la casa y como lloraba mucho le hacían comentarios descalificativos. Ella, con su dulzura única, formó una familia que era su gran fortaleza.

Si la neumología convencional comprendiera la conexión entre el intestino grueso y el pulmón, sería más eficiente para curar las enfermedades pulmonares recurrentes y crónicas. La neumología convencional debería tratar recuerdos, memorias, dolores del alma y traumas no sanados, pues cada alvéolo, aquellos diminutos globitos que tiene el pulmón para el intercambio del aire y el dióxido de carbono, guarda bien eso que nosotros olvidamos.

Aunque el pulmón de Nena ha estado enfermo, su corazón se ha hecho cada vez más poderoso para sostener una vida que requiere oxígeno externo. Aun así, ella tiene la fuerza para engrandecer su Espíritu mediante su experiencia humana, en donde vive con aquella hipertensión pulmonar.

La función absoluta de los órganos principales (Pulmón e Intestino grueso) que le corresponden a este elemento es la de separar lo puro de lo impuro, el afuera del adentro, lo filtrado de lo eliminado, lo nuevo de lo usado, a fin de dar la pureza absoluta que necesita el cuerpo para funcionar. En lo impuro no tenemos salud y justo de esto es de lo que se encarga este elemento. La pureza trae consigo la capacidad del discernimiento, una cualidad mental vital para tener una vida recta y coherente con los principios de la naturaleza y del Cielo. Si nuestro cuerpo no eliminara lo impuro, no viviríamos por mucho tiempo. Por eso, el Intestino Grueso y el Pulmón son los que más frecuentemente se afectan en el día a día, se enferman y se vuelven a recuperar. El Intestino grueso y el Pulmón se sacrifican con frecuencia por los demás órganos del cuerpo. He observado la nobleza con la que el Intestino grueso y el Pulmón están dispuestos a enfermarse (gripas, infecciones respiratorias, diarreas, estreñimiento) con tal de que ninguno de los otros órganos vitales se afecte. Promover esta pureza de la que hablo, que sería un sinónimo de discernimiento, elimina lo inadecuado para llevar lo más filtrado y puro al resto del organismo.

LO COMÚN A LOS ÓRGANOS DISTANTES

El Pulmón, el Intestino grueso y la piel son los órganos de la relación con el medio: el aire y el gas es lo común en ellos tres. El Pulmón toma el aire a tu alrededor y te mantiene vivo. Contiene aire en los alvéolos, esas estructuras maravillosas que son como pequeños globos inflados, capaces de hacer un intercambio entre el dióxido de carbono producido por el cuerpo y el oxígeno presente en el aire, para después llevarlo a todos los tejidos del cuerpo. Realmente el Pulmón está en todas partes porque es el que hace posible la profunda presencia del oxígeno en todos sus rincones. No hay un solo lugar en el que no esté presente, como la Sangre y el Qì. Es muy poderoso saber que tenemos un órgano destinado a hacer que estemos con vida cada instante, aun si somos o no conscientes del acto de respirar.

El centro respiratorio tiene el poder de ser un sistema dual, voluntario e involuntario al mismo tiempo. Es la forma de hacer que la mente deje de tomar control sobre el cuerpo y sea el vehículo de la consciencia en el que realmente volvemos a nosotros mismos. Solo tienes que inhalar y exhalar, afuera y adentro. Respira ahora, mientras lees este párrafo, porque lo que viene a continuación requiere demasiadas conexiones neuronales y muchas moléculas de oxígeno.

Recuerdo mucho a mi profesor de neumología, el doctor Rubén Dueñas, quien me contaba que en la madrugada entran en crisis los pacientes hospitalizados por neumonía, bronquitis aguda o cualquier enfermedad respiratoria. No hay gripa que no se complique a la 3:00 a. m. Cuando aprendí Medicina China, ya todo tenía sentido. No era una mera coincidencia que así fuera. La razón es que entre las 3:00 y las 5:00 a. m. circula predominantemente el Qì en el Pulmón.

LA VERGÜENZA DEL TRONO

El Intestino grueso es un órgano que deberíamos venerar, ya que por él transitan todos los desechos (materia fecal). En la cultura del pudor nos da vergüenza hablar de temas como la deposición. Después de este capítulo sabrás que podemos mantener la salud gracias a la capacidad del intestino grueso de eliminar lo que debe irse. Es el rey del desapego porque excreta lo que debes desechar. A la mente sí que le cuesta hacer esto. Para la mujer, en particular, hablar de la deposición es un gran tabú. En mi consulta he visto que les da vergüenza y asco defecar en un baño público, pues piensan en el qué dirán. Esta incapacidad para tener una deposición diaria es lo que genera un daño crónico en la salud de la mujer. Lo que no eliminamos nos intoxica y esta idea aplica para todo, especialmente para la materia fecal.

LA PIEL ES EL LÍMITE

Es el límite de donde empiezas y terminas, es la delimitación de tu cuerpo físico. Es nuestro remanente de escamas y de plumas, ahora con un tejido epitelial escamoso estratificado y queratinizado. La piel tiene la capacidad de ser la mayor extensión neurosensitiva del cuerpo, con casi dos metros cuadrados de superficie, en la cual convergen armoniosamente varios sistemas en todas sus capas.

LA PIEL:

- Es una barrera física con el exterior que limita infecciones y sustancias químicas. Sin embargo, si hay una exposición frecuente a toxinas, se absorben y causan daños a la salud hormonal.

- Regula la temperatura corporal.

- Entrega la información sensitiva al sistema nervioso para la interacción con el medio externo.

- Cumple una función neuroendocrina a través de los receptores sensitivos. Las caricias son terapéuticas porque las sustancias liberadas en la piel equilibran el sistema nervioso.

- Mantiene el agua dentro del cuerpo, evitando la deshidratación, y abre y cierra los poros para la eliminación de toxinas a través del sudor.

- Hace parte del sistema inmune mediante las células de Langerhans. Por eso el Wei Qì, el sistema inmune en la Medicina China, tiene una función importante en el Pulmón, a través de la piel.

- Contiene millones de terminaciones nerviosas libres con receptores para movimiento (mecanorreceptores).

- Protege el cuerpo de la radiación UV mediante la pigmentación mediada por los melanocitos.

- Tiene una capa llamada la dermis, que se compone de una red de colágeno de diferentes tipos, la cual crea una intrincada malla que nos mantiene literalmente compactados en la estructura física. El colágeno en la dermis es producido por unas células llamadas fibroblastos. Para que los fibroblastos puedan producir colágeno necesitan glicina, prolina e hidroxiprolina, aminoácidos que se absorben en el intestino delgado.

- Tiene una capa llamada la hipodermis, que a su vez contiene una red relacionada con el sistema musculoesquelético, ya que por ella discurre la fascia, una estructura fundamental en nuestro sostén y movimiento. Adicionalmente, la fascia permite que se nos ericen los vellos del cuerpo por los músculos piloerectores, que responden de forma dual al exterior (factores climáticos como frío, viento, caricias y contacto) o interior (con recuerdos, sensaciones mentales reproducidas por ideas).

CAPAS DE LA PIEL HUMANA

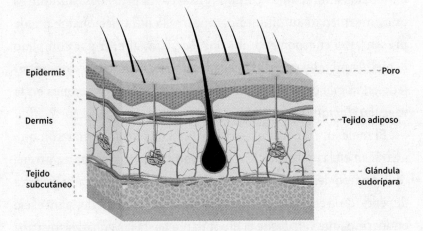

Epidermis — Poro

Dermis — Tejido adiposo

Tejido subcutáneo — Glándula sudorípara

▲ Fuente: De Cinfa, M. E. E. C. (2020, May 5). Cuidado de la piel. Cinfasalud. https://cinfasalud.cinfa.com/p/cuidado-de-la-piel/.

LA PIEL, MÁS ALLÁ DE LA CAPA VISIBLE

Si el Pulmón y el Intestino grueso no están en equilibrio, la piel tampoco lo estará. La piel es el reflejo de la salud interna y, aunque la tapes con maquillaje o quieras disimular el paso del tiempo con decenas de productos, los órganos internos siempre se reflejarán en ella. La piel requiere nutrientes para repararse, ya que es uno de los tejidos de rápido recambio y, si no tiene suficientes vitaminas, aminoácidos, proteínas, colágenos antioxidantes y probióticos que protejan el intestino, lo dirá al instante.

Hay enfermedades que se reflejan en la piel, como el síndrome de ovario poliquístico, y uno de los signos es el acné quístico y comedogénico, estimulado por las alteraciones hormonales, que se relacionan con las bacterias que degradan los estrógenos en el intestino (estroboloma); el aumento del pelo en donde no debería haber (hirsutismo) por aumento de andrógenos en zonas con alta cantidad de receptores para dicha hormona de predominio masculino; las alteraciones como la rosácea; la psoriasis, aunque es una enfermedad autoinmune, muestra la inflamación que puede presentar el cuerpo y, como consecuencia, alterar por completo la piel. También la pérdida de la regulación inmune se verá reflejada en la piel con muestras incipientes de las alteraciones en la vascularización.

El melasma o colasma son las manchas de color marrón que aparecen en la piel de la cara, sobre todo en pómulos, nariz y frente. Este tipo de afección dermatológica es difícil de tratar porque depende de la estimulación de hormonas fundamentales para el eje endocrino, que van desde el hipotálamo hasta las gónadas (ovarios o testículos). Mantener la inflamación a raya, hacer que el Hígado funcione adecuadamente, regular los ciclos menstruales, disponer de una cantidad suficiente de antioxidantes y, por supuesto, regular el estrés son algunas de las estrategias útiles para tratar esta condición tan frecuente en la mujer después de los 30 años.

En Medicina China, nutrir la Sangre es uno de los conceptos fundamentales para tratar una variedad de enfermedades, lo cual cobra gran importancia en la dermatología. Existe una fórmula que incluye varias plantas para hacer que la piel se vea lustrosa y disminuyan los efectos de la oxidación y carga tóxica. La fórmula de materia médica china clásica llamada DanguiShaoYaoSan está indicada si hay problemas dermatológicos, pero se debe usar bajo la guía de un médico experto en manejo de fitoterapia china para que funcione.

LA NARIZ: ORIFICIOS VITALES Y RASGO ÚNICO

El Pulmón se abre en la nariz. Los dos orificios de la nariz son fundamentales para regular la temperatura del aire y mantener la sequedad e hidratación de la mucosa nasal. No solo transporta aire a nuestro sistema respiratorio, sino que además envía información neurosensorial del olfato al cerebro. Las moléculas químicas de los olores van directamente al sistema nervioso central en microsegundos, convirtiéndolos en señales eléctricas que nos alertan del placer, del peligro o nos evocan recuerdos. Además, la nariz se comunica con la faringe, la laringe y el oído. Allí se regulan las presiones, se calienta el aire en los cornetes (con la turbulencia producida en las laminillas de hueso recubiertas por mucosa respiratoria) y se controlan la hidratación y la sequedad del aire que respiramos. Una adecuada entrada de aire, libre de resistencia, nos hará más longevos, pues se protege nuestro sistema cardiovascular y mejora la calidad del sueño. Si hay alteraciones crónicas para la entrada de aire, significa que estamos perdiendo respiraciones efectivas y hay un aumento de la resistencia para el sistema cardiorrespiratorio, lo cual conlleva mayores esfuerzos para que el corazón trabaje y bombee sangre. Esto puede ocurrir por ronquidos, desviaciones del tabique nasal o por el aumento del tamaño de los cornetes. Esta resistencia a la entrada de aire es lo que se conoce como Síndrome de Apnea Hipopnea Obstructiva del Sueño.

La nariz, además de ser una característica única de nuestros rasgos de la cara, tanto personales, genéticos y de origen racial, es fundamental para que tengamos la capacidad de funcionar minuto a minuto. La nariz y su forma han evolucionado según las condiciones climáticas del lugar donde vivimos. Las narices más amplias permiten la entrada de aire más refrigerado, lo cual es útil en lugares calientes como los desiertos, mientras que las personas que viven en lugares más fríos tienen narices alargadas, las cuales permiten mayor contacto con la mucosa nasal para que el aire sea calentado y entre en la temperatura ideal.

LOS FACTORES CLIMÁTICOS Y EL PULMÓN

La función del Pulmón es gobernar el Qì y dispersarlo. Cuando la insuficiencia de Pulmón es importante, la debilidad del sistema inmune es evidente. El Pulmón es el órgano más externo y controla la piel y Wei Qì. El viento y el frío son los principales patógenos que lo afectan. Es el órgano que más se resiente por todos los factores climáticos: humedad, frío, viento, calor, fuego y sequedad. Cuando alguno de estos factores altera al Qì del Pulmón, se modifica su capacidad dispersante y descendente.

El Pulmón se afecta por la sequedad debido a que necesita un grado de humectación suficiente para su buen funcionamiento. El clima seco no es bueno para el Pulmón y crea tos seca, garganta y piel secas. La humedad no impacta al Pulmón directamente, a menos que el ambiente esté contaminado por moho tóxico o algún tipo de agente microbiológico particular. Sin embargo, si hay un exceso de humedad, se resiente el Bazo-Páncreas, así que se crearán flemas y se acumularán en el Pulmón.

El consumo de alimentos que producen humedad, como revisamos en el capítulo anterior, dará como resultado una acumulación excesiva de flema por parte del Pulmón. Quiero que te quedes con esto: el Pulmón detesta la flema. La flema se produce por el consumo de lácteos, principalmente. Estos deben eliminarse de la alimentación para mantener un organismo sano y un Pulmón y Bazo-Páncreas capaces de funcionar de manera adecuada. El Pulmón será quien trate de eliminar lo que te comas y te inflame, cosa que hará a través de la producción de mocos y flema, una manifestación de humedad. El Pulmón y la vía respiratoria producen moco tanto para defenderse cuando hay infecciones como cuando hay exceso de sustrato inflamatorio, el cual se traduce en exceso de mucosidades. Lo último es lo que ocurre en las personas que sufren de rinitis crónica, pues el órgano que está inflamado es el Intestino grueso y el órgano que lo sufre es la vía respiratoria.

SISTEMA INMUNE Y LA WEI QÌ

En la Medicina China, una parte del sistema inmune se considera una capa externa que es capaz de disuadir los factores externos a los que nos exponemos. Esta es la Wei Qì. Imagina la medicina de hace 5.000 años, en la que no había forma de comprobar la existencia de microorganismos. Las personas se enfermaban, pero no se podía comprobar la presencia de estos patógenos que siempre han convivido con el ser humano. Con el descubrimiento del microscopio, pudimos verificar la presencia de patógenos. La Wei Qì es una capa que recubre toda la superficie externa del cuerpo, justo por encima de la piel, donde se siente aún la emanación de calor de los cuerpos vivos. La Wei Qì está ahí y, cuando hacemos acupuntura, la aguja abre esa primera capa antes de traspasar la piel.

Existen enfermedades de la Wei Qì, o Qì defensivo (Wei significa "externo"). Se manifiestan tres patrones de los niveles de afectación del Qì: Nutritivo, Puro y de la Sangre. Estos tres no los desarrollaremos en este libro, pero con respecto al Qì defensivo, las manifestaciones más importantes son la fiebre, la sed leve, la aversión al frío, el dolor de cabeza, las amígdalas rojas e inflamadas, la lengua con puntos rojos, la transpiración ligera, la rinorrea con secreción amarilla y un pulso superficial. Lo anterior se corresponde con una infección respiratoria alta aguda, lo que conocemos hoy como una gripe común. Sin embargo, tiene algunos síntomas adicionales más específicos que nos permiten diferenciar el tratamiento de dichos patrones.

POROS DE LA PIEL: ÓRGANO VIVO DEL Cou LI

El Pulmón controla la piel mediante la capacidad de recibir los líquidos del Bazo-Páncreas, los cuales se difunden en la piel de todo el cuerpo. Si el Pulmón está bien, la piel será luminosa y lustrosa, el pelo será brillante y el cierre y la apertura de los poros de la piel y la sudoración serán normales. Si el Pulmón es insuficiente, la piel estará deshidratada, desnutrida, arrugada y seca y el pelo estará seco y sin vida.

En el libro *El clásico interno del Emperador Huang*, en el tomo llamado "Las preguntas simples", los poros se conocen como las "puertas del Qì". El Pulmón distribuye el Wei Qì por debajo de la piel. Si el Pulmón está fuerte, los factores externos nombrados anteriormente no invadirán el organismo. Cuando no hay una invasión profunda de los factores externos, la afectación será solo superficial. Si el patógeno invade capas más profundas, se dará paso a enfermedades en otros sistemas.

MICROBIOMA Y SUS RELACIONES

Piensa en el Metal como en los órganos que permiten tener una relación con el medio exterior. El aire que respiras va al Pulmón. Los alimentos entran por la boca y al final llegan al Intestino grueso, para después salir en forma de desechos al medio exterior. El ambiente está en contacto con la piel y a través de esta nos relacionamos con el medio externo.

Los órganos de los que hemos hablado (Riñón, Hígado, Corazón, Bazo-Páncreas y sus vísceras) no tienen una relación con el exterior. Mientras que los órganos del Metal (Pulmón, Intestino grueso y Piel) sí tienen relación con el medio externo y lo que le pasa a uno se refleja en el otro. Por ejemplo, en los niños ocurren enfermedades que comprometen pulmón, piel e intestino grueso, con manifestaciones de rinitis o bronquitis, asociadas a una dermatitis atópica, una colitis con diarrea. En los adultos pueden ocurrir también episodios de rinitis, dermatitis y colitis, y ser una manifestación de alergias frecuentes. Una persona con rinitis o alteraciones en la piel quizás tenga su Intestino grueso alterado.

Así como te acabo de describir este manto que nos recubre por dentro y por fuera para relacionarnos con el medio externo, también estos órganos son los que mayor cantidad de bacterias y hongos benéficos contienen. Cuando se descubrió que algunas bacterias eran malas para nosotros, las buenas (que también existen) entraron en el mismo saco y empezamos a eliminarlas de la misma manera. Con la aparición de los antibióticos que, si bien pueden salvar vidas cuando se usan de manera adecuada y según la prescripción, la flora de los tejidos se vio gravemente afectada, pues las personas empezaron a abusar de ellos y, por ende, a eliminar esas bacterias buenas.

El manto del que hablamos es una barrera poderosa que recibe a los primeros patógenos del exterior. Si nuestro cuerpo está equilibrado, la inmunidad innata activará los macrófagos (un tipo de células) para que literalmente se coman a los microorganismos que deben eliminarse. Actúa igual que el tejido linfoide de las mucosas, el cual se activa para eliminar sin violencia a los patógenos.

Una alergia es una reacción violenta a algo que altera al cuerpo. Esa reacción es tan exagerada que tiene consecuencias peores que la propia defensa, así que en ese momento pensamos que el sistema inmune es el malo, cuando no es así. Usualmente, si hay reacciones alérgicas exageradas es porque las bacterias y los microorganismos benéficos están en desequilibrio y no están ejerciendo su acción.

Para poder comprender cada uno de los conceptos, te dejo un resumen con las definiciones de los microorganismos en los diferentes sistemas:

Microbiota:
Colección de microorganismos que viven adentro y en el cuerpo, incluidos bacterias, arquea, protistas, hongos y virus.

Microbioma:
Es el agregado de todo el material genético de la microbiota.

Estroboloma:
Es la colección de genes, en la microbiota intestinal, responsable del metabolismo del estrógeno.

Metaboloma:
Es la colección de los metabolitos en un ambiente específico.

Disbiosis:
Desequilibrio o incapacidad de la microbiota, caracterizada por el aumento de microbios patógenos o la pérdida de probióticos.

Prebióticos:
compuestos que promueven el crecimiento y la actividad benéfica de los microorganismos.

Probióticos:
Microorganismos vivos que son beneficiosos para la salud del huésped (o sea tú).

▲ Fuente: Jiang, I., Yong, P. J., Allaire, C., & Bedaiwy, M. A. (2021). Intricate Connections between the Microbiota and Endometriosis. *International Journal of Molecular Sciences, 22*(11), 5644. https://doi.org/10.3390/ijms22115644.

Los microorganismos han evolucionado de manera tal que la relación es mutualista y de equilibrio entre comunidades de diversos microbios con los microorganismos residentes. La disbiosis es, por consiguiente, una combinación de microbios patógenos o la pérdida de probióticos. Se ha asociado con enfermedades inflamatorias intestinales, que pueden resultar en cáncer de colon, otros tipos de cáncer, psoriasis y artritis. La microbiota intestinal tiene un papel inmune fundamental y la pérdida de esta dará como resultado en enfermedades severas e incapacitantes como la endometriosis. Un intestino sano tendrá un equilibrio entre bacterias benéficas de las cepas *firmicutes* y *bacteroides* y las patógenas o en sobrecrecimiento, pero si se altera ese balance, se desatarán problemas de origen inflamatorio, condición presente en todas las enfermedades crónicas.

Aunque parece que la conversación de estos argumentos fuera netamente del intestino, quiero que te acuerdes siempre de que lo que le pasa a la piel, le pasa al Intestino Grueso y lo que le pasa al Pulmón, le pasa a la piel. Por ejemplo, una alteración de las bacterias en la piel provocará acné y otros desórdenes dermatológicos, de la misma manera que una enfermedad respiratoria o pulmonar repetida comprometerá la flora.

Para tener una piel sana, se debe tener un intestino sano. Para un Pulmón sano, se debe tener un Intestino sano. Para un Intestino sano, se debe nutrir el Pulmón y darle fuerza a su funcionamiento.

FUNCIONES PURAS EN MEDICINA CHINA

El Pulmón tiene la capacidad de gobernar el Qì y la respiración; de controlar la dispersión, el descenso, los canales de acupuntura y los vasos sanguíneos; de dictar cómo funcionan las vías del agua; regular la apertura y el cierre de los poros de la piel, así como la dispersión de Wei Qì entre la piel y los músculos, controlar el vello corporal (piloerección) y se abre en la nariz. La piel es un intermediario entre el adentro y el afuera. Al controlar los vasos sanguíneos, ayuda al Corazón y la relación cardiopulmonar se hace más que clara, pues dependen el uno del otro. El manejo de los líquidos orgánicos es fundamental, pues actúa como un ministro que ayuda al Emperador a regir.

El Pulmón extrae el Qì puro del aire para combinarlo con el Qì del Bazo-Páncreas, que ha sido extraído de los alimentos. Esta combinación crea el Qì de Reunión, que tiene lugar en el pecho y se conoce como el Mar del Qì o Superior, ya que el Inferior se encuentra localizado debajo del ombligo. Tiene la capacidad de distribuir este Qì a todos los lugares del cuerpo. Entre otras cosas, sube a la garganta y le da fuerza a la voz y también circula por las extremidades. El Pulmón se afecta fácilmente por factores externos. Por esa misma vulnerabilidad es que se dice que el Pulmón es noble y tierno.

Si el Pulmón es fuerte, el Qì de la circulación de las extremidades será fuerte. Si el Qì es débil, las manos y los pies estarán fríos. El Pulmón dispersa los líquidos orgánicos por todos los espacios entre la piel y los músculos. Su función es calentar la piel y evitar que los factores externos penetren a las capas profundas del cuerpo. La dispersión crea una bruma de líquidos que va a todos los tejidos y los nutre sutilmente, llegando incluso al pelo a través del espacio en la piel. Cuando esta función se altera ocurren edemas (hinchazón causada por la acumulación de líquidos en los tejidos), sobre todo en la cara. La función de descender del Pulmón tiene que ver con los líquidos, pero también con el Riñón. Así como el Bazo-Páncreas hace que todo vaya hacia adentro y hacia arriba, el Pulmón hace que todo vaya hacia abajo y hacia lo más distante de él. Cuando esta función falla, hay tos, reflujo, dificultad para respirar y sensación de opresión en el pecho. Si el Intestino grueso no tiene la fuerza del Qì del Pulmón, carecerá de la energía para la deposición, lo cual creará estreñimiento. La retención de orina también se puede considerar una debilidad del Qì de Pulmón.

Asimismo, la sudoración excesiva se considera una pérdida importante de Qì, por lo cual el cuerpo queda expuesto a los patógenos externos y los factores climáticos.

El Pulmón se abre en la nariz, con lo cual la respiración y el olfato estarán normales. Cuando se altera alguno de los dos, la debilidad viene del Pulmón. Un claro ejemplo es el Covid-19, que causó anosmia (pérdida del olfato) en algunos pacientes. La invasión ocurrió en el Pulmón, pero la pérdida sensorial fue en la nariz.

Para la Medicina China existen tres tipos de alma. El "alma corpórea", es decir, lo más físico y material del alma, reside en el Pulmón y se considera el soplo de vida. Lo afecta la tristeza que se enquista y guarda el anhelo de algo que había en el pasado. Es la razón por la que el Pulmón y la nostalgia están asociados. La respiración, a su vez, se considera el latido del alma corpórea y por eso, para salir del presente, inconscientemente dejamos de respirar, de la misma manera que volvemos a inhalar para conectarnos con el ahora.

Para mejorar las enfermedades del Pulmón y del Intestino grueso es fundamental explorar la nostalgia y la melancolía para tratarlas de una forma eficaz. En la acupuntura tenemos cavidades poderosas que permiten hacer tratamientos eficientes, como LieQue o Pulmón 7. Cuando la persona llora despierta o en sueños, significa que hay una deficiencia del Qì de Pulmón.

El Pulmón detesta el frío y gobierna y le da fuerza, tono y claridad a la voz. Si el Pulmón está sano, se dice que será una campana que emitirá una voz clara. Cuando el Pulmón está débil, el volumen de la voz será bajo.

UNA HISTORIA DE BOLEROS

Con esta historia entenderás por qué una cosa es el conocimiento y otra cosa es la cultura en la que se usa ese conocimiento. Si un médico de China hu-

biera visto este caso, jamás habría encontrado lo melancólica y nostálgica que es esta paciente.

Una paciente de 35 años llegó a la consulta con un antecedente de tromboembolismo pulmonar (TEP) que tenía como único factor de riesgo haber consumido anticonceptivos orales. El TEP es muy poco frecuente en pacientes jóvenes y sanos, como ella. Cuando acudió a urgencias por una dificultad para respirar, le dijeron que tenía un coágulo grande atrapado en las arterias que van a los pulmones y que probablemente había sido causado por la acción procoagulante de los anticonceptivos de hormonas sintéticas, de los que poco se conocen sus efectos adversos. Cuando me dijo su motivo de consulta, mi pregunta inmediata fue si era melancólica. Ella respondió con seguridad que no. A pesar de los retos importantes de su vida, era una mujer maravillosa y fuerte que no se había quebrado ante las aflicciones de la vida. Le pregunté qué le gustaba hacer en sus ratos libres y me respondió: "Me gusta tomarme un aguardiente mientras escucho un buen bolero". Esbocé una sonrisa que la paciente aún no entendía. Estaba ante un caso de profunda nostalgia y melancolía, pues no hay nada que esté más cargado de estas emociones que el género del bolero junto con una bebida alcohólica.

En ese momento pensé en lo importante que era entender qué significaba la melancolía para poder identificarla en mi paciente. Con el diagnóstico claro, planeamos un tratamiento con acupuntura, moxibustión y tuina para remover varios estados de nostalgia que la habían llevado a este episodio y evitar condiciones físicas posteriores.

NOSTALGIA Y MELANCOLÍA, EMOCIONES QUE AFECTAN AL METAL

La nostalgia es como un llanto leve y persistente que se lleva muy adentro. A veces se sabe con qué se relaciona (recuerdos, memoria del pasado) y a veces no (un anhelo de algo desconocido que de todas maneras se añora). La nostalgia, cuando no es la emoción dominante, también puede evocar recuerdos agradables y no estar relacionada con el desgano o la apatía, siendo estos dos últimos síntomas de depresiones crónicas o persistentes. La melancolía, por el contrario, si bien incluye lo anterior, sí contiene a veces una sensación desagradable asociada al evento o el recuerdo. Como son emociones lánguidas, difícilmente hacen que seas disfuncional y, por ende, no se les presta mucha atención. Se comportan de una manera muy similar al Pulmón o al Intestino grueso, pues son órganos que procesan todo lo que nos ocurre y funcionan como una barrera para eliminar la enfermedad.

Esa emoción que tienes es importante, así que no la deseches ni te la guardes porque te hará daño si no la procesas. Nos han enseñado a no prestarles atención, a seguir adelante o, peor, a creer que "el tiempo lo cura todo". No es cierto. Las emociones son un cuerpo viviente tan real como las manos o los ojos. Si quieres sanar, debes ir a lo que duele, pues lo que funciona bien no es el problema. Lo que no funciona es lo que debemos revisar. El Pulmón es noble y el Intestino grueso es humilde. Por eso se encargan de procesar lo más difícil del cuerpo. Así que, si enfrentas esas emociones, los estarás cuidando mucho.

La expresión de estas emociones debe ser en un "lugar seguro". Si es posible, puedes hacer terapia con terapeutas entrenados en el procesamiento emocional, o cualquier otra que se adapte a tus gustos y necesidades (terapia somática, EMDR, conductivo conductual, dialéctica). También puedes practicar actividades mente-cuerpo que te permitan regresar al presente: arteterapia, teatro (no en vano, cerca de los médicos griegos siempre había un teatro), expresión corporal. También puedes buscar redes de apoyo familiar o de amigos que puedan sostenerte, contenerte y hacerte sentir arraigado y seguro.

Debemos reparar el dolor del corazón y el alma, sentirnos seguros y sin miedo, sobrepasar la desesperanza, no decepcionarnos, tener la certeza de que sí podremos atravesar las dificultades, vencer la confusión y conectar con la mente sabia y correcta. Tenemos que imponernos a la vergüenza, saber que no seremos juzgados, superar el abandono, saber que estaremos sostenidos y que siempre seremos aceptados. Cualquiera de estas heridas conduce a la nostalgia o la melancolía. Ninguna emoción es negativa o positiva, sino que son sensores o brújulas que nos alertan cuando necesitamos atención.

Así es como se manifiestan gripes a repetición, dermatitis o estreñimiento crónico, condiciones que no podemos ignorar, pues la toxicidad acumulada en el tiempo desencadena enfermedades más severas y crónicas. Es importante entender que debes mantener el bienestar y el autocuidado del cuerpo físico, mental, emocional y espiritual como si tu vida dependiera de ello, pues en realidad así es.

Es vital evaluar la presencia de un trauma no descubierto o de un abuso olvidado. Se requiere que el inconsciente traiga de las profundidades aquello que no ves para que, a la luz de la consciencia, lo puedas trabajar. No puedes sanar lo que desconoces. Los pacientes me dicen "quiero sanar, por favor, ayúdame", pero sé que la sanación no es para todos, pues no todos están dispuestos a ir a lo profundo, a lo oscuro. Curar un síntoma es posible, pero sanar es para valientes. Además, la responsabilidad jamás será del médico, del terapeuta o de los familiares, sino de cada uno. Todo depende de la voluntad, el conocimiento y de encontrar una red de apoyo.

CAUSAS DEL ESTREÑIMIENTO

La hora para la deposición es la hora en la que más circula Qì por el intestino grueso: de 5:00 a 7:00 a. m. La deposición debe ser completa, tener forma de salchicha continua y tiene que ocurrir una vez al día. Si la deposición es más blanda, se deshace, es más dura o se presenta como pequeñas bolitas de cabrito (coprolitos) es anormal. También es anormal demorarse mucho en el baño, tener exceso de gases, deposiciones explosivas o experimentar una sensación de deposición incompleta. Con la escala de Bristol podrás cerciorarte de qué tipo es tu deposición. La descripción que acabo de hacer corresponde a Bristol 4. Si no es tu caso, podemos hacer muchos cambios para que la deposición sea la adecuada y el cuerpo pueda deshacerse de los desechos.

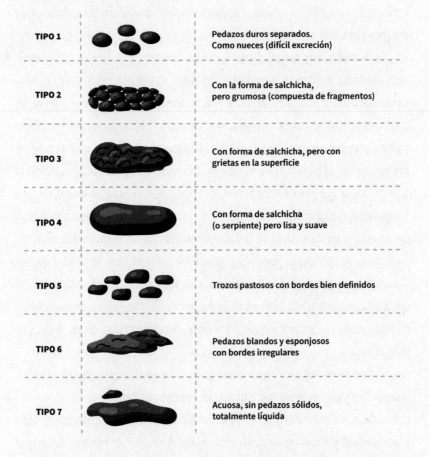

TIPO 1	Pedazos duros separados. Como nueces (difícil excreción)
TIPO 2	Con la forma de salchicha, pero grumosa (compuesta de fragmentos)
TIPO 3	Con forma de salchicha, pero con grietas en la superficie
TIPO 4	Con forma de salchicha (o serpiente) pero lisa y suave
TIPO 5	Trozos pastosos con bordes bien definidos
TIPO 6	Pedazos blandos y esponjosos con bordes irregulares
TIPO 7	Acuosa, sin pedazos sólidos, totalmente líquida

▲ Fuente: *Escala de Bristol. Clínica de Cirugía Gastrointestinal.* http://clinicagastrointestinal. com/?p=1732.

El estreñimiento es una consecuencia de la debilidad del Intestino grueso para usar el Qì y hacer descender lo que tiene que salir del cuerpo. Esto depende de la fuerza del Pulmón. En la vejez, con la quietud, la persona tiende a tener problemas para deponer y afectaciones en el Pulmón, por eso hay exceso de frío en manos y pies y la vitalidad se ve gravemente comprometida. Aunque el estreñimiento severo no está presente solo durante la vejez. Este tipo de estreñimiento es la forma más eficiente de crear condiciones como cáncer, alteraciones hormonales y cerebrales, daño cardiovascular, inflamación de bajo grado, enfermedades autoinmunes, exceso de estrógenos, entre otros.

Es común que las mujeres sufran de estreñimiento. En la universidad me dieron una explicación que, aunque cierta, no es la historia completa. La tendencia de la mujer al estreñimiento se debe a que el colon, o intestino grueso, es más largo que en el hombre, pues debe recorrer la extensión del órgano adicional que tenemos las mujeres: el útero. Esa premisa anatómica es cierta, pero con la práctica clínica y la observación, me he dado cuenta de que los seres humanos, por pudor, hacemos o dejamos de hacer muchas cosas que van en contra de la salud. Queremos que la deposición ocurra siempre en un lugar propicio, preferiblemente en la casa y cuando todo está en calma. El problema es que no siempre estamos en casa y la tranquilidad no es una característica propia de esta época. La consecuencia es que la inhibición del reflejo de defecación nos afecta.

Las causas del estreñimiento también se deben a la falta de hidratación y de consumo de fibra. El Intestino grueso tiene dos vectores de movimiento que ocurren al mismo tiempo: uno en sentido transversal y otro en sentido circular. Aunque se mueva lento, el intestino hace una contracción cada tres segundos y debe mantenerse en actividad para que las funciones de avance de la materia fecal ocurran. Por eso es una víscera fundamental para la vida. Los intestinos deben estar hidratados, tanto el bolo como la pared intestinal, para que se produzca el movimiento normal o peristalsis.

La fibra es fundamental y, además, es esencial nutrir a las bacterias benéficas para el cuerpo. El bajo consumo de vegetales de hojas verdes es nocivo tanto para el Hígado como para el Intestino grueso. Espero que, después de leer este libro, al hacer mercado evoques algunos de los conceptos que aprendiste y te esfuerces por comprar y consumir una mayor cantidad de vegetales.

Para que el Intestino grueso funcione adecuadamente es necesario que el ácido del estómago esté saludable. El estreñimiento crónico ocurre, por lo general, cuando el ácido gástrico está alterado y no se ha diagnosticado esa condición. Como ves, es un problema que requiere múltiples soluciones y herramientas. Se debe hacer la prueba del bicarbonato para saber si el ácido gástrico es el adecuado. De no estarlo, se debe corregir como se explica en el capítulo anterior.

Las infecciones intestinales por bacterias, hongos o parásitos son otras de las posibles causas del estreñimiento crónico. En los exámenes de intestino he visto desde infecciones por la letal *Pseudomona aeruginosa* hasta otras menos frecuentes como la *Edwardsiella tarda*, *Shigella flexneri* y *Citrobacter freundii*, además del exceso de crecimiento de *Escherichia coli*, todas resistentes a varios antibióticos. Estas bacterias no son buenas. En la microbiología convencional se dice que estos patógenos no se deben tratar, pero la verdad es que la carga tóxica de estos microorganismos provoca un "incendio" persistente en el cuerpo, lo que propicia el terreno perfecto para que cualquier estímulo, hasta el soplo del viento, cause un desastre.

Diagnosticar este tipo de infecciones crónicas es uno de los paradigmas que veremos cambiar eficientemente en la medicina convencional. En la Medicina China podemos saber que hay infecciones crónicas a través de la observación de la lengua, pues presentará características como saburra gruesa, abundante, blanca y pegajosa. Esta aparece incluso si se tiene el hábito de limpiar la lengua. Debemos corroborar el resultado con un examen de laboratorio, por medio de un cultivo de la materia fecal, que muestre qué tipo de microorganismo hay.

El crecimiento de hongos en el intestino también es anormal. La microbiología convencional considera normal un hongo llamado *Candida albicans;* sin embargo, la presencia de hongos asociada a las bacterias nombradas antes, así como a varios parásitos que son frecuentes en nuestro medio, conforma el cuadro de un intestino afectado por microorganismos que no deben estar presentes y despoblado de las bacterias buenas que mantienen el equilibrio.

Otros focos ocultos de infección, como los del grupo del Herpes Virus Humano, también podrían ser la causa del estreñimiento, así como la aparición de otros síntomas misteriosos que aún nos falta comprender, como los efectos a largo plazo de la vacunación contra el Covid o el Covid mismo.

UN INTESTINO CONVERTIDO EN COLADOR

El panorama parece desolador, pues cada vez son más comunes las condiciones que revelan un intestino averiado. El intestino permeable es uno de esos diagnósticos. Se trata de un intestino con inflamación crónica, pues se convierte en un "colador" que permite que el torrente sanguíneo entre en contacto con las partículas inflamatorias dentro del intestino y, por lo tanto, la inflamación de todo el cuerpo aumenta. Entre la inflamación y la humedad, tenemos el terreno perfecto para la enfermedad crónica, que es básicamente de lo que sufre la población en general.

El intestino permeable es reversible si se toman todas las medidas antes nombradas y se consume caldo de hueso, cuya receta encontrarás en el capítulo de la Madera. Reparar el intestino es posible con el uso de varios tipos de colágeno. La glutamina, el aminoácido que se extrae por la cocción lenta de los huesos de res o de pollo, funciona como una barrera y evita el contacto del torrente sanguíneo con el contenido inflamatorio del interior del intestino.

Por otro lado, es fundamental descartar alergias, intolerancias o sensibilidades alimenticias. Es cierto que toda la inflamación empieza en el intestino. Los exámenes para este diagnóstico pueden ser costosos y algunos ineficientes, pero con una sencilla dieta de eliminación se puede hacer un tratamiento. La dieta de eliminación, según la Medicina China, consiste en evitar todos los alimentos que producen humedad. En el capítulo de la Tierra están descritos.

Existen otros tipos de protocolos que se ajustan a la condición por sanar. Puedes revisar dietas bajas en alimentos altamente fermentables, como FODMAP, alimentación paleo o Whole30 (solo 30 alimentos). Estos protocolos también pueden funcionar para hacer diagnósticos, ya que eliminar los alimentos por al menos cinco semanas y luego reintroducirlos uno por uno permite identificar cuál no resulta beneficioso. Si un alimento te cae mal no quiere decir que sea "malo", sino que no sea bueno para ti en particular.

Los lácteos, como ya dijimos, son muy inflamatorios y producen humedad. La humedad hace que todo sea fangoso y pegajoso, lo cual afecta al Intestino grueso, que requiere fluidez y movimientos lentos y coordinados. La leche tiene una gran carga de inmunoglobulinas con las que creamos información inmune importante, así que es una sustancia perfecta para crear una enfermedad crónica. Los lácteos son de naturaleza *yin*, es decir, tienden a ser fríos y densos. Por lo tanto, detienen el movimiento del intestino y también afectan al Pulmón, pues lo llenan de secreciones. En la piel ocurre lo mismo con enfermedades crónicas como dermatitis, psoriasis y acné.

CONTAMINACIÓN AMBIENTAL

Cuando estudiaba medicina, me impresionó mucho la clase de Patología Pulmonar. Me impactó ver la disección del pulmón de un obrero que había estado en contacto prolongado con el asbesto. Estaba completamente colapsado por la absorción inhalada de las partículas de esa fibra. En otras palabras, era un pulmón con asbestosis. Esta enfermedad compromete la pleura (capa que recubre los pulmones) y, a largo plazo, puede producir mesotelioma de la pleura o peritoneal (cáncer de la membrana que recubre el pulmón o los intestinos).

La inhalación de metales pesados es cada vez más frecuente por la cantidad de industrias, sobre todo en los lugares donde no están reguladas. Las más nocivas para la inhalación de estas toxinas son las áreas industriales de siderúrgicas, las fábricas y los vertederos de plantas industriales, entre otras. Los vapores de estas sustancias son tóxicos, especialmente si se exponen a grandes temperaturas, pues los compuestos se transforman con la exposición al calor. Vivir en ciudades grandes, con pocos parques y árboles que purifiquen el aire, es otra forma de exposición a la contaminación ambiental. Se cree que las toxinas ambientales aumentan en 5% la mortalidad de los bebés recién nacidos. De esas muertes, un 22% son por enfermedad respiratoria.

Si sospechas que el lugar donde vives te está enfermando, haz revisar el espacio por expertos, pues puede tener moho tóxico. Y este, al ser inhalado, es de los más difíciles de erradicar, ya que coloniza los senos paranasales. Eso provoca unos focos infecciosos silentes que en cualquier momento despiertan el dragón dormido de la enfermedad.

El agua que bebemos y la que usamos al bañarnos es importante para la fisiología y el equilibrio en la salud. Recuerda que la piel es un órgano enorme que lo absorbe todo. Por salud pública, al agua se le agregan cloro, flúor y otros agentes que pueden alterar la salud hormonal y dental. La contaminación por mercurio de los mares hace que estemos indirectamente expuestos a este riesgo, pues el consumo de peces provenientes de estas aguas contaminadas nos deja en una posición vulnerable. Otros pesticidas presentes en las aguas, el ambiente o los productos que usamos en el día a día actuarán como xenobióticos, sustancias que se asemejan a las propias hormonas y alteran los ejes endocrinos de forma importante.

Por mucho tiempo se creyó que la exposición era baja, pero en la actualidad la exposición a las toxinas es alta. Incluso si su dosis es baja, sobrepasa nuestra capacidad de eliminación, y ese es el verdadero problema. No estamos en el mismo ambiente de hace unos años y el cuerpo no ha cambiado desde hace 300.000.

Los ojos son el Hígado, los oídos son el Riñón, la boca es el Bazo-Páncreas, la nariz es el Pulmón y la lengua es el Corazón. Pero, adicionalmente, la invasión de frío y viento tiene mayores consecuencias para el Riñón y el Pulmón, así que con más razón hay que protegerlos de estos factores climáticos. Taparse la cara con bufandas o gorros no debe limitarse a los inviernos. Las enfermedades por frío son significativas y es fundamental despertar esta conciencia para poder cuidar de nosotros mismos. Además, hay otras "entradas" que se deben tapar también. Tenemos la horquilla esternal en el pecho y las Puertas del Viento, en la base del cuello, en la parte posterior (donde mi profesor Xu Li me puso las agujas). Estos espacios del cuerpo se consideran "entradas de viento" y se deben cuidar, así como los orificios de la cara. Puede que estés enfermando con frecuencia de infecciones y que tengas un frío que no se te quita con nada. Eso puede ser porque la puerta de entrada de frío está todo el tiempo abierta. En acupuntura tenemos tratamientos para condiciones como "eliminar frío" o "eliminar viento". Existen tanto cavidades de acupuntura específicas como técnicas de manipulación de la aguja para lograr este cometido de forma eficiente.

SÍNTOMAS DE UN PULMÓN AFECTADO:

☐ Falta de aire.

☐ Tos seca.

☐ Tos con secreciones o sangre.

☐ Accesos de tos.

☐ Tos por sobresaltos.

☐ Voz débil y ronca.

☐ Transpiraciones espontáneas diurnas y nocturnas.

☐ Introversión, no tener ganas de hablar.

☐ Aversión y propensión al frío.

☐ Tez blanca, amarillenta y brillante.

☐ Falta de energía (astenia).

☐ Fiebre en la tarde.

☐ Mejillas rojas.

☐ Calor en los cinco huecos (palmas, plantas y centro del pecho).

☐ Boca y garganta secas.

☐ Cosquilleo o picor en la garganta.

☐ Nariz tapada con mucosidades claras o acuosas.

☐ Estornudos.

☐ Dolor en la parte posterior de la cabeza.

☐ Dolor generalizado.

- ☐ Inflamación súbita de los ojos, rostro y cuerpo.
- ☐ Orina escasa.
- ☐ Aversión al viento.
- ☐ Esputo abundante y blanco.
- ☐ Sensación de plenitud en el pecho.
- ☐ Sensación de llenura en el estómago.
- ☐ Expectoraciones.
- ☐ Vómitos.
- ☐ Palpitaciones.
- ☐ Disnea de esfuerzos.

SÍNTOMAS DE UN INTESTINO GRUESO (COLON) AFECTADO:

- ☐ Dolor abdominal.
- ☐ Diarrea.
- ☐ Mucosidad en la deposición.
- ☐ Heces que producen náuseas.
- ☐ Sensación de quemazón en el ano.
- ☐ Orina poco abundante y oscura.
- ☐ Fiebre.
- ☐ Transpiración que no hace que baje la fiebre.
- ☐ Transpiración en las piernas.
- ☐ Sed sin deseo de beber.
- ☐ Sensación de pesadez en el cuerpo y piernas.
- ☐ Sensación de plenitud en el pecho y epigastrio.
- ☐ Estreñimiento con heces secas.
- ☐ Heces blandas.
- ☐ Sensación de ardor en la boca.
- ☐ Transpiración en las piernas

- ☐ Vómitos
- ☐ Delirio.
- ☐ Sensación de frío en abdomen, brazos y piernas.
- ☐ Boca, lengua y garganta secas.
- ☐ Pérdida de peso.
- ☐ Borborigmos.
- ☐ Orina pálida

LO QUE NUTRE EL METAL

ALIMENTOS BLANCOS Y PICANTES

Los alimentos que nutren al Metal son blancos. El sabor que le encanta al Pulmón es el picante. Piensa en una cebolla. Tiene tres características que hemos ido explorando en este capítulo: el picante que nutre al Pulmón entra por la nariz, desintoxica las vías respiratorias y, como respuesta neurológica a estimular varios pares craneales, caen lágrimas. Si sufres del colon, seguro te estás preguntando por qué el médico te recomendó no comer picante. Como estamos acostumbrados a una dieta en la que solo hay dos sabores (salado y dulce), dejamos por fuera los otros tres, que son fundamentales para los demás órganos.

Los alimentos blancos y picantes, como las cebollas, el ajo y el jengibre, son poderosos para darle fuerza al Qì del Pulmón. Contienen alicinas y flavinas, potentes antioxidantes y nutrientes con la capacidad de activar el sistema inmune y, por lo tanto, darle fuerza al Pulmón. Las alicinas son, además, anticancerígenas, combaten el envejecimiento prematuro, digestivas y ayudan a eliminar los microorganismos que no deben estar en nuestro cuerpo.

Aunque en la Medicina China el picante se considera un sabor, las investigaciones de neurología y dolor han descubierto que el picante no es un sabor, sino la activación de una de las vías del dolor. Eso quiere decir que el picante actúa como una quemadura transitoria que activa los receptores del dolor, llamados nociceptores, para captar la información. Esta se lleva al sistema nervioso, donde se procesa. Como el gusto y la vía olfativa comparten vías neurológicas y algunas fibras de sus pares craneales, todos los "sabores" pueden ser percibidos en la lengua y tener efectos sobre las vías nasales y respiratorias.

El sabor picante es fundamental para la comida asiática y sabemos que en América Latina, especialmente en México y Perú, se consume bastante picante. Se ha demostrado que los países con menores índices de cáncer gástrico tienen un consumo alto de picante. Esto se debe a que el picante mantiene el ácido gástrico saludable y ayuda a que el *Helicobacter pylori* no prolifere en el estómago. Incluir picante de manera regular en las comidas equilibra los órganos que nos ayudan a eliminar toxinas. El ajo y la cayena (un tipo de chile triturado) ayudan en las condiciones relacionadas con el exterior, con invasiones por viento o frío como se describe en Medicina China. La gripe común puede ser la manifestación de invasión de viento y frío del exterior. El ajo y la cayena son diaforéticas, o sea, nos hacen sudar y eliminar toxinas. La cayena contiene vitamina C y el ajo y las cebollas son astringentes y picantes, los cuales ayudan con la acción dispersante, que ya sabes que es una muy importante del Pulmón. Además, ayudan con el Qì obstruido y mejoran los efectos de haber comido y bebido en exceso. Si hay sobrecrecimiento de putrescinas por el consumo excesivo de carnes, el picante evita la proliferación exagerada de bacterias. En general, al ser caliente, el picante expele el frío y ayuda al sistema inmune.

AROMÁTICOS/BLANCOS/AGRIOS	
• Manzana.	• Hierba o pasto de cebada.
• Brócoli.	• Rábano Daikon.
• Semillas de linaza.	• Ajo.
• Jengibre.	• Cebolla verde.
• Rábano de caballo.	• Quelpo.
• Alga kombu.	• Raíz de malvavisco.
• Hojas de mostaza.	• Ortiga.
• Avena.	• Pera.

▲ Fuente: Kushi M. *El libro de la macrobiótica*. Edaf Antillas; 2012.

MOVERSE LENTO

El movimiento es la vida misma. Así pues, los movimientos sutiles son los que más beneficio les traen a la creación, la naturaleza y al organismo. Pensar en los grados en los que se mueve la luna o en las órbitas de los planetas que tardan días para volver a su punto inicial nos regresa al cuerpo, al movimiento lento y pausado, pero coordinado, de los intestinos, así como a la expansión de los alvéolos en el pulmón. Si bien el Emperador es el Corazón, los que mantienen el aire fluyendo por el cuerpo son estos saquitos de aire que no paran de intercambiar oxígeno por dióxido de carbono. Para este momento, si no has tomado ya una respiración profunda, te invito a que lo hagas. La forma de hacer que la mente regrese al cuerpo y que el cuerpo se una a la mente es mediante una respiración consciente.

Respirar lento es la forma más fácil de mantener el cuerpo intercambiando oxígeno y eliminando toxinas a través de la piel, de la respiración y del metabolismo de los órganos y los tejidos de nuestro cuerpo. Estas toxinas pasan al torrente sanguíneo para ser filtradas y eliminadas por la vía urinaria, la vía hepática (con eliminación por el intestino grueso), la vía respiratoria o la vía cutánea. Cuanto más lento y pausado respires, más les ayudarás a todos tus órganos.

En Asia, practicar movimientos lentos y pausados cuida el cuerpo de una forma integral y preventiva. Y se cree que ese es uno de los secretos de la longevidad saludable. Si estás en una crisis emocional o en un momento de estrés severo y necesitas contención emocional o terapia para regularte, realizar estas prácticas de movimiento te puede ayudar porque están diseñadas para prevenir y mantener la salud. En crisis, si no puedes observar la relación entre la mente y el cuerpo, puede que se aumenten los síntomas de ansiedad y estrés emocional. Debes consultarlo con tu terapeuta. Si bien esta explicación podría ser extensa en fisiología de la respiración, las artes marciales antiguas lo entendían bien.

Las artes marciales son el arte de entender el cuerpo como un arma para la guerra, la cual era la forma de enfrentamiento cuerpo a cuerpo en la Antigüedad, si bien hoy hay guerra, los enfrentamientos no utilizan las artes marciales de las que hablamos. El cuerpo, bien entrenado, puede usarse como un arma. Porque más que el cuerpo, son las mentes las que logran un dominio de sí mediante lo que somos y los movimientos con intenciones poderosas. Conocer el cuerpo y saber cuáles son los movimientos que lo fortalecen y lo debilitan es una de las formas más increíbles de entender el cuerpo como una herramienta que permite transportar la mente y transitar la vida.

Las técnicas mente-cuerpo que nos ayudan a mantener la salud y la longevidad y a recuperar la vitalidad son:

TÀI JÍ QUÁN

Nosotros le decimos Taichi, pero en realidad es Tài jí 太极 o, para ser más exacta, Tài jí Quán 太极拳. Tài jí se relaciona con el concepto de Wú Jí 无极, que es el vacío, la nada y el todo, al mismo tiempo, donde no hay objeto ni sujeto. Es la no polaridad, lo ilimitado, lo infinito. Su traducción sería lo "no extremo", por lo tanto, contiene todo. El Tài jí surge surge de ese concepto de vacío de Wú Jí y la traducción en la filosofía y la mitología china es "el Último y Absoluto Supremo", lo cual representa la fuente de todo lo creado. En Tài jí Quán, la traducción de Quán 拳 es puño, y ese es un carácter que se usa para escribir todas las artes marciales (Fanzi Quán, Tongbei Quán). El Tài jí Quán es una técnica mente-cuerpo, como la hemos entendido en Occidente, nos conecta la pausa y la tranquilidad, aquello de lo que carecemos en la frenética vida de agendas llenas.

El Tài jí es practicado por la mayoría de los chinos en parques y gimnasios. Es impresionante ver movimientos lentos y pausados realizados por tantas personas al mismo tiempo. Existen diferentes escuelas y maestros que difunden esta práctica, así que es recomendable tener un profesor que corrija los movimientos mientras se aprende la práctica.

El poder de esta práctica es la sutil integración del sistema nervioso con los pares craneales y el nervio Vago, así que trae bienestar y plenitud a medida que se practica. Requiere atención, concentración, memoria y movimientos de la cabeza, los ojos y el cuerpo; también una postura correcta, relajación, coordinación, lentitud, fluidez, movimiento rítmico, respiración, fuerza interna, suavidad, armonía entre el interior y el exterior, constancia y disciplina. También se ha llamado meditación en movimiento y, por lo tanto, hace que la mente desacelere su velocidad y pueda estar en el momento presente. Aunque ahora se practica para el bienestar en la salud integral, su objetivo era entrenar el cuerpo como herramienta, que puede llegar a ser letal. Te dejo una canción de autor desconocido que describe lo que se siente en la práctica.

LA CANCIÓN DEL EMPUJE DE MANOS

Qué me importa que tenga inmensa fuerza.
Cuatro onzas vencen mil kilos.
Conducirlo al vacío y atacarlo con la fuerza unida.
Siguiéndolo con pegante, no se despega ni lo resiste.
Si él no se mueve, yo tampoco. Si él realiza la más mínima acción, debo anticiparla. La fuerza interna se sitúa entre la relajación y el estado de alerta, entre lo abierto y lo cerrado. Si la fuerza se interrumpe, la mente no. La fuerza puede cortarse, pero la mente siempre debe estar conectada.

MOVIMIENTO DE LAS 7 ESTRELLAS

Con los pies paralelos al ancho de las caderas, relaja la mente y el cuerpo. Toma tres respiraciones lentas, pausadas y profundas. Despacio, cambia el peso al talón izquierdo para aumentar la apertura de las piernas. Con la mente en calma, enfócala en DU 20 o la coronilla. Mantén la mirada en el horizonte, como si miraras al punto en donde se funde el cielo con el mar.

Ahora pon tu atención en el codo izquierdo, en el punto Quchi, mientras pasas tu mano derecha en la cavidad, en el centro de tu mano, Laogong, y al tiempo adelantas la pierna izquierda. En este momento, sube la mano izquierda y baja la palma derecha. Cambia el peso a la pierna izquierda y flexiónala para inclinarte hacia adelante, todo mientras la palma izquierda se desplaza por debajo del antebrazo derecho hasta llegar al codo. La alineación de tus articulaciones en ese instante será la de la Osa Mayor en las 7 Estrellas o la del Gran Cucharón.

Puedes buscar maestros de Taichi locales o acercarte a parques donde haya personas de ascendencia asiática, pues siempre tendrán la mayor disposición para enseñarte.

POSTURA DE 7 ESTRELLAS

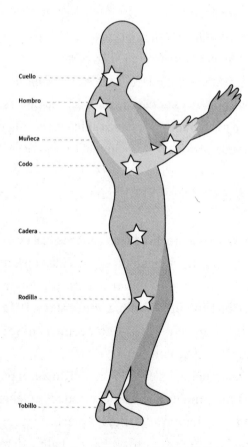

Cuello

Hombro

Muñeca

Codo

Cadera

Rodilla

Tobillo

▲ Fuente: *What are the applications and principles of this particular seven-star mantis stance?* (n.d.). Martial Arts Stack Exchange. https://martialarts.stackexchange.com/questions/1487/what-are-the-applications-and-principles-of-this-particular-seven-star-mantis-st.

QÌ GONG

Qì es la sustancia inmaterial de la que hemos hablado antes, y Gōng es trabajo. Esto es, literalmente, el trabajo del Qì o de la energía, aunque energía no es una buena traducción para Qì. Su definición puede ser muy amplia. Una sencilla es: la expresión colectiva para designar diversas artes que promueven la energía para la salud. También puede verse como un arte marcial, un entrenamiento mental o un desarrollo espiritual. Existe el Qì Gōng budista, confuciano, duro, marcial, médico, shaolin y taoísta. El Qì Gōng del que hablamos con más frecuencia es aquel que mantiene la salud, es decir, el Qì Gōng médico, que se utiliza por médicos que trabajan en pacientes que no pueden mover alguna de sus extremidades.

El siguiente es un ejercicio sencillo que puedes realizar dos veces al día, con diez o veinte repeticiones por sesión, para energizarte durante tus actividades y así cuidar de ti mientras cumples tus deberes. Si trabajas con personas o estás al servicio de otros, se hace más importante que cuides de ti.

LEVANTAR EL CIELO

Debes mantener una respiración lenta, pausada y sin esfuerzo. No tenses el cuerpo, deja que lo sostenga la gravedad y que la mente esté en la actitud de vacío. Es normal que haya muchos pensamientos y la mente nunca estará en blanco, pero la intención que debes tener es la de recibir porque tú eres el vacío. Si practicas 10 minutos en la mañana, durante tres meses, verás los efectos de este poderoso ejercicio.

Empieza de pie, erguido, relajado, con los pies casi juntos. Los brazos deben caer rectos hacia abajo. Flexiona las muñecas de tal manera que queden formando un ángulo recto a la altura de tu cadera. Enfrenta los dos dedos medios. Levanta los brazos sin separar los dedos y crea un arco hacia adelante y hacia arriba hasta que las palmas, aún en ángulo recto, queden mirando hacia el cielo. Inhala suavemente por la nariz. Lleva la cabeza hacia atrás y mira tus manos. Sostén el aire y empuja hacia el cielo con las palmas, que deben seguir en ángulo recto. Después baja los brazos por cada lado hasta que vuelvan a los costados y exhala suave mientras lo haces. Al tiempo, mueve la cabeza a la posición inicial, mirando al frente.

ARTES MARCIALES

Existen diversos tipos de artes marciales y todas comprenden que la fuerza del cuerpo, aunque importante, es el transporte de la mente, que es la que se fortalece con la práctica. Aun así, la práctica de las diversas artes marciales hace que respires de forma controlada, que te centres en el cuerpo y te ayuda a canalizar las emociones. Hoy en día son poco utilizadas para la guerra, aunque existen entrenamientos letales basados en las artes marciales. Si encuentras un arte marcial que se ajuste a tu forma de ver el mundo, así como a tus principios morales y espirituales, tendrás una herramienta para trabajar la mente y el cuerpo de forma integral. En lo personal, recomiendo un arte marcial de origen japonés llamado Budo, el cual tiene un linaje muy puro de Masaaki Hatsumi *Sensei* que aún vive en Noda, Japón. Seguir su práctica y sus enseñanzas, ha sido uno de los momentos más enriquecedores de mi vida. Puedes buscar a los discípulos de *Sensei* por el mundo, bajo el nombre de Bujinkan. Quienes conectan con un arte marcial saben que se convierte en una forma de vida, pues le da sentido a transitar un recorrido personal de transformación. En mi opinión, practicarlas sin competir es la forma más sana de enriquecerse de ellas.

BAÑO DE BOSQUE

Es una práctica de Japón conocida como shinrin-yoku, que consiste en estar en contacto con la naturaleza para recibir sus beneficios fisiológicos y psicológicos. Es una forma de que todos los sentidos entren en el momento presente. Oír a los pájaros cantar y la brisa moviendo los árboles, mirar los tipos de verde y los rayos filtrándose por las copas de los árboles, oler la fragancia del bosque y respirar el aroma natural tan agradable. Probar la pureza del aire a medida que inhalas profundamente. Poner las manos en un tronco. Meter los pies o las manos en un arroyo cercano y sentir el agua correr. Acostarse en la grama. Tomar el sabor del bosque y relajarse para tener gozo y calma. Además de los cinco sentidos conocidos por la medicina convencional, la mente se considera el sexto sentido para la tradición budista y sintoísta (la religión milenaria en Japón). Entrar en la mente permite estar totalmente presente. Son formas de conectar con la naturaleza, de cruzar el puente de la felicidad. En el baño de bosque, los pulmones y la piel pueden respirar y, por ende, todo el cuerpo también. Es una forma muy sencilla de conectar con la naturaleza y de sentirte parte de ella. Aunque existen caminatas activas por muchos bosques, esta práctica se trata de conectar en el presente con la naturaleza.

SAUNA INFRARROJO

La ciencia y la tecnología nos han llevado a desarrollar técnicas más avanzadas para cuidar nuestro cuerpo en la actualidad. Así como hoy es muy común tener un computador en casa, en el futuro es posible que todos tengamos un sauna infrarrojo. Esta es una tecnología que se convertirá en una necesidad para desintoxicar nuestro cuerpo a través de los poros y de la penetración del calor en luz infrarroja. La onda infrarroja llega a lo profundo de los tejidos (al menos cuatro centímetros por dentro de la piel), activa el Wei Qì o sistema inmune, pone en marcha las proteínas de choque térmico (encargadas de eliminar microorganismos que no deben estar en el cuerpo) y hace que la reparación con colágeno y antioxidantes ocurra de manera natural. Tiene acción sobre el sistema nervioso parasimpático, lo cual ayuda a manejar el estrés, la verdadera pandemia de la modernidad.

Al exponerse a los colores rojos y naranjas, los ojos activan la producción de melatonina, que promueve no solo el sueño y el buen dormir, sino las propiedades antienvejecimiento y la reparación del cuerpo. Sin embargo, la fuerza del sauna infrarrojo está en el poder de la onda, que no es más que una porción del espectro lumínico capaz de regular la homeostasis o equilibrio fisiológico del organismo, haciéndolo más adaptable y resiliente a los retos de las personas en la actualidad.

El sauna infrarrojo fue inventado hace más de 100 años por un reformista en salud, el doctor John Harvey Kellogg (1852-1943)[41]. Sí, el mismo creador de los cereales procesados que no es recomendable consumir. Para entender cómo funciona el sauna, puedes ver el gráfico a continuación. Donde aparece el ojo, encontramos el espectro lumínico visible al ser humano. Por encima y por debajo de esas ondas (menor de 400 nanómetros y mayor de 700) no podemos ver absolutamente nada de color, aunque las ondas emitidas estén presentes. Las ondas infrarrojas se encuentran por encima de los

---

41   Loignon AE. Bringing Light to the World: John Harvey Kellogg and Transatlantic Light Therapy. J Transatl Stud. 2022;20(1):103–28. doi: 10.1057/s42738-022-00092-7. Epub 2022 Feb 7. PMCID: PMC8819196.

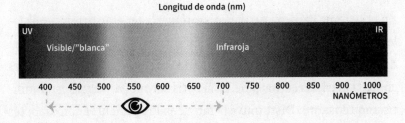

▲ Fuente: Thalo. (2023). About IR Light. *AXTON IR Illuminator & LED Lights.* https://axtontech.com/about-infrared-light/.

700 nanómetros, y aunque podemos ver el color rojo de la luz, no podemos ver la onda emitida, la cual es de alta frecuencia con ancho de banda menor, lo cual hace que los efectos de la onda lleguen a lo profundo de los tejidos. Los termorreceptores (receptores en la piel sensibles a la temperatura) detectan el calor y los efectos positivos de este tipo de radiación empiezan a ocurrir en la piel, para llegar profundamente en los tejidos.

El sauna infrarrojo altera las células de manera positiva, impactando tanto las membranas celulares, el ADN en el núcleo de la célula, así como los fluidos intra y extracelulares. Actúa también en las moléculas de agua en el cuerpo repartidas en diferentes compartimentos, ya que gran porcentaje de este es agua. La luz infrarroja actúa sobre la poderosa maquinaria de la mitocondria restaurando su funcionamiento, fundamental para la buena salud y actúa sobre el tejido conectivo, las estructuras de sostén del cuerpo.

Las ondas de luz infrarroja inducen la liberación de toxinas a través de la sudoración. El sauna infrarrojo mejora el dolor crónico e induce a la relajación del sistema nervioso parasimpático, con el cual se activan las vías de regeneración y antienvejecimiento, la desintoxicación del organismo, se alivia el dolor en general, apoya el sistema muscular y se repara el sistema cardiovascular. Al equilibrar el sistema nervioso, también combate el insomnio, la depresión, el desequilibrio hormonal y las enfermedades autoinmunes.

En el sistema cardiovascular, disminuye la tensión arterial y el colesterol, mejora el dolor crónico, las arritmias y la variabilidad cardíaca[42]. Además, ayuda en el dolor de enfermedades autoinmunes como la artritis reumatoide, la artritis seronegativa y la espondilitis anquilosante. Disminuye la fatiga en los pacientes con diabetes mellitus y mejora el dolor por alteraciones sensitivas en ellos. Trata la fatiga crónica, la depresión y la insuficiencia cardíaca congestiva. Además, mejora la calidad de vida, el estado de ánimo y el bienestar tanto físico como mental. En un estudio se encontró que hubo una mejoría en el enojo y el dolor crónico de pacientes que incluían en sus terapias intervenciones con sauna[43].

El sauna infrarrojo mejora el sistema nervioso parasimpático y, mediante la vasodilatación, en todos los tejidos, también mejora la circulación de sangre y por ende del Qì. La sensación de relajación es semejante a la de estar frente a una fogata que emite calor y los colores rojos y naranjas inducen la relajación natural en el cuerpo, como solían hacer las civilizaciones en la Antigüedad. Los humanos ancestrales al final del día se reunían con sus comunidades alrededor de la fogata, a compartir, hacer uso del poder de la palabra y crear un vínculo social beneficioso. El sauna infrarrojo podría llegar a convertirse en la fogata moderna, que posiblemente esté en nuestros hogares en un futuro.

---

42 Crinnion WJ. Sauna as a valuable clinical tool for cardiovascular, autoimmune, toxicant- induced and other chronic health problems. Altern Med Rev. 2011 Sep;16(3):215-25. PMID: 21951023.

43 Masuda A, Koga Y, Hattanmaru M, Minagoe S, Tei C. The effects of repeated thermal therapy for patients with chronic pain. Psychother Psychosom. 2005;74(5):288-94. doi: 10.1159/000086319. PMID: 16088266.

RESPIRACIÓN CONSCIENTE Y PAUSAS

¿Cuántos tiempos tiene la respiración? Si respondiste dos tiempos, te equivocaste. Si de verdad cuentas con atención, te darás cuenta de que existen cuatro tiempos. Los dos tiempos que no contaste son los más importantes. La vida ocurre en las pausas. La pausa es el borde, el límite, el abismo donde ocurren el cambio y la transformación. Inhalas, pausa, exhalas, pausa. Así es como va la vida, momento a momento, respiración a respiración. Existen muchos tipos de respiración. Conocer algunas te dará herramientas para ponerte en contacto contigo y con el presente.

- Observación de la respiración "adentro, afuera"
  En Vipassana, la meditación de la tradición budista que conserva toda la ancestralidad de cuando se practicaba en tiempos de Buda, existe una forma muy sencilla de observar la mente y el cuerpo. Sentado en una silla o en el piso, en un cojín para meditar, puedes observar cómo el abdomen sale con la inhalación y entra con la exhalación mientras dices "afuera, adentro". La mente va a un recuerdo o sensación auditiva, táctil, olfativa o gustativa, reconoce que aquello ocurrió y vuelve al ancla de "afuera, adentro". Practicar esto por cinco minutos, una o varias veces al día, traerá tu mente al presente. Si deseas practicar la meditación Vipassana con toda la rigurosidad que requiere, tendrás que acercarte a un centro que enseñe esta práctica.

- 4-7-8
  Inhala en cuatro segundos. Luego sostén el aire durante siete y exhala durante ocho. Puedes repetir esta técnica hasta que te duermas o puedes hacerla en el día para activar el sistema nervioso parasimpático.

Surgió de las técnicas de gimnasia de la respiración del Pranayama de la tradición védica en la India; esta respiración fue popularizada por el doctor Andrew Weil, quien ha enseñado la técnica para que las personas puedan dormirse en poco tiempo. Si tienes mucha ansiedad o has tenido ataques de pánico recientes, es recomendable que hables con tu terapeuta al respecto, pues en algunos casos puede tener efectos contrarios o aumento de síntomas de tipo ansioso o hiperventilación, si aún no estás entrenado. Esta técnica controla el estrés por la falta de oxígeno, la reacción de lucha y huida, calma y lleva al balance, reduce la ansiedad, disminuye la tensión arterial y ayuda a que duermas con facilidad.

- Respiración del cuadrado
La respiración tiene cuatro tiempos: inhalación, pausa inspiratoria, exhalación, pausa exhalatoria. Vas a imaginar un cuadrado frente a ti y, con tu respiración, lo vas a pintar con estos cuatro tiempos.

- Un minuto por hora
Puedes programar una alarma para que suene cada hora, momento en el que tendrás que parar todo lo que estés haciendo y observar cómo te encuentras y qué estás sintiendo. Si es posible, haz la técnica de "afuera, adentro" que revisamos antes. Puedes usar unas campanas que te conecten con los momentos de meditación u oración. El sonido del gong es un sonido muy poderoso y relajante que no te causará un sobresalto.

FERMENTACIÓN BENÉFICA

Si viajaras a la era antes del microscopio y contaras que los microorganismos existen y pueden matarte, nadie te creería. Si además dijeras que se puede salvar la vida de las personas con medicamentos para eliminar esos microorganismos causantes de infecciones, te dirían que eso no es posible porque no lo pueden ver y, por lo tanto, tampoco creer. Así ha sido la historia de la medicina.

Ahora imagina cómo las sociedades antiguas descubrieron algo muy poderoso que apenas estamos logrando dilucidar. Esos microorganismos que conocemos hoy han estado presentes desde siempre en los alimentos fermentados. En realidad, todas las culturas antiguas, incluidas las de los indígenas, han usado la fermentación. Este es un proceso que produce alcohol. Esta sustancia, en la medida justa, ayuda a la digestión y la degradación del bolo alimenticio; sin embargo, en exceso, crea un medio ácido en el organismo, el cual nutre la flora patógena o la que es mala para la salud. El mantenimiento de microorganismos en equilibrio y favorables evita la inflamación de bajo grado que debemos mantener a raya.

La humanidad no ha tenido refrigeradores o frigoríficos siempre. Los métodos de conservación antiguos consistían en la fermentación y en usar grandes cantidades de sal para que los alimentos no se dañaran o para que estuvieran disponibles en otras estaciones del año. Además de conservar los alimentos, la fermentación trae beneficios para la salud.

La soya es un ejemplo de cómo la fermentación (para convertirla en salsa de soya) ha estado presente en la cocina asiática. La combinación de las sustancias fermentadas hacía que la digestión y la salud de la población en general se mantuvieran bien, a pesar de que no se pudieran ver los microorganismos que hoy conocemos. Cuando la soya se fermenta de la manera tradicional, en barriles de madera y en condiciones de temperatura y humedad controladas, la producción de gas por parte de las bacterias da vida a una entidad que antes era solo soya licuada. Así ocurre con varios de los fermentos que hoy hemos estudiado, como el nattō, un alimento tradicional japonés, que es solo el frijol de soya fermentado con el *Bacillus subtilis*, el cual produce grandes cantidades de vitaminas D y K7, o menaquinona MK7, así como enzimas y antioxidantes. Las regiones con mayor salud y longevidad en la tierra del sol naciente son aquellas en donde hay un alto consumo de este tradicional alimento.

En su origen, la fermentación del alga kombu produjo un sabor único que se asoció con el quinto sabor de la comida japonesa, *umami*, el cual se creó de forma industrial. Se lo conoce como *ajinomoto* o glutamato monosódico, MSG, por sus siglas en inglés (monosodic glutamate). Existe un gran debate sobre sus efectos en la salud a pesar de que ha sido aprobado para el uso gastronómico por los entes regulatorios. Este compuesto, inicialmente natural, tiene efectos neurotóxicos e inflamatorios, así que crea reacciones alérgicas intestinales y en la piel. Cuando se consume comida *nikkei*, peruana y asiática, restaurantes convencionales, contiene MSG, ya que proporciona buen sabor y de esa manera los cocineros deben usar menos ingredientes para las preparaciones. Esta fue una de las primeras palabras que aprendí en chino, pues no quería que a mi comida le agregaran MSG. Debes cuidar tu alimentación para promover la vida de la flora beneficiosa en tu cuerpo, así como para mantener el estómago ácido y el nervio Vago contento.

Si tu intestino carece de varias de las cepas benéficas y, por el contrario, contiene muchas bacterias que son patógenas, al consumir algún alimento fermentado vas a pasar un mal rato. Debes recordar que la culpa no es del alimento, sino de cómo está tu organismo.

PSICOBIÓTICOS

El nervio Vago del que hablamos antes está estrechamente unido a la capacidad del intestino de regular nuestras emociones. Solo se necesitan dos horas de estrés de cualquier tipo para alterar la salud de las bacterias benéficas. Asimismo, la baja producción de neurotransmisores a nivel intestinal nos lleva a un estado de salud mental alterado. Es una relación de doble vía y debemos entender que lo que vivimos en la mente y el corazón afecta el sistema digestivo, vía el sistema nervioso, y que lo que ocurre químicamente en el intestino afecta el equilibrio de la mente. El término psicobiótico será cada vez más usado y la medicina terminará por integrar la gastroenterología con la psiquiatría, así como la psiquiatría con la ginecología y la cardiología con la nutrición. Los psicobióticos son las cepas de bacterias que mayor equilibrio le traen al organismo para controlar los estados de ansiedad y depresión y los trastornos afectivos, bipolares, obsesivo compulsivos y de deterioro cognitivo, así como las enfermedades neurodegenerativas. Algunas de las cepas más estudiadas como psicobióticos son *Bifidobacterium longum*, *Bifidobacterium breve*, *Bifidobacterium infantis*, *Lactobacillus helveticus*, *Lactobacillus rhamnosus*, *Lactobacillus plantarum* y *Lactobacillus casei*. Estas son las más efectivas para controlar las enfermedades mentales, como ansiedad, depresión, alteraciones del ánimo y estrés.

SIMBIÓTICOS

Se denominan así los alimentos que contienen prebióticos (la fibra que alimenta a las bacterias benéficas) y probióticos (las bacterias que fermentan el alimento). El *kimchi*, por ejemplo, está hecho a partir de col o repollo asiático. Su sabor picante alimenta el Metal para que el Pulmón y el Intestino grueso funcionen bien y la nostalgia se disipe.

PROBIÓTICOS

La doctora Rossy Silva, gastroenteróloga funcional, explica cómo la Organización Mundial de la Salud (OMS) define los probióticos como los "microorganismos vivos que en cantidades adecuadas confieren un efecto benéfico para la salud del hospedador", es decir, son microorganismos vivos que vienen del exterior en forma de medicamentos y que, al consumirlos, pueden mejorar algún desequilibrio en la salud.

Enfermedades crónicas como la obesidad y la resistencia a la insulina tienen un patrón característico en su microbiota intestinal, el cual no es saludable, por lo que, en muchos casos, tratar con ciertas especies bacterianas, como la *Akkermansia muciniphila*, puede mejorar los valores metabólicos en sangre y la inflamación crónica de bajo grado relacionada con estas enfermedades. Luego de un esquema antibiótico, se pueden administrar probióticos. Si después de haber consumido los probióticos te sientes cansado, fatigado, con dolor abdominal o alteración en tus deposiciones, esto se debe a que el antibiótico acabó con la infección causada por el microorganismo patógeno en la boca si hubieras sido tratado por una infección intestinal, pero también eliminó algunas de las bacterias benéficas. Por lo tanto, se desencadenan síntomas relacionados con ese desequilibrio de la microbiota intestinal[44].

---

44 Depommier, C., Everard, A., Druart, C., Plovier, H., Van Hul, M., Vieira-Silva, S., Falony, G., Raes, J., Maiter, D., Delzenne, N. M., De Barsy, M., Loumaye, A., Hermans, M. P., Thissen, J. P., De Vos, W. M., & Cani, P. D. (2019). Supplementation with Akkermansia muciniphila in overweight and obese human volunteers: a proof-of-concept exploratory study. Nature Medicine, 25(7), 1096–1103. https://doi.org/10.1038/s41591-019-0495-2

En las infecciones vaginales recurrentes, que en general se asocian a falta de *Lactobacilos spp.* en el ecosistema vaginal, mejorar la microbiota intestinal es fundamental. En estos casos podría ser necesaria la administración terapéutica de este tipo de bacterias, las cuales se encuentran disponibles en el mercado farmacéutico.

Según la doctora Silva, autoridad médica en microbiota, los probióticos, independientemente de la presentación y de las cepas, siempre deben ser indicados por un médico, ya que la microbiota es muy eficiente, pero también muy delicada. Incluso si consumes una bacteria buena en exceso, esta podrá hacerte daño.

COLONTERAPIA, ¿SÍ O NO?

Las purgas se han usado desde la Antigüedad y eran cualquier proceso que buscara la evacuación por alguno de los orificios del cuerpo, ya fuera vía oral, por los orificios nasales o por el recto. Se hacía mediante plantas eméticas (para inducir el vómito), colagogos (plantas para aumentar la secreción biliar), laxantes, drenajes de hígado con diferentes métodos e incluso, en ayurveda, con algunas limpiezas de los orificios nasales, llamado *nassya*, o con la *vela de oreja* para la limpieza de las secreciones y el cerumen.

Otra forma de limpiar el cuerpo es mediante la hidroterapia de colon o colonterapia. Es un procedimiento que se ha estandarizado, de forma que pueda ser usado de forma sistemática en los centros para la salud que cuenten con el equipo para hacer colonterapia. Además, el avance de la tecnología nos brinda unos equipos y dispositivos que hacen que este procedimiento sea muy seguro. Sin embargo, la colonterapia tiene unas indicaciones específicas y existen momentos en los que no se debería utilizar.

Está indicada antes y después de una limpieza de hígado, como en la Limpieza del Hígado de Andreas Moritz. La colonterapia no es un procedimiento de rutina; sin embargo, para las enfermedades de piel y del pulmón, así como del colon mismo, es muy útil. Si hay estreñimiento recurrente o una crisis tóxica porque falta evacuación por estreñimiento severo, la colonterapia sola no va a solucionar la situación. Se debe buscar la causa. Si hay una crisis de acné, una colonterapia es muy útil, aunque su uso en dermatología no se ha diseminado aún. Después de infecciones respiratorias que requirieron uso de antibióticos, es muy recomendable hacer uso de esta herramienta para mejorar la crisis y restaurar la microbiota.

El beneficio de la colonterapia consiste en limpiar a profundidad las haustras del colon mediante la presión de agua a diferentes temperaturas controladas. Las haustras colónicas tienen una estructura similar a muchas llantas sobrepuestas, unas encima de las otras. Estas estructuras se saturan con la materia fecal que se ha acumulado por años. Con la revisión y guía de un médico experimentado se puede hacer uso de la hidroterapia de colon para tratar:

- Enfermedades del colon, como los divertículos, que son producto de una serie de factores de riesgo intestinales (estreñimiento crónico o disbiosis, historia familiar de alteraciones digestivas e incluso cáncer).

- Enfermedades pulmonares frecuentes, como asma, gripe, neumonía o enfermedad pulmonar obstructiva crónica (EPOC).

- Enfermedades de la piel, como acné, rosácea, psoriasis o dermatitis en diferentes partes del cuerpo.

Es importante tener la valoración de un médico que sepa prescribir el uso de este procedimiento y discernir si sería más beneficioso el uso de la hidrocolonterapia o protocolos como el Gersson, el cual usa café de alta calidad, de tostión media, para remover toxinas, principalmente del hígado, a través del colon.

CUIDADOS FUNDAMENTALES PARA EL METAL

Van a ser útiles para todo el cuerpo y, aunque son sencillos, sus beneficios serán tan poderosos que te devolverán la relación de tu medio interior con el exterior.

- **La temperatura y el Metal:** el Pulmón detesta el frío. Acuérdate de todo lo que aprendimos sobre el Triple recalentador y las temperaturas del cuerpo. Para las personas que sufren de rinitis permanente, con secreciones que aumentan con la exposición al frío, es fundamental cuidarse del clima en el que viven. Tapar los orificios de la cara es vital cuando hay viento y frío, pues nuestro cuerpo debe estar con la temperatura exacta, que tiene que ser caliente. He visto a muchas personas que "aguantan frío" y después están hablando de su rinitis. También es importante consumir bebidas y alimentos calientes. El estreñimiento tiene que ver con que el Triple recalentador está apagado. Debemos prenderlo y cuidarlo con lo que consumimos, así como con el ambiente en el que estamos. Es importante que no estés descalzo, a menos que estés en la grama, pues esa es otra fuente de entrada de frío a nuestro organismo.

- **Secuencia Qì Gong:** el Qì Gong o Chi Kung es una técnica mente-cuerpo de la cultura china, la cual está basada en el taoísmo y las artes marciales. En este video encontrarás una breve explicación de cómo se mueve el Qì en el cuerpo, verás un masaje tradicional de autotratamiento para mover el Qì y una secuencia de Qì Gong enseñada por mi profesor en China. La técnica Peng Qì Guan Ding se traduce como "el método de sostener con dos manos y pedir el traspaso a través de la coronilla". Hacer la secuencia todos los días mantendrá la energía vital, le dará un nuevo aire al Qì y al Riñón, y a largo plazo propiciará la longevidad. QR video YouTube Secuencia de Qi Gong (Chi Kung): Peng Qi Guan Ding.

- **Sonidos sanadores:** los sonidos sanadores tienen la intención de eliminar el Qì estancado en el órgano y permitir la entrada de aire puro. Adicionalmente, se pueden hacer desde que te levantas hasta que te acuestas. Por la noche te harán entrar en sueño profundo de una manera más rápida. Los sonidos son vocales y emiten vibración (ya sabes que la vibración estimula de forma mecánica al Nervio vago), pero los puedes hacer subvocales si tienes personas cerca. La intención al hacerlo de esta manera también cuenta. Hay posturas que ayudan a nutrir el órgano, de la mano de la emisión del sonido, pero los sonidos se pueden hacer sin postura. En el siguiente diagrama encontrarás cada órgano asociado con el sonido que debes emitir para equilibrarlo, además encontrarás lo que cada sonido logra en el órgano, después encuentra el beneficio en general que trae para la salud emocional y finalmente el efecto para cada órgano de una manera poética. Los sonidos son los siguientes:

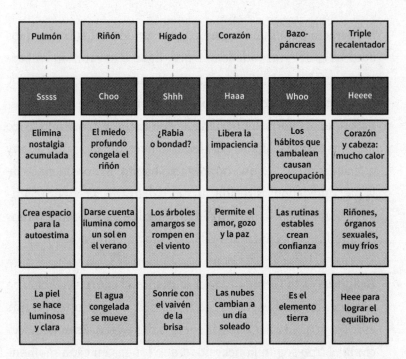

Pulmón	Riñón	Hígado	Corazón	Bazo-páncreas	Triple recalentador
Sssss	Choo	Shhh	Haaa	Whoo	Heeee
Elimina nostalgia acumulada	El miedo profundo congela el riñón	¿Rabia o bondad?	Libera la impaciencia	Los hábitos que tambalean causan preocupación	Corazón y cabeza: mucho calor
Crea espacio para la autoestima	Darse cuenta ilumina como un sol en el verano	Los árboles amargos se rompen en el viento	Permite el amor, gozo y la paz	Las rutinas estables crean confianza	Riñones, órganos sexuales, muy fríos
La piel se hace luminosa y clara	El agua congelada se mueve	Sonrie con el vaivén de la brisa	Las nubes cambian a un día soleado	Es el elemento tierra	Heee para lograr el equilibrio

▲ Fuente: McCart. *The alchemist's Tao Te Ching: Transforming your lead into gold*. North Charleston, SC, Estados Unidos de América: Createspace Independent Publishing Platform; 2018.

- **La piel nos enseña "el límite":** a menudo les pregunto a mis pacientes: "¿Dónde empiezas tú y dónde terminas?". Es una pregunta que no tiene una respuesta obvia, pero que, en cuanto a la materia, es sencilla: adentro y afuera de la piel. Recuerdo que cuando tenía unos cuatro años, mientras me pellizcaba la piel, le preguntaba a mi mamá: "¿por qué estoy acá adentro?". La piel es nuestro límite con el mundo exterior y sin ella sería imposible vivir. Es un órgano que, con sus funciones por todas partes del cuerpo, nos enseña que, tanto para las relaciones interpersonales como para la comunicación con nosotros mismos, es fundamental que tengamos límites.

Los límites en las relaciones interpersonales son uno de los aspectos que menos aprendemos. En general nos enseñan que lo correcto para quedar bien o para ser educados frente a los adultos es aceptar todo lo que nos digan o hagan. Sin embargo, esta falta de límites se ha relacionado con que los niños y niñas sufran abusos físicos o sexuales, pues no se les ha enseñado que su cuerpo les pertenece, que cualquier contacto físico que traspase el cuidado y el afecto es inapropiado y que no hay que aceptar todo lo que nos digan o hagan. Si aprendemos de la piel que debemos recibir un tacto delicado, pero ser reactivos a la agresión, la personalidad se moldeará y aprenderemos facultades para cuidarnos física y emocionalmente.

- **Respirar:** es la forma de traer la mente al cuerpo y el cuerpo a la mente. En la sección de tipos de respiraciones podrás escoger la que te haga sentir energizado y vital. Es más, selecciona el tipo según la necesidad que tengas en cada momento. Recuerda que la vida es dinámica y va cambiando, pero que la respiración siempre será el puente hacia el equilibrio y el bienestar.

- **Dejar ir y cerrar ciclos en conciencia:** el aire fluye. Eso es lo que sabe hacer. Lo mueve el viento y está en todas partes. No lo puedes agarrar, pero sabes que está ahí. Podemos retenerlo en un tanque de oxígeno, pero no atraparlo con las manos. El Pulmón sí puede retener el aire por unos segundos gracias a las respiraciones voluntarias o involuntarias, que es cuando el Pulmón extrae lo que necesita y lo reparte a todo el cuerpo. El resto de los gases los deja ir. No los retiene ni se entristece con cada partícula que deja ir para inhalar aire nuevo. El aire solo entra a los alvéolos, se intercambia el oxígeno por el dióxido de carbono y comienza la renovación constante que no para desde que nacemos y lloramos e inhalamos aire por primera vez hasta que morimos con la última exhalación.

- **Buenos recuerdos y agradecimiento:** los recuerdos activan el área cerebral de memoria, la cual no solo ocurre en el cerebro. La memoria también impregna cada una de las células, así como el cuerpo emocional y el cuerpo espiritual. Cuando logramos que los recuerdos de las situaciones, personas o enfermedades que nos han traído sufrimiento y aflicción se transformen en sustrato para fortalecer nuestro crecimiento y entendimiento de la existencia, podemos finalmente conectar con la realidad última por la que se presentan los retos. A pesar del dolor, podemos sobrevivir, a pesar de la tristeza, podemos sonreír, a pesar de la soledad, podemos acompañarnos a nosotros mismos y a los otros. Los buenos recuerdos son la sublimación que necesita el elemento del Metal y los órganos que comanda, pues son los que nos ayudan a eliminar aquello que ya no debe vivir en nosotros. Por más retador o detestable que haya sido lo vivido, siempre puedes recibir el regalo del desastre, como un comienzo para construir de nuevo. La memoria de lo que eras, se guarda, pero los buenos recuerdos fortalecen al Pulmón, para que la nostalgia no lo invada y puedas evocar el agradecimiento que sobreviene de haber cruzado el puente de la aflicción. Al otro lado, estamos todos aquellos que hemos logrado convertir el lamento en baile. Y si un día eres tú quien me espera al otro lado, agradeceré un abrazo de almas, porque este libro se ha convertido en el tesoro escondido al otro lado del arco iris, donde también te encuentro a ti. Gracias por llegar hasta aquí, por sanar conmigo, por dejarte llenar de las maravillosas *Revelaciones para sanar* que llevan años gestándose.

Para saber más sobre sonidos sanadores, respiración y movimientos para mente y cuerpo, te recomiendo visitar mi página web: www.dralinarubiano.com/revelaciones-eluniverso.

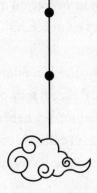

EPÍLOGO

Este libro me ha sanado. Empezó con una ilusión muy grande de llegar a ti. Muchas cosas pasaron antes de escribir estas palabras finales. Mientras escribía, entendí que lo hacía para salvarme de un segundo episodio ansioso y una depresión en la que podría caer muy hondo. En medio de la angustia y el dolor, me sentía obligada a terminar porque, si moría, nadie se enteraría de lo que tenía para entregar. Mi estado mental no era el mejor, sin embargo, debes saber que he aplicado y utilizado en mí todas y cada de las revelaciones para sanar. Yo soy la muestra de que debemos valernos de todo lo necesario, de la medicina milenaria y de la medicina moderna, para alcanzar el bienestar.

El lazo con la escritura misma, las sabias palabras de mi editora, Gabriela Méndez, el propósito de hacer una obra que ayudara a crecer, la acertada lectura clínica de la doctora Elsa Lucía Arango y tomar algunos medicamentos (de medicina occidental) que me ayudaron a ver la luz, me mostraron que este libro debía existir para sanarme, para sanarte. Porque el camino está diseñado para sanar. Y sanar no es tener una salud perfecta, un error en el que caemos alentados por el exceso de información que pulula en redes sociales por estos días. Sanar es comprender la condición que te afecta y el camino que debes seguir.

Cuando sanamos nos quedan buenos recuerdos de la enfermedad, de la situación, de la persona o de la circunstancia. Muchas veces no lo hacemos al 100% y debemos repasar varias veces hasta que logramos reparar el daño. Recordaremos el dolor de una manera diferente, pero siempre habremos cambiado para crecer en el interior.

Finalmente, debes saber que las revelaciones para sanar con la Medicina China apenas comienzan ahora y está en tus manos ponerlas en práctica. Tenemos la vida entera para usar las herramientas ancestrales que acompañaron a las más sabias y sabios de la historia, a los más longevos y longevas del mundo antiguo. Y el mejor momento de empezar es ahora.

Larga vida al descanso, al movimiento, a las emociones expresadas, al alimento real y nutritivo, a respirar, que son las cinco acciones que resumen este libro.

Para terminar, quiero citar la última frase de la monumental obra *Cien años de soledad*, del nobel colombiano Gabriel García Márquez.

"Sin embargo, antes de llegar al verso final ya había comprendido que no saldría jamás de ese cuarto, pues estaba previsto que la ciudad de los espejos (o los espejismos) sería arrasada por el viento y desterrada de la memoria de los hombres en el instante en que Aureliano Babilonia acabara de descifrar los pergaminos, y que todo lo escrito en ellos era irrepetible desde siempre y para siempre porque las estirpes condenadas a cien años de soledad no tenían una segunda oportunidad sobre la tierra".

Respirar ese aliento de vida y esa exhalación final, inhalar y exhalar, para continuar existiendo en esos pergaminos donde está escrita la historia entera que todos sabemos cómo termina, pues no hay nada más seguro que la muerte.

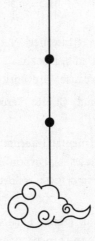

BIBLIOGRAFÍA

4-7-8 breathing [Internet]. Pranabreath.info. [Recuperado el 28 de septiembre de 2022]. Disponible en: https://pranabreath.info/index.php?title=4-7-8_breathing

Actual BE. El índice glucémico y la carga glucémica [Internet]. Bio Eco Actual. 2021. [Recuperado el 9 de septiembre de 2022]. Disponible en: https://www.bioecoactual.com/2021/11/23/indice-glucemico-carga-glucemica/

Aesan - Agencia Española de Seguridad Alimentaria y Nutrición. (n.d.). https://www.aesan.gob.es/AECOSAN/web/seguridad_alimentaria/subdetalle/contaminantes_organicos.htm.

Ana. Listado de nombres de azúcar y edulcorantes [Internet]. Libre de lácteos - Alimentación saludable. 2014. [Recuperado el 9 de septiembre de 2022]. Disponible en: https://libredelacteos.com/alimentacion/listado-nombres-azucar-y-edulcorantes/

Anya. *Unrefined Salt Guide - importance of mineral-rich salts and how to use* [Internet]. Prepare + Nourish. 2016. [Recuperado el 1 de octubre de 2022]. Disponible en: https://prepareandnourish.com/the-real-food-guide-to-salt/

Apuntes de Acupuntura, Canal de intestino delgado [Internet]. Apuntes-de-acupuntura.com. [Recuperado el 6 de septiembre de 2022]. Disponible en: https://webapp.apuntes-de-acupuntura.com/

Arte dinámico. Historia del microscopio. [Recuperado el 15 de septiembre de 2022]. Disponible en: https://www.equiposylaboratorio.com/portal/articulo-ampliado/historia-del-microscopio

Asbestos - cancer-causing substances [Internet]. National Cancer Institute. 2022. [Recuperado el 28 de septiembre de 2022]. Disponible en: https://www. cancer.gov/about-cancer/causes-prevention/risk/substances/asbestos

B. JB. Neuroanatomía Funcional y Clínica. Tercera. Colombia: Editorial Médica Celsus; 2001.

Bacterias para mejorar la salud mental [Internet]. Institutoroche.es. [Recuperado el 29 de septiembre de 2022]. Disponible en: https://institutoroche. es/files/premiodeperiodismo/15414_reportaje%20Laura%20Chaparro_ psicobioticos.pdf

Barnett, A. G., & Weiderpass, E. (2005). Excess in cardiovascular events on Mondays: a meta-analysis and prospective study. Journal of Epidemiology and Community Health, 59(2), 109–114. https://doi.org/10.1136/ jech.2003.019489.

Beever R. Far-infrared saunas for treatment of cardiovascular risk factors: summary of published evidence. Can Fam Physician. 2009 jul;55(7):691-6. PMID: 19602651; PMCID: PMC2718593.

Beltrán J. Medicina China Tradicional: Teoría de los Cinco Elementos [Internet]. Chikung-Qìgong.com. [Recuperado el 23 de septiembre de 2022]. Disponible en: https://chikung-Qìgong.com/teoria-de-los-cinco- elementos/

Best 6 acupressure points for eye floaters [Internet]. TCM Tips. 2022. [Recuperado el 22 de septiembre de 2022]. Disponible en: https://tcmtips.com/ best-6-acupressure-points-for-eye-floaters/

Bland [Internet]. Theana.org. [Recuperado el 1 de septiembre de 2022]. Disponible en: https://theana.org/JeffreyBland

Bland J. Functional Medicine: An Operating System for Integrative Medicine. Integr Med (Encinitas). 2015 oct;14(5):18-20. PMID: 26770161; PMCID: PMC4712869.

Bland JS. Jeffreybland.com. [Recuperado el 1 de septiembre de 2022]. Disponible en: https://jeffreybland.com/wp-content/uploads/2018/08/JEFFREY-BLAND-CV-June-2018.pdf?3d966a&3d966a

Bland JS. *The natural roots of functional medicine*. Integr Med (Encinitas). 2018;17(1):12–7.

Cámara IC. Qìgong y Equilibrio Emocional [Internet]. Concienciasana.com. 2017. [Recuperado el 23 de septiembre de 2022]. Disponible en: https:// concienciasana.com/Qìgong-equilibrio-emocional/

Cáncer de tiroides [Internet]. Cdc.gov. 2022. [Recuperado el 20 de septiembre de 2022]. Disponible en: https://www.cdc.gov/spanish/cancer/thyroid/index.htm

Cantú SM, Lee HJ, Donoso A, Puyó AM, Peredo HA. El ácido araquidónico y sus derivados. Generalidades de los prostanoides en relación con procesos inflamatorios [Internet]. Aargentinapciencias.org. [Recuperado el 1 de octubre de 2022]. Disponible en: http://aargentina pciencias.org/wp-content/uploads/2018/01/RevistasCeI/tomo67-4/1-cei67-4-2.pdf

Carnero E, Japaz MC. 8 alimentos con grasas buenas que debes comer [Internet]. Saber Vivir. 2019. [Recuperado el 9 de septiembre de 2022]. Disponible en: https://www.sabervivirtv.com/nutricion/grasas-buenas-que-debes-comer_3350.

Carr-Ugarte H, Barace IE, Aguirre L, Arceo MG. ¿Es relevante el índice glucémico de los alimentos? The Conversation [Internet]. 27 de abril de 2021. [Recuperado 29 de septiembre de 2022]. Disponible en: http://theconversation.com/es-relevante-el-indice-glucemico-de-los-alimentos-156146 Oliveros-Wilches Rev Colomb Cancerol. 2022;26(1):39-96

Cheng L-H, Liu Y-W, Wu C-C, Wang S, Tsai Y-C. *Psychobiotics in mental health, neurodegenerative and neurodevelopmental disorders*. J Food Drug Anal [Internet]. 2019;27(3):632–48. Disponible en: http://dx.doi.org/10.1016/j.jfda.2019.01.002

Chris Kresser MS. *Methylation 101* [Internet]. Chris Kresser. Chris Kresser LLC; 2015. [Recuperado el 1 de septiembre de 2022]. Disponible en: https://chriskresser.com/methylation-101/

Clarín.com. La "magdalena" más famosa de la literatura: un fragmento de la obra que hizo famoso a Marcel Proust [Internet]. Clarín. 2021. [Recuperado el 15 de septiembre de 2022]. Disponible en: https://www.clarin.com/cultura/magdalena-famosa-literatura-fragmento-obra-hizo-famoso-marcel-proust_0_-8qUkLTuo.html

Clasificación de los climas [Internet]. Gov.co. [Recuperado el 8 de septiembre de 2022]. Disponible en: http://atlas.ideam.gov.co/basefiles/clima-text.pdf.

Cnp, K. Z. (2023, August 15). Top 8 Medicinal Mushrooms for Immune Health. Fullscript. https://fullscript.com/blog/mushrooms-for-immune-health?ckc=granted

Coker LH, Wagenknecht LE. *Advanced glycation end products, diabetes, and the brain.* Neurology [Internet]. 2011;77(14):1326–7. Disponible en: http://n. neurology.org/content/77/14/1326.abstract.

Collado, S. M. (2023, May 18). Relación del Sistema Límbico con la memoria y las emociones. PsicoActiva.com: Psicología, test y ocio Inteligente. https://www. psicoactiva.com/blog/sistema-limbico-anatomia-memoria-emociones/

Contacto de soporte [Internet]. Revista Científica Multidisciplinar Núcleo do Conhecimento. 2016. [Recuperado el 29 de septiembre de 2022]. Disponible en: https://www.nucleodoconhecimento.com.br/contacto-de-soporte

Crinnion WJ. Sauna as a valuable clinical tool for cardiovascular, autoimmune, toxicant- induced and other chronic health problems. Altern Med Rev. 2011 Sep;16(3):215-25. PMID: 21951023.

Cuando la microbiota conoció a los estrógenos (1ª Parte) [Internet]. Instituto de Salud Evolutiva. 2018. [Recuperado el 29 de septiembre de 2022]. Disponible en: https://isaludevolutiva.com/cuando-la-microbiota-conocio-a-los-estrogenos-1aparte/

Dan L, BSc, NDTR. *A comprehensive guide to the B vitamins* [Internet]. Fullscript. 2019. [Recuperado el 9 de septiembre de 2022]. Disponible en: https:// fullscript.com/blog/b-vitamins

Davidson, P. M., Hancock, K., Leung, D. Y., Ang, E. C. X., Chang, E., Thompson, D. R., & Daly, J. W. (2003). Traditional Chinese Medicine and Heart Disease: What Does Western Medicine and Nursing Science Know About It? European Journal of Cardiovascular Nursing, 2(3), 171–181. https://doi. org/10.1016/s1474-5151(03)00057-4.

De Cinfa, M. E. E. C. (2020, May 5). Cuidado de la piel. Cinfasalud. https:// cinfasalud.cinfa.com/p/cuidado-de-la-piel/.

Del Estado I de S y. SS de LT. Grasas saludables y dañinas [Internet]. gob.mx. [Recuperado el 9 de septiembre de 2022]. Disponible en: https://www.gob. mx/issste/es/articulos/grasas-saludables-y-daninas?idiom=es.

Dermatologic manifestations of albinism clinical presentation [Internet]. Medscape.com. 2021. [Recuperado el 18 de septiembre de 2022]. Disponible en: https://emedicine.medscape.com/article/1068184-clinical

Díaz-Casasola L. Mucosa gástrica: mecanismos protectores y efectos dañinos del ácido acetilsalicílico. Enfoques fisiológico y bioquímico. Med Investig [Internet]. 2015. [Recuperado el 10 de septiembre de 2022]. 3(1):100–3. Disponible en: https://www.elsevier.es/es-revista-revista-medicina-e-investigacion-353-articulo-mucosa-gastrica-mecanismos-protectores-efectos-S2214310615000126

Differentiation of syndromes according to San Jiao patterns [Internet]. Sacredlotus.com. [Recuperado el 1 de septiembre de 2022]. Disponible en: https://www.sacredlotus.com/go/diagnosis-chinese-medicine/get/differentiation-syndromes-san-jiao-patterns-tcm

División topográfica del Abdomen [Internet]. Pinterest. [Recuperado el 15 de septiembre de 2022]. Disponible en: https://www.pinterest.pt/pin/853150723130554134/

E1, ChengQì [Internet]. Salud y Medicina China. 2020. [Recuperado el 22 de septiembre de 2022]. Disponible en: https://saludymedicinachina.com/e1-chengQì/

Eden Solutions. *Is glyphosate the new Zyklon B for all of us?* [Internet]. Blue-Gold® by Eden Solutions. Eden Blue Gold; 2016. [Recuperado el 1 de septiembre de 2022]. Disponible en: https://edenbluegold.com/is-glyphosate-the-new-zyklon-b-for-all-of-us/

Elliott, W. J. (2001). Cyclic and circadian variations in cardiovascular events*1. American Journal of Hypertension, 14(9), S291–S295. https://doi.org/10.1016/s0895-7061(01)02174-4.

Eroschenko V. *Difiore 's atlas of histology with functional correlations*. 11a ed. Filadelfia, PA, Estados Unidos de América: Lippincott Williams and Wilkins; 2009.

Fernández MF, Reina-Pérez I, Astorga JM, Rodríguez-Carrillo A, Plaza-Díaz J, Fontana L. *Breast cancer and its relationship with the Microbiota*. Int J Environ Res Public Health [Internet]. 2018. [Recuperado el 29 de septiembre de 2022];15(8):1747. Disponible en: http://dx.doi.org/10.3390/ijerph15081747

Fiorini G. Asbesto (Amianto) Un riesgo poco conocido - Fundación Enfisema - Ave Pulmo [Internet]. Fundacionenfisema.org. [Recuperado el 28 de septiembre de 2022]. Disponible en: http://www.fundacionenfisema.org/noticias/asbesto-amianto-un-riesgo-poco-conocido

Flaws J, Dam Dimopoulou P, Patisaul HB, Gore A, Raetzman L, Vandenberg LN. Plásticos, salud y perturbadores endocrinos. Guía sobre sustancias químicas perturbadoras del sistema endocrino y plásticos para organizaciones de interés público y formuladores de políticas [Internet]. Endocrine.org. [Recuperado el 12 de septiembre de 2022]. Disponible en:

https://www.endocrine.org/-/media/endocrine/files/topics/edc_guide_2020_v1_6hqes.pdf.

Fleta Zaragozano J, Bueno Lozano O, Bueno Lozano M. Amebiasis intestinal y absceso hepático amebiano. Med Integr [Internet]. 2000. [Recuperado el 15 de septiembre de 2022]. 36(3):96–101. Disponible en: https://www.elsevier.es/es-revista-medicina-integral-63-articulo-amebiasis-intestinal-absceso-hepatico-amebiano-15325

Fountaine S. Chinese Five Spice [Internet]. *Feasting At Home*. Feasting at Home Blog; 2018. [Recuperado el 1 de septiembre de 2022]. Disponible en: https://www.feastingathome.com/chinese-five-spice/

Freedberg DE, Haynes K, Denburg MR, Zemel BS, Leonard MB, Abrams JA, Yang YX. Use of proton pump inhibitors is associated with fractures in young adults: a population-based study. Osteoporos Int. 2015 Oct;26(10):2501-7. doi: 10.1007/s00198-015-3168-0. Epub 2015 May 19. PMID: 25986385; PMCID: PMC4575851.

Fundamentos De Acupuntura y De Moxibustión De China. Pekín, China: Foreign Languages Press; 2003.

González-Martínez MÁ, Puchades R, Maquieira Á. *Immunoanalytical technique: Enzyme-linked immunosorbent assay* (ELISA). En: Modern Techniques for Food Authentication. Elsevier; 2018. p. 617–57.

Grinde, Bjørn. (2013). Herpesviruses: Latency and reactivation—Viral strategies and host response. Journal of oral microbiology. 5. 10.3402/jom.v5i0.22766.

Gynecological diseases — Level 3 cause. (n.d.). The Institute for Health Metrics and Evaluation. https://www.healthdata.org/results/gbd_summaries/2019/gynecological-diseases-level-3-cause.

Harari YN. *De Animales a dioses: breve historia de la humanidad*. Bogotá, Colombia: Penguin Random House Grupo Editorial; 2015.

Historia del microscopio [Internet]. Mundo Microscopio. 2017. [Recuperado el 15 de septiembre de 2022]. Disponible en: https://www.mundomicroscopio.com/historia-del-microscopio/

Hofmann AF. *Gallstone disease: physicochemical research sheds new light on an old disease and points the way to medical therapy*. J Hepatol [Internet]. 2004. [Recuperado el 1 de octubre de 2022];41(2):195–200. Disponible en: https://www.journal-of-hepatology.eu/article/S0168-8278%2804%2900252-1/fulltext.

Hyman M. Food: *What the heck should I eat?* Nueva York, NY, Estados Unidos de América: Little, Brown & Company; 2018.

Instituto Nacional de Vigilancia de Medicamentos y Alimentos. Control de Flúor en la Sal [Internet]. [Recuperado el 30 de septiembre de 2022]. Disponible en: https://www.invima.gov.co/control-de-fluor-en-la-sal

Isokauppila T. *Healing mushrooms: A practical and culinary guide to using mushrooms for whole body health.* New York, Estados Unidos de América: Penguin Random House LLC; 2017.

James DiNicolantonio SL. *The Mineral Fix: How to Optimize Your Mineral Intake for Energy, Longevity, Immunity, Sleep and More.* Independently Published; 02 de marzo de 2021.

Jeffrey Bland [Internet]. True Health Initiative. 2017. [Recuperado el 1 de septiembre de 2022]. Disponible en: https://www.truehealthinitiative.org/council_member/jeffrey-bland/.

Jiasan Y. *The way to locate acu-points.* Pekín, China: Foreign Languages Press; 2010.

Johnson SA. *Evidence-based essential oil therapy: The ultimate guide to the therapeutic and clinical application of essential oils.* North Charleston, SC, Estados Unidos de América: Createspace Independent Publishing Platform; 2015.

Kim Y-K, Shin C. *The Microbiota-gut-brain axis in neuropsychiatric disorders: Pathophysiological mechanisms and novel treatments.* Curr Neuropharmacol [Internet]. 2018;16(5):559–73. Disponible en: http://dx.doi.org/10.2174/1570159X15666170915141036

Kit WK. *El Arte del Chi-Kung: Cómo aprovechar al máximo la energía vital.* Barcelona: Ediciones Urano, S.A.; 1996.

Kushi M. *El libro de la macrobiótica.* Edaf Antillas; 2012.

Kwa M, Plottel CS, Blaser MJ, Adams S. *The intestinal microbiome and estrogen receptor–positive female breast cancer.* J Natl Cancer Inst [Internet]. 2016. [Recuperado el 29 de septiembre de 2022]. 108(8). Disponible en: http://dx.doi.org/10.1093/jnci/djw029

Laguna M, Serrano C. Sistema tegumentario. Ken Hub. 2021.

Landete JM, Gaya P, Rodríguez E, Langa S, Peirotén Á, Medina M, et al. *Probiotic bacteria for healthier aging: Immunomodulation and metabolism of phytoestrogens.* Biomed Res Int [Internet]. 2017. [Recuperado el 21 de septiembre de 2022];2017:1–10. Disponible en: http://dx.doi.org/10.1155/2017/5939818

Lee I. *Brain wave vibration: Getting back into the rhythm of a happy, healthy life.* Sedona, AZ, Estados Unidos de América: Best Life Media; 2010.

Loignon AE. Bringing Light to the World: John Harvey Kellogg and Transatlantic Light Therapy. J Transatl Stud. 2022;20(1):103–28. doi: 10.1057/s42738-022-00092-7. Epub 2022 Feb 7. PMCID: PMC8819196.

López S, Judas DS. Cuidar la microbiota ayuda a reducir los síntomas de la menopausia [Internet]. Saber Vivir. 2021. [Recuperado el 29 de septiembre de 2022]. Disponible en: https://www.sabervivirtv.com/ginecologia/cuidar-microbiota-reduce-sintomas-menopausia_6447

López, D., & Otero, G. (2021). Pellagra: an ancient disease in a modern world. Nutrición Hospitalaria. https://doi.org/10.20960/nh.03513.

Lugavere M, Grewal P. *Genius foods: Become smarter, happier, and more productive while protecting your brain for life.* Nueva York, NY, Estados Unidos de América: Harper; 2018.

Maciocia G. La psique en la medicina China: tratamiento de desarmonías emocionales y mentales con acupuntura y fitoterapia China. La Ciudad Condal, España: Elsevier Masson; 2011.

Maciocia G. *Los Fundamentos de la Medicina China.* Cascais, Portugal: Aneid Press; 2001.

Maciocia G. *Shen and Hun: The psyche in Chinese Medicine* [Internet]. 2020. [Recuperado el 15 de septiembre de 2022]. Disponible en: https://giovanni-maciocia.com/shen-and-hun-psyche-in-chinese-medicine/

Manole Cojocaru A. *Breast cancer and the microbiome* [Internet]. Journalofclinicalsexology.com. [Recuperado el 29 de septiembre de 2022]. Disponible en: https://www.journalofclinicalsexology.com/wp-content/uploads/2021/04/BREAST-CANCER-AND-THE-MICROBIOME.pdf

Masuda A, Koga Y, Hattanmaru M, Minagoe S, Tei C. The effects of repeated thermal therapy for patients with chronic pain. Psychother Psychosom. 2005;74(5):288-94. doi: 10.1159/000086319. PMID: 16088266.

McCart. *The alchemist's Tao Te Ching: Transforming your lead into gold.* North Charleston, SC, Estados Unidos de América: Createspace Independent Publishing Platform; 2018.

McManus KD. *Phytonutrients: Paint your plate with the colors of the rainbow* [Internet]. Harvard Health. 2019. [Recuperado el 10 de septiembre de 2022]. Disponible en: https://www.health.harvard.edu/blog/phytonutrients-paint-your-plate-with-the-colors-of-the-rainbow-2019042516501

Médicos IS. ¿Qué alimentos son antiinflamatorios? Sigue una dieta antiinflamatoria [Internet]. ICÓNICAServicios Médicos. Servicios médicos para deportistas en Vigo. ICONICA Servicios Médicos; 2018. [Recuperado el 12 de septiembre de 2022]. Disponible en: https://www.iconicasports.com/que-alimentos-son-antiinflamatorios/

Metales pesados [Internet]. Ministerio para la Transición Ecológica y el Reto Demográfico. [Recuperado el 12 de septiembre de 2022]. Disponible en: https://www.miteco.gob.es/es/calidad-y-evaluacion-ambiental/temas/atmosfera-y-calidad-del-aire/emisiones/prob-amb/metales_pesados.aspx

Mhgazz P. Meditación de los 3 fogones [Internet]. Hadria.co. 2019. [Recuperado el 25 de septiembre de 2022]. Disponible en: https://hadria.co/2019/11/meditacion-de-los-3-fogones/

Mirzoev, A., Bercovici, E., Stewart, L., Cortez, M. A., Snead, O. C., & Desrocher, M. (2012). Circadian profiles of focal epileptic seizures: A need for reappraisal. Seizure-european Journal of Epilepsy, 21(6), 412–416. https://doi.org/10.1016/j.seizure.2012.03.014.

Nationsonline.org. [Recuperado el 1 de septiembre de 2022]. Disponible en: https://www.nationsonline.org/oneworld/Chinese_Customs/taoism.htm.

Nutribiótica E. Los psicobióticos: probióticos para el cerebro [Internet]. Nutribiótica. 2021. [Recuperado el 29 de septiembre de 2022]. Disponible en: https://nutribiotica.es/eje-intestino-cerebro/psicobioticos/

Ordóñez Smith ME. Guías prácticas para los laboratorios de Bacteriología clínica. Bogotá: Editorial Médica Internacional; 2014.

Organization, W. H., & Programme, U. N. E. (2013). State of the Science of Endocrine Disrupting Chemicals - 2012: An Assessment of the State of the Science of Endocrine Disruptors Prepared by a Group of Experts for the United Nations Environment Programme (UNEP) and WHO.

Oz AXP. Yin Yang You. Estados Unidos: Book Printers of Utah; 2021.

Peritoneo - Definición [Internet]. CCM Salud. [Recuperado el 15 de septiembre de 2022]. Disponible en: https://salud.ccm.net/faq/9181-peritoneo-definicion

Pin en Automasaje y ejercicios [Internet]. Pinterest. [Recuperado el 15 de septiembre de 2022]. Disponible en: https://ar.pinterest.com/pin/320318592237294661/

Pin en meridianos [Internet]. Pinterest. [Recuperado el 20 de septiembre de 2022]. Disponible en: https://co.pinterest.com/pin/569635052853869143/

Ping L. La piel, el reflejo del pulmón [Internet]. Escuela Li Ping de Acupuntura y MTC. 2018. [Recuperado el 3 de octubre de 2022]. Disponible en: https://escuelaliping.com/blog-piel-pulmon/

Pirotta V. Glifosato, haciendo historia [Internet]. El Agrario. 2020 [citado 1 de septiembre de 2022]. Disponible en: https://www.elagrario.com/actualidad-glifosato-haciendo-historia-4586.html

Pizzorno J. *How to practice environmental medicine*. Integr Med (Encinitas). 2017;16(5):8–15.

¿Qué es el cáncer de estómago? [Internet]. Cancer.org. [Recuperado el 20 de septiembre de 2022]. Disponible en: https://www.cancer.org/es/cancer/cancer-de-estomago/acerca/que-es-el-cancer-de-estomago.html

Qìngxun L. Taiji Quan: La fuente del bienestar. Bogotá: Editorial Domingo Atrasado; 2011.

Rangel R. Metales tóxicos en alimentos. Revista del Instituto Nacional de Higiene. 2017; Vol. 48 (1-2).

Recursos T 1k. Ilustración de la constelación de la Osa Mayor. Esquema de constelación de estrellas con su nombre [Internet]. Freepik. [Recuperado el 6 de septiembre de 2022]. Disponible en: https://www.freepik.es/vector-premium/ilustracion-constelacion-osa-mayor-esquema-constelacion-estrellas-su-nombre_8027373.htm.

Rosenberg S. *Nervio vago, su poder sanador*, El. Editorial Sirio; 2017.

Rubio NM. Plexo solar: qué es, características, funciones y patologías asociadas [Internet]. Psicologiaymente.com. 2021. [Recuperado el 20 de septiembre de 2022]. Disponible en: https://psicologiaymente.com/neurociencias/plexo-solar

Sacks, F. M., Lichtenstein, A. H., Wu, J. H. Y., Appel, L. J., Creager, M. A., Kris-Etherton, P. M., Miller, M. I., Rimm, E. B., Rudel, L. L., Colhoun, H. M., Stone, N. J., & Van Horn, L. (2017). Dietary Fats and Cardiovascular Disease: A Presidential Advisory From the American Heart Association. Circulation, 136(3). https://doi.org/10.1161/cir.0000000000000510

Sánchez-Pobre P, Saénz-López S, Salto E, Sanjuán R, Ibero C, Masedo A, et al. Absceso hepático amebiano sobreinfectado sin antecedentes epidemiológicos. Rev Esp Enferm Dig [Internet]. 2004. [Recuperado el 15 de septiembre de 2022]. 96(11):796–800. Disponible en: https://scielo.isciii.es/scielo.php?pid=s1130-01082004001100007&script=sci_arttext&tlng=es

Sarah L. Patterson MD &. SKT. Alimentos antiinflamatorios [Internet]. Ucsf. edu. [Recuperado el 12 de septiembre de 2022]. Disponible en: https://osher.ucsf.edu/sites/osher.ucsf.edu/files/2021-06/HEALER_Nutrition-Book_final_Spanish-language.pdf

Sarkar A, Harty S, Johnson KV-A, Moeller AH, Carmody RN, Lehto SM, et al. *The role of the microbiome in the neurobiology of social behavior.* Biol Rev Camb Philos Soc [Internet]. 2020;95(5):1131–66. Disponible en: https://www.esi.academy/wp-content/uploads/El-papel-del-microbioma-en-la-neurobiolog%C3%ADa-del-comportamiento-social.pdf

Sarkar A, Lehto SM, Harty S, Dinan TG, Cryan JF, Burnet PWJ. *Psychobiotics and the manipulation of bacteria-gut-brain signals.* Trends Neurosci [Internet]. 2016;39(11):763–81. Disponible en: http://dx.doi.org/10.1016/j.tins.2016.09.002

Sustitutos del azúcar [Internet]. familydoctor.org. 2010. [Recuperado el 9 de septiembre de 2022]. Disponible en: https://es.familydoctor.org/sustitutos-para-el-azucar/

Tenchov R. Microbioma intestinal y salud mental: la sensación visceral vinculada con la depresión y la ansiedad [Internet]. CAS. 2022. [Recuperado el 22 de septiembre de 2022]. Disponible en: https://www.cas.org/es-es/resources/blog/gut-microbiome-mental-health

Triana Guzmán JJ, Aristizábal Mayor JD, Medina Rico M, Baquero Contreras L, Gil Tamayo S, Leonardi F, et al. Carga de enfermedad en años de vida ajustados por discapacidad del cáncer gástrico en Colombia. Rev Colomb Gastroenterol [Internet]. 2017. [Recuperado el 21 de septiembre de 2022]. 32(4):326. Disponible en: http://www.scielo.org.co/scielo.php?script=sci_arttext&pid=S0120-99572017000400326

Tyrrell, R. (2023). Dermatomes and myotomes | Sensation | Anatomy Geeky Medics. Geeky Medics. https://geekymedics.com/dermatomes-and-myotomes/

Van Der Kolk B. *The body keeps the score: Brain, mind, and body in the healing of trauma.* Penguin Books; 2015.

Veith I. *The yellow emperor's classic of internal medicine.* Oakland, California: University of California Press; 2016.

Vera Rodríguez S, Martín Bethencourt E, Calvo Hernández LM, Hernández Hernández D, Saavedra Santana P, Gómez de Tejada Romero MJ, et al. Uso inadecuado de inhibidores de la bomba de protones y riesgo de fractura por fragilidad: estudio preliminar. Rev Osteoporos Metab Miner [Internet]. 2015.

[Recuperado el 23 de septiembre de 2022]. 7(4):107–11. Disponible en: https://scielo.isciii.es/scielo.php?script=sci_arttext&pid=S1889-836X2015000400005

Vista de ataque cerebrovascular isquémico: fisiopatología desde el sistema biomédico y su equivalente en la medicina tradicional china [Internet]. Edu.co. [Recuperado el 7 de septiembre de 2022]. Disponible en: https://revistas.unal.edu.co/index.php/revfacmed/article/view/57508/60181

Weir K. *The future of psychobiotics* [Internet]. American Psychological Association. Diciembre 2018. [Recuperado el 22 de septiembre de 2022]. Disponible en: https://www.apa.org/monitor/2018/12/cover-psychobiotics

What is methylation and why should you care about it [Internet]. Thorne.com. [Recuperado el 1 de octubre de 2022]. Disponible en: https://www.thorne.com/take-5-daily/article/what-is-methylation-and-why-should-you-care-about-it

William A. *El rescate del Hígado*. Madrid, España: Arkano Books; 2018.

William F. Young, MD, MSc, Mayo Clinic College of Medicine. Glándulas Endocrinas [Internet]. Msdmanuals.com. [Recuperado el 20 de septiembre de 2022]. Disponible en: https://www.msdmanuals.com/es-cl/hogar/trastornos-hormonales-y-metabólicos/biolog%C3%ADa-del-sistema-endocrino/glándulas-endocrinas

Xibille X. *Estar Bien: Prácticas de bienestar para una vida en equilibrio*. Bogotá, Colombia: Penguin Random House Grupo Editorial S.A.S; 2017.

Yang SD, Chen Q, Wei HK, Zhang F, Yang DL, Shen Y, Ding WY. Bone fracture and the interaction between bisphosphonates and proton pump inhibitors: a meta-analysis. Int J Clin Exp Med. 2015 Apr 15;8(4):4899-910. PMID: 26131063; PMCID: PMC4483859.

Yazdani Abyaneh M-A, Griffith R, Falto-Aizpurua L, Nouri K. *Famous lines in history: Langer lines: Langer lines*. JAMA Dermatol [Internet]. 2014. [Recuperado el 18 de septiembre de 2022]. 150(10):1087. Disponible en: https://jamanetwork.com/journals/jamadermatology/article-abstract/1912372

Yepes PJT. *Neurología*. Santafé de Bogotá, Colombia: McGraw-Hill Interamericana S.A.; 2001.

Yifang Z, Yingzhi Y. *Your guide to health with food and herbs: Using the wisdom of traditional Chinese medicine*. Nueva York, NY, Estados Unidos de América: BetterLink Press; 2012.

Zhao X, Kinoshita K. *Medicina Tradicional China para la mujer: aprende a sanar cuerpo y mente a través de una sabiduría ancestral adaptada a nuestro tiempo*. Urano; 2010.

«Para viajar lejos no hay mejor nave que un libro.»

EMILY DICKINSON

Gracias por tu lectura de este libro.

En **Penguinlibros.club** encontrarás las mejores
recomendaciones de lectura.

Únete a nuestra comunidad y viaja con nosotros.

Penguinlibros.club

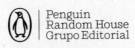

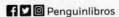